海派中医名家学术思想研究论丛 · 岳阳名医临证精粹

总主编 郑 莉 周 嘉

黄振翘
内科学术经验集

主 编 周韶虹

主 审 黄振翘

U0345094

上海科学技术出版社

图书在版编目(CIP)数据

黄振翘内科学术经验集 / 周韶虹主编. —上海：
上海科学技术出版社,2020.1
(岳阳名医临证精粹)
ISBN 978-7-5478-4620-9

Ⅰ.①黄… Ⅱ.①周… Ⅲ.①中医内科学—中医临床
—经验—中国—现代 Ⅳ.①R25

中国版本图书馆 CIP 数据核字(2019)第 222077 号

黄振翘内科学术经验集
主编　周韶虹

上海世纪出版(集团)有限公司 出版、发行
上 海 科 学 技 术 出 版 社
(上海钦州南路 71 号　邮政编码 200235　www.sstp.cn)
浙江新华印刷技术有限公司印刷
开本 787×1092　1/16　印张 16.75
字数 250 千字
2020 年 1 月第 1 版　2020 年 1 月第 1 次印刷
ISBN 978-7-5478-4620-9/R·1943
定价：48.00 元

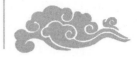

内容提要

　　本书是"岳阳名医临证精粹"系列丛书中的一种，介绍了上海中医药大学附属岳阳中西医结合医院名医黄振翘的从医之路、学术影响和临证经验。全书分为名医之路、学术思想、经验特色、经典医案医话、名医工作室团队跟师心得体会集萃、附录六部分。黄振翘为全国名老中医传承工作室、上海市名中医黄振翘工作室主持人，中华中医药学会血液病专业委员会名誉主任委员，享受国务院特殊津贴专家，擅长治疗内科，尤其是血液病方面之疑难杂症，并研制出生血灵、口服砷制剂"定清片"等纯中药制剂数十种，临床应用广泛。本书详细介绍了黄振翘对再生障碍性贫血、特发性血小板减少性紫癜、骨髓增生异常综合征等优势病种的诊治经验，并选录了其诊治血液病的典型医案，血液病的辨证认识及中药应用等方面的经典医话，还收录了主要传承人在跟师学习实践中的体验或领会，实为不可多得的临证参考素材，有助于读者提高对相关疾病的认识理解和深入研究。

　　本书可供中医或中西医结合临床医师、中医院校师生及广大中医爱好者参考阅读。

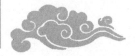

丛书编委会

总主编

郑 莉 周 嘉

副总主编

郝微微 李 斌 沈 雁 梅国江 朱 亮

顾 问 （按姓氏笔画排序）

王清波 东贵荣 乐秀珍 朱南孙 严隽陶

吴焕淦 何立人 何星海 余小明 张 天

张秋娟 陈汉平 金利国 房 敏 赵粹英

是全福 凌耀星 浦蕴星 黄振翘 曹仁发

彭培初 鲁孟贤

编 委 （按姓氏笔画排序）

马晓芃 王 怡 刘慧荣 孙武权 肖 达

吴士延 周韶虹 顾 非 钱义明 徐 佳

董 莉 鲍春龄

编写办公室

汤 杰 闫秀丽 任 莹 徐邦杰 吕凯荧

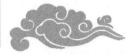

编委会

序 言

　　岁月如梭，韶光易逝。自我 1956 年考入上海中医学院，至今已经六十三载。作为中华人民共和国培养的第一代中医药事业的接班人，我在大学期间，如海绵吸水，如饥似渴学习了大量中医理论和西医基础知识，为今后发展打下了坚实基础。1962 年本科毕业分配到上海中医学院附属曙光医院（以下简称"曙光医院"）工作以后，我全身心投入到临床工作中，并广泛阅读古代医籍文献，做了大量读书笔记，同时也承担教学和科研任务。曙光医院吴翰香老中医温补脾肾治疗再生障碍性贫血、雄黄"以毒攻毒"治疗白血病的临床实践，对我影响深远。在吴翰香老师的引导下，我选定了中医血液病专业方向，并为之精勤不倦，黑发变皓首。

　　1984 年我调到上海中医学院附属岳阳中西医结合医院（以下简称"岳阳医院"）工作，创建了岳阳医院血液科，担任血液科主任、中医内科教研室主任。1999 年中国中医药学会内科学会血液病专业委员会成立，由我担任血液病专业委员会第一届主任委员。我认为学科建设既要发挥自身学科特点和学科优势，又要瞄准国际前沿、国内领先的研究方向和技术水平进行建设，既要脚踏实地、从实际出发，又要与时俱进、登高前瞻。经过多年发展，岳阳医院血液科已经从国家中医药管理局"十五""十一五"重点专科进一步发展成为国家中医药管理局重点学科、卫生部国家临床重点专科。

　　中医血液病学是在总结前人有关血气病证的中医理论及各家学术经验，并联系现代血液病症状学的认识与临床实践基础上形成与发展起来的。我在深入发掘血虚证、出血证、血瘀证及血气相关病证的过程中，逐步加深了对中医血液病证候病源学的认识，并对中医血液病证候治疗学进行了拓展。我深感中医理论博大精深，学习中医必须"博极医源"，避免"一叶障目"。在理论与实践反复结合的临证过程中，我逐步领悟《内经》《景岳全书》之经旨，提出"脾肾精气内虚，必有邪毒伏火"的中医血液病发病观,确立了"肝脾肾同治、气血火并调"是血液病辨证论治核心的学术思想。

本书由我的学生和徒弟编撰,历时两年,对我的学术思想、临床经验进行了较为系统的总结。作为一名医龄近60年的医生,我深感"技为小,术乃大,仁则恒久"。医乃活人之术,更是仁心之术,作为医者,对待自己应当"淡泊明志,宁静致远",对待患者应当"为民悬壶,永不言弃"!

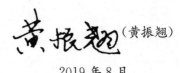（黄振翘）

2019年8月

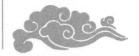

第一章　名医之路 / 1

第一节　人物简介 / 1

第二节　缘起、传承与发展 / 2

　一、出身书香门第，报考中医学院 / 2

　二、徜徉医学宝库，立志中医事业 / 2

　三、创建血液专科，成为重点学科 / 4

　四、建名医工作室，传承中医薪火 / 5

第三节　学术影响 / 5

第二章　学术思想 / 7

　一、血液病气火虚实盛衰病机 / 7

　二、伏邪损血，必及脾肾 / 9

　三、血液肿瘤注重"肝火热毒，精气内损"的发病观 / 10

　四、运用"亢害承制"理论指导血液病中医辨治 / 11

第三章　经验特色 / 16

第一节　优势病种中西医结合诊疗方案 / 16

　一、紫癜（特发性血小板减少性紫癜） / 16

　二、髓劳（再生障碍性贫血） / 19

　三、髓毒劳（骨髓增生异常综合征） / 23

第二节　常见病种诊治经验 / 27

一、血虚病 / 27

二、出血病 / 31

三、血瘀病 / 35

第三节　用药特色与验方 / 38

一、中药杂谈 / 38

二、药对特色 / 41

三、自拟经验方 / 44

四、自制制剂 / 47

第四节　膏方选录 / 51

一、冬令进补的意义与血液病膏方的调治作用 / 51

二、血液病膏方调治的适应者 / 51

三、血液病进补膏方也需重视辨证审因 / 52

四、血液病膏方进补的治疗法则与选方用药 / 52

五、血液病膏方进补应注意的宜忌 / 54

六、膏方医案选录 / 54

第五节　科研 / 57

第四章　经典医案医话 / 61

第一节　医案 / 61

一、白血病 / 61

二、血液肿瘤伴发热 / 68

三、淋巴瘤和多发性骨髓瘤 / 71

四、过敏性紫癜 / 78

五、特发性血小板减少性紫癜 / 86

六、再生障碍性贫血 / 123

七、骨髓增生异常综合征 / 158

八、骨髓增生性疾病 / 172

第二节　医话 / 179

一、"血"与"血液" / 179

二、血液病的中医名称 / 180

三、虚劳治则发展史 / 180

四、脾阴虚的阐述 / 181

五、血虚证的治疗 / 182

六、血瘀证的治疗 / 184

七、出血证的治疗 / 185

八、温热伏气病证 / 187

九、经脉毒结病证 / 189

十、腹腔积病证 / 191

十一、温病理论对血液病的指导意义 / 193

十二、论辨病论治和辨证论治 / 194

十三、血虚黄疸病证辨证思路 / 197

十四、骨髓增生异常综合征转化的急性白血病中医
　　　诊治 / 198

十五、治疗单纯红细胞再生障碍性贫血经验 / 202

十六、治疗急性再生障碍性贫血经验 / 203

十七、真性红细胞增多症辨证思路 / 204

十八、多发性骨髓瘤的证候特点及辨证思路 / 205

十九、急性白血病诊治经验 / 207

二十、逆转白血病多药耐药 / 209

二十一、慢性白血病证治 / 210

二十二、定清片在血液肿瘤治疗中的应用 / 211

二十三、恶性血液病患者的心身问题 / 212

二十四、老年体质在血液病中的临床特点 / 213

二十五、血液肿瘤化疗后口腔黏膜损伤的中药外治 / 215

二十六、论吴翰香治疗再生障碍性贫血 / 216

二十七、血液病养生学术观点 / 217

第五章　名医工作室团队跟师心得体会集萃 / 218

再生障碍性贫血的诊治经验 / 218

特发性血小板减少性紫癜的诊治经验 / 222

黄振翘治疗慢性再生障碍性贫血的经验 / 226

黄振翘调肝化瘀法治疗骨髓增殖性疾病心得 / 227

基于"主客交"思想的黄振翘中医血液病辨治法则 / 229

黄振翘同病类治法治疗特发性血小板减少性紫癜
经验 / 232

难治性特发性血小板减少性紫癜经验 / 234

内热体质与血液病关系初探 / 236

黄振翘治疗过敏性紫癜经验 / 238

试论"生病起于过用"的临床意义 / 241

附录　名医及工作室成员发表论文、撰写著作、科研获奖、专利题录 / 245

主要参考文献 / 251

第一章
名 医 之 路

第一节 人物简介

　　黄振翘,男,汉族,出生于1936年1月,江苏吴江人,是上海市名中医、上海中医药大学附属岳阳中西医结合医院(以下简称"岳阳医院")教授、主任医师、博士研究生导师,全国名老中医传承工作室、上海市名中医黄振翘工作室主持人,上海近代中医流派临床传承中心临床带教导师,"全国优秀中医临床人才研修项目"上海指导组专家,全国老中医药专家学术经验继承工作指导老师,中华中医药学会血液病专业委员会名誉主任委员,享受国务院特殊津贴专家。历任上海中医药大学附属岳阳医院内科主任、血液科主任、内科教研室主任,上海市中医药学会理事,上海市中医药学会血液病专业委员会主任委员,上海市中医药学会血液病专业委员会名誉主任委员,中华全国中医学会内科分会首届血证专业委员会副主任委员,中华中医药学会内科血液病专业委员会第一、第二届主任委员,中华中医药学会内科学会常委等职,现任国家临床重点专科(中医专业)学术带头人,中华中医药学会内科血液病专业委员会名誉主任委员。共发表学术论文80余篇,主编和参编《黄振翘血液病临证撷英》《临床中医内科学》《实用中医血液病学》《现代中医药应用与研究大系·肿瘤科》《中药新药研制开发技术与方法》《中药药理实验方法学》《中医内科临床手册》《实用中医肿瘤手册》《建国40年中医药科技成就》《中国医学百科全书·中医学》等著作13部,先后主持和参加多项国家级科研课题,主持的血液病中医研究课题获国家中医药管理局科技进步三等奖、上海市科学技术进步奖三等奖、上海市第二届科技博览会银杯奖等共6项,获专利5项。

第二节 缘起、传承与发展

一、出身书香门第，报考中医学院

黄振翘1936年出生于江苏吴江黎里。吴江的历史要从距今6 000多年前的马家浜文化算起，可谓历史悠久。吴江隶属于江南地区，古时吴中地区素有"名医多，医著多，创温病学说"之名。吴江拥有100多位著名历史人物，其中较为杰出的有春秋时期的范蠡，唐代文学家陆龟蒙，清代天文学家王锡阐，辛亥革命风云人物陈去病，爱国诗人柳亚子，社会学家费孝通等。黄振翘出身于书香门第，其祖父、父亲均为读书人，家有大量藏书。受家庭熏陶，黄振翘自幼爱好读书，文学功底深厚。黄振翘的少年时代是在吴江中学度过的，品学兼优。黄振翘住校学习期间，生活自立，文理科成绩优秀。其曾有报考师范学院的打算，但是毕业前夕，因上海中医学院（现为上海中医药大学）来吴江中学招生，招生老师的精心介绍，使黄振翘被深深吸引，于是他回家说服父母，决定报考上海中医学院。

二、徜徉医学宝库，立志中医事业

上海中医学院创立于1956年，是中华人民共和国诞生后国家首批建立的四所中医高等院校之一，现更名为上海中医药大学。时年20岁的黄振翘，以第一志愿考入上海中医学院，从此走上学医之路。1956年9月1日，上海中医学院在河南路桥畔的国华大楼礼堂举行学校成立暨首届学生开学典礼。第一届学生共招120人，学制为6年，全部享受人民助学金待遇。早年的校舍在苏州河畔的和平大楼附近，教室并不宽敞，却要容纳许多学生。黄振翘回想起艰苦创校时期，缺师资、缺教材、缺教具，但是这并没有难住心灵手巧的中医学院师生们。他们齐心协力，共同研制药品、针灸人体模型、舌苔模型等，使初建的学校从无到有逐渐发展起来。其中人体解剖学所用的标本也是学生们亲自从乱葬岗搬运回来的，这是生活在当今的我们完全无法想象的。程门雪、黄文东、金寿山、刘树农等都是黄振翘学习中医的启蒙老师，黄振翘尤其重视中医学经典著作的学习，精读《黄帝内经》《伤寒论》《金匮要略》《神农本草经》，以及《温病条辨》《景岳全书》《备急千金要方》《温热经纬》等。同时，黄振翘还学习西医知识，如解剖学等西医基础课等,黄振翘也取得很好的成绩。大学六年的学习,为其今后的医疗、教学、科研事业打下了坚实基础。

1962年的夏天,黄振翘毕业后留校分配在上海中医学院附属曙光医院内科从事临床工作,曾跟随著名老中医李应昌临证,在中医内科方面打下了良好基础。此前的1958年,吴翰香在曙光医院创办血液专科、血液病研究室,跟随中国血液病学科的创始人,黄振翘开始了中医血液病的探索。从此,黄振翘医教研工作齐头并进,成果颇多。黄振翘承担母校课堂教学,在当时匮乏的物质条件下,上课基本靠黑板。为了让学生们更快更好地掌握知识,黄振翘不辞辛苦,在一张张透明塑料纸上用毛笔书写下讲义,以此自制幻灯片为同学们讲课。其字迹遒劲有力,每一张都是一幅书法作品。他还将血证的病因病机书写成示意图和大字报形式,方便同学们参详学习。

黄振翘悉心研读中医典籍,参阅历代中医学代表著作,由源及流,博览诸家之说。无论金元四大家,或清代叶天士、吴鞠通、薛生白、王孟英、何廉臣等名家著作无不用心仔细研究,且有阐发。在整理和发掘历代医家治疗血证、虚劳、温热、血瘀等病证的学术思想和经验基础上,跟师著名老中医吴翰香、李应昌临证。在近60年的从医生涯中,黄振翘始终致力于中医血液病的临床、教学和科研工作,逐步形成其独特的论治血液病的学术思想和临床经验。黄振翘说:"熟读经典,可以感受中华民族历史文化的熏陶。通过熟读经典,可以掌握中医药学的思维方式、理论体系、辨证论治方法,从而指导临床遣方用药。只有通过熟读经典,才有可能把握中医药的学术特点和文化内涵,进而吸纳现代科学技术成果,丰富和发展中医药学。"

黄振翘在整理历代医家治疗虚劳、温热病证时,推崇清末何廉臣《重订广温热论》,何廉臣在《论温热四时皆有》篇中说:"温热,伏气病也,通称伏邪,病之作,往往因新感而发,所谓新邪引动伏邪也。"《论温热伏气与新感不同》篇进一步指出:"新感温热,邪从上受……伏气温热,邪从里发,必先由血分转入气分,表证皆里证浮越于外也。新感轻而易治,伏气重而难疗,此其大要也。"新感温热因邪由表入里,有病于气分即愈,或气转营血,或逆传心包。伏气温热则四季皆有发病,因邪伏于里既久,或外邪侵入郁伏于里,逾时而发,或新感外邪引动伏邪自内而发,反映伏气温热病的自然发展趋势及病变严重程度与新感温病迥异,对伏气温热也有别于新感温病的治疗法则,何廉臣认为"邪伏即久,血气必伤""且其气血亦钝而不灵,故灵其气机,清其血热,为治伏邪第一要义",强调伏气温热气血兼病,治气治血并重,调达气机,清透血分伏热,顾及兼夹痰瘀之症及虚损的治疗。黄振翘认为伏气温热多见病情严重、错杂多变、气血俱伤等临床特点,与血液病重症诸如急性白血病、重型再生障碍性贫血的严重感染的发病机制、临床表现及病变转化趋势,则有不少相似之处。据此黄振翘用以治疗急性白血病,并撰写《急性白血病从虚劳与伏气温病论治》于 20 世纪 80 年代发表在《上海中医药杂志》上,在中医血液病学术界产生巨大影响。

三、创建血液专科,成为重点学科

1984 年 8 月,黄振翘调入岳阳医院,开始从事中医内科血液专业的医疗、教学和科研工作。黄振翘调入岳阳医院后,一手创建了血液科,1985 年成立了血液病专科医疗协作中心。为了更好地开展血液病的临床研究,随即建立造血祖细胞的细胞培养室,以便进行骨髓细胞形态诊断,止血、凝血、血小板抗体等实验室指标检测。开展了免疫性血小板减少动物模型等项目,发展成为血液实验室,并为其发展成为国家级重点学科做出了巨大的贡献。1985 年黄振翘作为上海唯一的代表参加国家中医药管理局医政司主持修订《中医病历书写格式与规范》的编写工作,为中医病历规范书写做了大量工作。

在学术方面,黄振翘多年悉心从事血液病中医临床和科学研究,逐步形成了其论治血液病的学术体系。黄振翘广泛探索源流,凭借他好学善悟的智慧,参合丰富的临床经验,撷取各家之精华,融众说于一炉,提出了"脾肾气火相关"的理论。在学术上,他恪守"茹古涵今,兼收并蓄,立足临床,重在创新"的治学思想。在长期的临床实践中不墨守成规,师古而不泥,对前贤提出的理论、原则和方药能通过自身体验加以补充或发挥,敢于突破,推陈出新,提出与众不同的新见解,尤其对再生障碍性贫血的辨证与治疗更是独树一帜。同时,对于沉疴痼疾或是急难重症,黄振翘从不轻言放弃,作为中医血液界名家,找他求治的患者来自五湖四海,他从不问其贵贱贫富,都普同一等,精心治疗,不求回报,尽显医者之仁心仁术。他擅长运用中医药为主治疗血液病及内科疑难杂病,其中对再生障碍性贫血、特发性血小板减少性紫癜、血液肿瘤的治疗尤具特色。经长期临床实践研制出"补肾生血合剂"系列、"生血灵"系列、造血再生片、定清片等纯中药制剂10 余种,疗效确切,安全无毒,服用患者遍及全国乃至世界各地。其中"生血灵治疗原发性血小板减少性紫癜的临床观察与免疫调控机理研究"得到包括国家最高科学技术奖获得者王振义院士在内的众多专家的肯定。

黄振翘1993年获上海市卫生系统首届高尚医德奖,1995年获全国卫生系统先进工作者称号,1995年入选"当代中国科学家与发明家大辞典",1995年获第二届世界传统医学大会"民族医药之星"称号,1999年获国务院颁发的突出贡献证书并享受国务院特殊津贴。

四、建名医工作室,传承中医薪火

在培育人才方面,黄振翘付出了大量心血,为国家培养出了一批优秀的专业人才。在担任岳阳医院血液科主任期间,黄振翘总是亲自批改学生们撰写的医案,用红笔细细勾勒,指出学生们的不足之处,可谓是不厌其烦、倾囊相授。尽管临床工作繁忙,黄振翘仍百忙中抽出空来,保证每周一次亲自主持的教学查房。至今,黄振翘已培养博士研究生、硕士研究生10余名,毕业的研究生大多已成为本专业的业务骨干和学科带头人。2001年成立了上海中医药大学名医工作室,成为第一批、第二批全国优秀中医临床人才研修项目上海指导组专家。2011年黄振翘已经76岁,患有严重的骨质疏松症,为了中医事业薪火传承,仍然成立了全国名老中医传承工作室,培养学术继承人,与学生们一起整理总结医案;出版学术专著,为中医事业辛勤耕耘。

黄振翘常寄语中医后学,要以"医贵乎精,学贵乎博,识贵乎卓,心贵乎虚,业贵乎专,言贵乎显,法贵乎活"为准则,他一辈子致力于中医事业,培养了大批人才,其间不乏佼佼者,此皆得益于黄振翘严谨的学风、渊博的学识以及无私的奉献。

第三节 学 术 影 响

黄振翘的学术影响力,从1985年成立了血液病专科医疗协作中心,开展血液病临床的研究,带教中医内科研究生起,便闻名上海血液界,各地患者纷纷慕名来找黄振翘诊治疾病。他擅长运用中医药为主治疗血液病及内科疑难杂病,其中对再生障碍性贫血、特发性血小板减少性紫癜、血液肿瘤的治疗尤具特色。如重型再生障碍性贫血经过治疗获得治愈、脑胶质细胞瘤合并急性单核细胞白血病获完全缓解后长期生存、慢性粒细胞白血病长期缓解达18年、难治性特发性血小板减少性紫癜合并严重出血经治获愈,吸引了西医疗效不佳的患者前来就诊,每当效果显现的时候,又会带来更多患者。

黄振翘开展学术交流,早在1993年其撰写的论文获日本、美国学术会议交流,其研究领域在国际上有影响力。他创立血证专业委员会,并担任副主任委员,1999年成立中华中医药学会内科分会血液病专业委员会,担任第一届主任委员,当时由岳阳医院主办的第一届中华中医药学会内科分会血液病专业委员会成立大会及中医血液学术交流会,在全国中医血液界有很大的影响力。

1986年黄振翘开展了"生血灵治疗原发性血小板减少性紫癜的临床观察与免疫调控机理研究",黄振翘认为血(气)病若阳气盛则火实,水阴不足则精气亏,故立"健脾益肾、泻火宁络"的治疗方法,据此研制出纯中医制剂生血灵,经长期临床观察,先后总结200余例特发性血小板减少性紫癜临床观察和实验研究,表明具有良好疗效。在治疗再生障碍性贫血时从"补肾"与"泻肝"着手,研制出"补肾生血合剂"系列制剂。此外,还研制了治疗血液肿瘤的口服砷制剂"定清片"等纯中药制剂10余种,以上制剂均疗效确切,服用患者遍及全国乃至世界各地,相关研究也分别荣获上海市和国家中医药管理局科技进步奖。

他带领的团队岳阳医院血液科是上海市中医特色专科,上海中医血液病医疗协作中心,国家中医药管理局"十五""十一五""十二五"重点专科,1998年成为卫生部药物临床药理研究基地;2001年入选国家中医药管理局重点专科,成为全国3所血液病重点专科之一;2012年首批入选卫生部国家临床重点专科;2013年成功入选国家中医药管理局重点学科。该团队是全国最早的中医血液病博士、硕士学位授予点和博士后流动站之一。

(周韶虹)

第二章
学 术 思 想

黄振翘悉心从事中医药治疗血液系统疑难病症的研究,师从吴翰香、李应昌等著名老中医临证,在整理和发掘历代医家治疗血证、虚劳、温热、血瘀等病证的学术思想和经验基础上,逐步形成了其论治血液病的学术体系。其提出"脾肾精气内虚,必有邪毒伏火"的中医血液病发病观,确立了"调治脾肾、清泻伏火、化瘀解毒是血液病辨证论治核心"的理论,倡立血液病"因虚致病、伏邪成损"的病理机制,血液病以祛除风痰、清利湿热、化瘀解毒、清泄肝火伏热以治标;补益脾肾、调和阴阳、疏理气血治其本,采用和合、补泻、寒热兼施的治疗原则。

一、血液病气火虚实盛衰病机

《灵枢·百病始生》曰:"阳络伤则血外溢,血外溢则衄血;阴络伤则血内溢,血内溢则后血。"对于引起血证的原因认为是由于热盛,《济生方·吐血》曰:"血之妄行者,未有不因热之所发,盖血得热则溢,血气俱热,血随气上,及吐衄也。"《丹溪手镜·发斑》云:"发斑,热炽也。"故黄振翘对于血液病中血证的病机主张十之八九为火,火热损伤血络,而成出血病证。黄振翘认为风作为致病因子有外风和内风之别,均是血液病首要的致病因子。血液病中出血、发热、痹痛、痰核均可见到外风、内风致病的临床表现特点。风为百病之长,常作为外邪致病的先导,且有发病急、变化快的特点,表现出由气入血,由腑病到脏病的变化多端的特点。风邪致病的特性可单独感邪,或夹湿,或夹痰邪,或夹火邪,或风寒入侵,而风寒入侵往往容易化热。血液病风邪致病多见风热、风火、风毒外犯,病位在肺卫,或在心营,在肺卫主气,在心营主血,病邪的性质为实证。黄振翘根据《血证论·脏腑病机论》曰:"肝主藏血,血生于心,下行胞中,是为血海……至其所以能藏之故,则以肝属木,木气冲和条达,不致遏郁,则血脉得畅。设木郁为火,则血不和。火发为怒,则血横决,吐血、错经、血痛诸证作焉。"认为肝主风木,主疏泄,肝木失于条达,郁而化火,则肝不藏血,火伤血络,导致出血,由此可见血证的成因为火伤血络,血热妄行,主于肝木。

黄振翘认为火热之邪导致出血的原因,一为感受风热之火邪,内犯肝脏,损伤血络;二为过食温热、辛辣食物,引起胃火上冲,湿热内生,肝木之火上逆;三为情志所伤,木失条达,木郁为火,肝火伤络;四为感受邪毒,初发寒伏,伏而化火,肝火损精,此均为实火。另有内虚生风,损及肾精,日久下元虚寒,出现本寒标热,精损不化,便为血虚阴亏,在于脾肾两脏,出现本虚标实之证。若阴精亏虚不能制阳,火动于上,往往夹有实火,水亏肾阴不足,水火失济,阴虚火旺,由于相火寄于肝胆,故肝胆之火旺,肝木失于条达,血络损伤,出血不止。血液病往往内风与外风相合侵犯,不单独为病。内风为病多与肝肾关系密切,内风还与痰有一定关系,内有痰火郁结,则更易生风。故血液病多见到寒热错杂、虚实相间的病证。

黄振翘提出"血液病气火虚实盛衰"的学术观点,认为血证的形成与水火失调、阴阳偏盛以及脏腑功能失调密切相关,正确认识它们之间的辨证关系,对于治疗血液系统出血性疾病具有重要的指导意义。黄振翘提出血证治标不离治火,治火不离心肝,治火要治心肝,应以泻心火、清肝火,尤以制肝木之火,为治血治标之要。治血应治火,实证泻火,釜底抽薪,火去则营自安;虚火宜滋阴降火,虚火降则血自止。治风当治血,血行则风自灭,热迫血行者,当先凉血安营;瘀血阻络者,行瘀活血,凉血泻火调制肝木。黄振翘在治疗火证时,不论实火虚火,均不离肝木条达,肾虚阴亏导致不能制其肝火,风火主肝,热在血分,血络损伤、出血不止者,以水滋养肝木,滋肾涵木,以寒凉制其实火,泻火救水阴,勿使伤正。

《景岳全书》总结前人经验,归纳出血原因为火、为气两个方面,指出:"盖动者多由于火,火盛则逼血妄行,损者多由于气,气伤则血无以存。"强调了失血证气虚与火盛,正虚与邪实的病机特点;清代《血证论》提出气血水火理论,认为气血水火之间心生火,肾生水,水火失调,其枢在脾,称之为"脾肾气火相关理论"。故黄振翘对于血证治虚不离补益精气,治本不离调理脾肾。血证后期由于出血日久,导致虚劳疾病发生,治虚调精气,治本以调治脾肾为主。治疗虚损血证,应补气与益精并行,补虚与泻火兼施,脾为化气之母,肾为生精之根,补益精气当调理脾肾,掌握调气调血、平衡阴阳的治疗原则。

二、伏邪损血，必及脾肾

脾为后天之本，气血生化之源；肾为先天之本，主骨生髓藏精。精髓同类，精血同源，脾肾两脏之间的协调对于生精化血起着重要作用。《景岳全书·虚损》指出："虚邪之至，害必归阴，五脏之伤，穷必及肾。"虚劳血虚证是由于久病不复，损及脏腑、气血、阴阳，主要表现为心肝血虚，但病之根本在于脾肾两脏，脾胃化生气血，肾藏精气之阴阳，阴阳调节化生气血，所以虚劳血虚证本于脾肾，而脾肾的根本在于肾。因此黄振翘认为虚劳血虚证与脾肾亏虚的关系最密切，一因化生不足，脾胃虚弱，无以化生气血，心肝失养而气血亏虚；二因化源不足，肾藏精，精血同源，血以精而化生，肾为水火之脏，水为至阴之脏，火为命门之宅，所以肾藏精不足其物质基础为肾阴亏虚，肾精不足根源在于肾阳，但肾之阴阳是可以相互转化的，其主在肾。另外，肾与脾之间，又有密切关系，脾虚不能化生血，血不能生精，肾不能藏精，精不能生血。所以虚劳血虚证的根本是脾不化血，肾不藏精，脾肾两脏失于调达，产生气血阴阳不足。然而，失血过多可因肝脾失和，脾失统摄，肝不能藏血而损及肝脏，导致肝之阴阳失于调达，进一步影响脾主运化功能造成化生不足。所以虚劳血虚不仅与脾肾两脏有关，与肝脏也有一定的关系。总之，虚劳血虚证与肝、脾、肾三脏的亏虚有着密切关系，且三者是可以相互转化的。

中医理论认为，"久病在络""虚久必瘀"。黄振翘认为，虚劳血虚证之脾肾亏虚则导致气血亏虚、阴阳失调，其血亏乃由后天脾之化源亏乏、血不得赖气化生而致；精亏则由先天肾之水阴亏虚，骨髓枯竭，精不化血而致。因脾肾不得相协，肾阴亏虚则阴不敛阳，相火妄动，热从内生，热入营血，迫血妄行而血从外溢或瘀血留滞。根据历代医家有关虚劳从火的论治，黄振翘认为劳伤失血的虚劳血虚证病因归属于火，火热邪毒乘虚侵淫骨髓，精不化血，水亏火旺，火伐气血生化之源，以致气血阴精亏损，骨髓枯竭，故又认为热毒与瘀血均为本病的病理产物，又是致病因子。另外，肝火伏热在虚劳血虚证的发病机制中有重要作用，当感受外邪或情志伤肝或劳损脾肾，其火热邪毒乘虚内伏少阴，耗伤肾精，以致肝木之火引发伏热邪毒乘于阴分，损及骨髓，耗伤阴精，肾阴亏则肝火失制，精血亦损；脾气虚则肝火反侮，更亏乏其化源，因而阴血虚日久必损及阳。精气虚而致邪气盛实，邪气盛实精气更虚，因此精气虚与邪气实互为因果，且与内在的肝肾失调有关。总之,虚劳血虚证存在肝火扰动、热伏少阴、外感热毒、瘀血留滞之伏邪。脾肾两虚为虚劳血虚证之本,瘀血、热毒、肝火为虚劳血虚证之标。

虚劳血虚证以正虚为本,邪实为标,治疗则虚者补之,以补血为主,根据五脏血虚的特点,补血不但要调治脾肾,还要调气与调阴阳,调气则生血,调阴阳则养精化血,温补阴阳。然而补阴、补阳、补血、补气离不开对脏腑的调治,可采取补心脾、肝肾、脾肾双调等治法,而其中调治脾肾为根本,但补虚治血要兼顾泻实,这样有利于精血的化生。泻实可采取清泻肝火、清透心火、清热解毒、活血化瘀等治法。

三、血液肿瘤注重"肝火热毒,精气内损"的发病观

黄振翘认为血液肿瘤的病机特点从根本上讲就是本虚标实的虚实夹杂证,本虚是由于先天禀赋不足,或后天失养引发精气内损,阴阳失衡,脏腑功能失调,气血运行失和,而使得各种邪毒乘虚而入形成标实。血液肿瘤的标实,黄振翘精辟地归纳为肝火热毒。寇宗奭曰:"夫人之生,以气血为本,人之病,未有不先伤其血气者。"《黄帝内经》也提到虚劳之病,唯气血两端,而气血的调畅与肝的疏泄功能关系密切,肝属木,喜调达,肝不遏郁,则气机通达全身,从而调节全身气血津液,脾虽为后天之本,水谷之海,气血化生之源,但脾胃运化功能也有赖于肝木的调节,所谓"土得木则达",而劳思忧虑,情志内伤更是导致肝郁失调的重要原因,可见各种原因导致的木郁伤肝,轻则肝失调达,肝气郁结,日久气滞血瘀,重则肝郁化火伤阴,耗及气血,损伤肾精,故无以藏精化血,同时肝郁克脾,脾胃运化功能失司,影响气血之化生,肾阴亏虚,肝体失养,阴血亏虚,导致贫血;肝不藏血,火伤血络,导致出血,出血又可加重贫血,诱发瘀血,三者互为因果,相互影响。可见疾病发生,肝火是个重要的内因,肝火耗伤气血阴精,使机体肾精失藏,脾失统养,精气亏损,脏腑功能失调的状态,从而使外邪有机可乘。而邪毒是血液肿瘤的另一重要致病因素,包括能对机体产生毒害作用的各种致病物质,如六淫、疫毒、药毒等。邪毒乘虚入侵,伏于肝胆,损及少阳,邪毒留而不去,侵入骨髓,损伤肾元,暗耗肾水阴精,可致发热;肾失主骨生髓功能,髓不化精生血,则加重贫血,邪毒化火,热毒燔灼,耗气伤阴,迫血妄行,可见动血出血,有毒物质伤及骨髓,炼精为痰,形成痰毒阴火,导致造血紊乱,诱发白血病、淋巴瘤等恶性疾病。

黄振翘认为血液肿瘤的发生可以是因虚致实,也可以是因实致虚,邪毒内

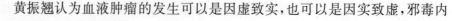

伏,久虚成损,而本虚标实贯穿疾病始终,本虚阴精亏损,气血失调,从而各脏腑功能紊乱,阴阳失衡;标实肝郁化火,肝火与伏邪结合化为热毒,伤血动血,痰火瘀热为变。只是在疾病的不同阶段,根据机体正气的抗病能力或以本虚为主,或以标实为主。故治疗上提出标本兼顾,虚实同治,治肝泻火,清解热毒以治标;滋养精血,培元固本以扶正。

在治疗恶性淋巴瘤等血液肿瘤时,黄振翘抓住"本虚标实"的病性特征,指出邪盛正衰则病进,邪去正复则病退,所以要根据正邪力量对比,把握好攻邪与扶正的尺度。对于大多数经过长期抗肿瘤治疗的患者来说,一方面表现为正气不足,免疫功能低下,另一方面邪毒残留,仍有复发转移之虞。此时正虚是矛盾的主要方面,其治疗应以扶正为主,同时兼顾祛邪抗瘤,肃清余毒,防止复发。另外,当无症状可辨或辨证治疗疗效欠佳时,黄振翘常采用辨病与辨证相结合,根据现代药理研究成果,适当选用治疗淋巴瘤痰毒热结的药物,如鬼针草、猫爪草、浙贝母、野葡萄藤、白花蛇舌草、土茯苓、半枝莲等,同时注意此类药物用量宜大,否则病重药轻亦无法奏效。在传统四诊合参,辨证论治的同时,也可适当结合现代发病机制及理化检查,有助于准确辨证并提高临床疗效。例如,当出现骨质缺损时,根据肾主骨生髓理论,在传统用药基础上,适当加用益肾填精、宣痹通络的药物如狗脊、续断、补骨脂等;当病变侵及胃肠,内镜下见溃疡出血,可适当加用清热燥湿、敛疮止血药物如蒲公英、黄芩、地榆等,可显著提高临床疗效。

四、运用"亢害承制"理论指导血液病中医辨治

《素问·六微旨大论篇》曰:"亢则害,承乃制,制则生化,外列盛衰,害则败乱,生化大病。"明代张介宾《类经》给出注解:"亢者,盛之极也。制者,因其极而抑之也。盖阴阳五行之道,亢极则乖,而强弱相残矣。故凡有偏盛,则必有偏衰,使强无所制,则强者愈强,弱者愈弱,而怪乱日甚。所以,亢而过甚,则害于所胜,而承其下者,必从而制之。"这是指五运六气变化过程中出现太过、不及时所表现的一种内在调节机制,是五行相生与相克关系的反映。中医学"亢害承制"理论是借用"阴阳""五行"等哲学理论,是医学与哲学相结合的中医理论,五运六气变化过程中出现太过、不及时所表现的一种内在调节机制,一方面说明自然界存在自稳调节机制,依靠它使自然界的物化现象得以保持相对稳定,一方面运用该原理阐述人体生理、病理等方面的医学现象,可以认为人的正常生理变化是"阴平

阳秘""五行承制"的"常态",人的病理变化则是"亢而不能自制""阴盛阳衰""阳盛阴衰""阴阳离绝""五行亢害"的"变态"。

（一）病因病机

"亢害承制"理论对于血液病辨治有极其重要意义,周仲瑛提出"伏毒"论,伏而不觉,发时始显;辨治疑难杂病,确有重要价值。黄振翘认为血证的形成与水火失调,阴阳偏盛以及脏腑功能失调密切相关。《景岳全书·血证篇》说:"凡治血证,须知其要,而血动之由,唯火唯气耳。""盖动者多由于火,火盛则迫血妄行。"无论外感六淫之邪火,还是内生之火,或内外合邪,由于心火太盛,肺金受损,均可导致血证,出现鼻衄、咳血。若肺金水阴未损,肾水承之而生肝木,脾胃得到心火之温则气血化生;一旦心肝之火太盛,阴阳失调损伤脾肾导致出血诸证。唐容川在《血证论》中论述:"肝主藏血,血生于心,下行胞中,是为血海……至其所以能藏之故,则以肝属木,木气冲和条达,不致遏郁,则血脉得畅。设木郁为火,则血不和。火发为怒,则血横决,吐血、错经、血痛诸证作焉。"由此可见肝火动血,可导致吐血、衄血等。血证的成因多由于火热,然火有虚火和实火,实火往往由于风热邪毒入侵,或饮食所伤,化生湿热,或五志过极,而生内火,均致血中伏火;虚火大多由于精血衰少,阴精亏虚不能制阳,而致火动于上。血液系统疾病见出血症,心火过极,肝不能制其心火,肾水不能制木,导致肾水不能制火,往往鼻衄、呕血、吐血之症频发。其火症与本虚有关,虚火主水,多见于阴精亏虚不能制火,往往夹有实火,火旺水不能灭,更伤其阴精,反之肾所藏之精能滋养肝阴而制约肝木,以制心火。

黄振翘认为再生障碍性贫血的病因病机,外因感受病邪,为火热邪毒乘虚侵袭少阴,耗伤肾精,以致热伏阴分,肝火内动,劫阴伤阳,损及骨髓。因劳损过度,损伤心脉,脑髓失充,或忧郁思虑不解,心脾俱伤,脾虚不能化生气血,统摄无权,则血从下泄,火盛动血,也耗伤心血,心火独亢,肾中相火失于潜藏,精从下泄。若房劳过度,耗伤肾阴,水越亏,火越盛,水火失济,心肾失交,精血不得生化,复又感受邪火,或接触有毒之物,以致毒入骨髓及精血,导致贫血加重或病久难愈。肝火伏热,损精伤髓,不独内耗肾阴,而且因肝木克犯脾土,脾土不能生肺金,乃致脾土化生气血乏源,乏其气血化源。邪毒易内伏于体内,伏于少阴,肾阴暗耗,精不化血,阴不生阳,火盛则动血损血,血亏无以化气,而导致脾运失健,或命门火衰,阴寒内盛,以致中焦脾胃不能温振化血。肾水不仅受肺金之生,使脾土不受克则气血得以化生。因此再生障碍性贫血患者肾虚精亏为本,肝火伏热为标,阴越亏,火越旺,以致水火失济,本虚标实。因此,肾虚阴亏是导致阴阳失调,精髓亏枯,生血障碍的根本原因,而肝火伏热是导致肾阴亏损,精髓消耗,气血不化的病理基础。

血液系统肿瘤,根据《灵枢·营卫生会》所述"营卫者,精气也;血者,神气也。故血之与气,异名同类焉",《素问·调经论篇》曰"血气不和,百病乃变化而生",认为血不离乎气化,血气贵于疏通,血气内结,则为瘀为痰,又因脾虚化源亏乏不能化生气血;肾气不足,命门虚衰不能化生精髓,以致造血功能衰竭,痰浊、瘀血是脏腑功能失调、虚弱产生的病理产物,与肝郁气滞、木郁克土有关,木失条达,气滞则血瘀,木旺克犯脾土,脾虚生痰,肾精亏虚,灼津为痰,往往与火互结,而致痰火、瘀热伤络出血。风寒入侵,郁而化热,热毒蕴结骨髓,痰瘀内阻经脉则见痹痛(骨骼疼痛)、痰核(淋巴结肿大)、癥积(肝脾肿大)。

(二)辨证论治

李中梓之说与刘河间"胜己之化"学说有异曲同工之妙,并且在治疗上提出以"资化源"为原则,为其重要学术特色。如李氏所指治虚证之化源,主要用"补其母"的方法,诸如补火生土、滋水涵木、培土生金等方法;治实证之化源,则根据五行相克关系,而制定相应治法。对于过亢之气,应以"平其所复,扶其不胜"为原则,李氏根据《内经》"资取化源""求其本"的理论,运用五行生克及亢害承制的原则,对脏腑盛衰病证的治疗,作了具体的阐述,对后世治法、治则理论的发展具有一定的影响。

李东垣《脾胃论》曰:"火与元气不两立,一胜则一负。脾胃气虚,则下流于肾,阴火得以乘其土位。"立脾胃虚则阴火升论,选用补中益气汤治疗气虚发热证,创甘温除大热之先河。张子和认为病由邪生,证由邪定,邪去证安,用汗、吐、下三法抑强平亢。治疗之法,概言之诸病在脏,当随其所得而治之。即脏病治腑,心与小肠相表里,用导赤散之类治疗心火上炎、口舌生疮之证;肺与大肠相表里,用宣白承气汤之类治疗喘促痰壅、肺气不降之证;脾胃相为表里,用麻子仁丸治疗脾约证等,余皆仿此。五脏之亢,有虚有实,实泻虚补,无犯虚虚实实之戒。邪伤五脏,躯体亢盛,病机不同,亢有内外,如血液肿瘤疾病,不同表现反映病机有虚实,临证应详辨。

黄振翘对再生障碍性贫血的治疗根据肝火盛与肾水亏互为因果,采用补泻兼施,肾肝同治法,使肾肝调达,阴阳协和,气血化生,邪祛正安。《医宗必读·乙癸同源论》谓:"壮水之源,木赖以荣。""伐木之干,水赖以安,夫一补一泻,气血攸分,即泻即补,水火同府。"《医碥·补泻论》说:"泻此即补彼(如泻火即补水),补此即泻彼(如补火即是驱寒)。故泻即是补也,补即泻也。"补水治本,泻火治标,补泻兼施的治疗原则,以滋肾为主,化阴助阳,结合泻肝凉血,清泄伏热的治法,无耗精损血、动血、出血之弊,可用于再生障碍性贫血的治疗全过程。全国名中医传承工作室黄振翘研制补肾泻肝方,组方以补肾为主,顾及脾胃,强调泻肝清火、护生精髓的治法。在古方左归饮、当归首乌汤、犀角地黄汤基础上化裁,方中补肾治本,药用熟地黄滋肾为君,配合何首乌、当归养精生髓,化气生血,女贞子、生地黄补肾抑肝为佐,巴戟天、补骨脂、淫羊藿温补肾阳,化生精髓,促进生血,合用虎杖泻瘀热,配合黄连、牡丹皮、水牛角、大青叶泻肝凉血,清泄伏热,护生精髓,此泻火即生血之意;因肝木侮土,脾失健运,怀山药、白术扶脾助运,辅气血之化源;紫苏梗降逆制火,调和肝脾。综观全方,体现调治肾肝,滋水泻火,平衡阴阳,化生气血。脾肾同治的同时,条达肝木则使肝木勿犯脾土,则脾气升运,胃气和降,化生气血的功能得以实现;滋肾生髓、泻肝清火则肝肾阴阳条达,以利肾精化生血液;补肾泻肝则肝火伏热得以控制,对血热髓枯、阴精耗伤、动血损血得以遏制。

清代唐容川《血证论》谈及血家属"虚劳"门,当补脾者十之三四,补肾者则十之五六,补阳者十之二三,补阴者十之八九。血证多火,虽有气脱火衰,用益气温肾,但火已发,唯甘寒滋阴养阳,血归于位尔。因此虚劳血证火动则拟滋补肾阴者为多,或从脾虚,或从肾阴亏虚,或阴阳互根,其阴阳水火失调,但终不离脾肾相火的损衰,治法上或甘温补中,或调补脾肾,滋阴泻火或温补肾阳,亦为"亢害承制"作为相关论治的依据。曾治疗一例患者血小板减少两年之久,症见咽痛,烦渴,小便黄赤,大便干结,反复蛋白尿。血小板本属阴血,是血细胞的组成部分,而人体血的生成又与脾肾两脏气化功能关系最为密切,脾虚既可导致统血无权,又因生血之源枯竭而致气虚血少,复因感受外邪或五志之火内生,以致血中伏火,燔灼于内,火热郁于上焦咽喉,可见发热、咽痛;火热伤津耗液,则见烦渴、小便黄赤、大便干结,势必伤及血络,血逸外漏;肾虚则精血衰少,阴虚火旺,灼伤脉络则扰血妄行。故予以健脾补肾、泻火宁络之治则,符合"虚则补之,损则益之"的原则,采用黄芪、白术、甘草、太子参等健脾益气,培补中焦脾土,促进化源生血,且加强脾主统血之功能,防止出血。熟女贞子、淫羊藿、山茱萸、山药等益肾育阴,促进阴血即血小板的升提,更配以当归、白芍养血和血,佐以丹参、牛耳大黄、仙鹤草、大青叶、连翘、益母草、槐米、小蓟等以凉血活血止血、清热解毒。患者由于存在瘀热互结的情况,故予加鹿衔草、蒲公英、赤芍清热利湿、化瘀解毒,防风透邪外出。全方共奏健脾滋肾、泻火宁络、化瘀清热之功,故获良好的疗效。

《丹溪心法》重视肝肾,认为人之生命维系以动为常,其动则"皆相火为之也",火动指相火,过动则为阳盛,指相火过盛,人身相火寄于肝肾两部,肝属木,肾属水也,由于"阳常有余,阴常不足",肾水亏虚,肝旺以相火表示,动则过盛为相火,由于相火又为生命之维系,肾主相火,为肾中命火,不能衰,要升不能伐,故有其两面性,一为正火,一为邪火。正火为命火,是肝肾阴精动的物质基础。"其动之极,为病而死",其动之极为邪火。由于"阴升阳降",故补阴则火自降,泻火能和阴,用药时补阴必兼顾泻火,泻火即是滋阴,体会单用补阴火无法灭,用药举例如地黄、龟甲滋补肾阴,配合黄芩、黄柏清泻火邪,在血液病治疗中,属于阴虚火旺证,可以运用。

(周韶虹、陈珮、陆嘉惠、许毅)

第三章

经 验 特 色

第一节　优势病种中西医结合诊疗方案

一、紫癜（特发性血小板减少性紫癜）

（一）诊断标准

1. 中医诊断标准　按照 1997 年国家中医药管理局医政司制定的《中医临床诊疗术语（中华人民共和国国家标准）》作为依据。

紫癜因先天禀赋因素，或邪毒壅遏脉络，或因病久脾虚不摄等，使血溢脉外。以皮肤、黏膜出现紫暗色斑块及其他部位出血为主要表现的出血类疾病。临床常见血热妄行、脾肾阴虚和脾肾阳虚三个证型，诊断标准详见证型分类。

2. 西医诊断标准　参照张之南、沈悌主编的《血液病诊断及疗效标准》第三版（科学出版社 2007 年 8 月出版）诊断标准进行诊断。

特发性血小板减少性紫癜（ITP）的诊断应根据症状、体征、实验室检查及排除其他血小板减少继发因素等资料综合分析确定。具体为：

（1）出血症状：以皮肤瘀点瘀斑为主，常有齿衄、鼻衄、月经量多，严重的可出现内脏出血，甚至因颅内出血而危及生命。

（2）多次检查血小板减少。

（3）脾脏不增大或轻度增大。

（4）骨髓象示巨核细胞正常或增多，有成熟障碍。

（5）以下五点应具备任何一点：① 泼尼松治疗有效。② 切脾治疗有效。③ 血小板相关抗体（PAIgG）增高。④ PA－C3 增多。⑤ 血小板寿命缩短。

⑥ 排除继发性血小板减少症,如药物、感染、结缔组织疾病等。

（二）证型分类

ITP是一种血液科常见病,其分型复杂多样,目前仍没有完全统一的分型标准。在多年临床观察和研究基础上,参照《中医诊断学》《中医病证诊疗标准》及《实用中医血液病学》而制定目前分型标准。

1. 血热妄行证　主症:起病急骤,肌肤斑色鲜红或紫暗,分布范围较广。兼症:发热,咽痛,烦渴,或关节腰腹疼痛,小便黄赤,大便干结或溏薄。舌脉:舌质红,苔黄或黄腻,脉滑数或弦数。

2. 脾肾阴虚证　主症:肌肤斑色鲜红或紫暗,下肢多见,鼻衄,齿衄,月经量多,起病缓慢,时发时止。兼症:头晕目眩,五心烦热,口干,潮热盗汗,腰酸耳鸣。舌脉:舌红少津,苔薄或剥,脉细数。

3. 脾肾阳虚证　主症:瘀点瘀斑色淡,病程较长,反复发作。兼症:面色苍白,畏寒肢冷,食少,便溏。舌脉:舌淡胖边有齿痕,苔白,脉沉细。

（三）中医治疗

对于不同病期,采用不同的治疗原则和治疗方法。急性期(型)以凉血止血为主,慢性期(型)以补益脾肾为主。

【急性期】

1. 中成药治疗

(1) 凉血止血:地丹清血合剂20 ml,每日3次,口服。

(2) 摄血止血:宁血络片5粒,每日3次,口服。

(3) 化瘀止血:茜蓟生血片5粒,每日3次,口服。

2. 辨证论治　急性ITP和慢性ITP急性发作时,辨证多属血热妄行证。

治法:清热解毒,凉血止血。方药:犀角地黄汤加减。

组成:水牛角30 g(先煎),生地黄18 g,牡丹皮15 g,赤芍12 g,茜草15 g,景天三七15 g,板蓝根15 g,连翘15 g,甘草6 g等。

加减:见正气亏虚,加太子参、黄芪、白术、防风等。

【慢性期】

1. 中成药治疗

(1) 脾肾阴虚型:参芪益气生血合剂20 ml,每日3次,口服。

(2) 脾肾阳虚型:仙茅补肾生血合剂20 ml,每日3次,口服。

2. 辨证论治

(1) 脾肾阴虚型：治法，健脾滋肾，凉血止血。方药：大补元煎加减。

组成：生黄芪 24 g，太子参 18 g，熟地黄 15 g，山茱萸 12 g，怀山药 18 g，制何首乌 15 g，当归 12 g，生地黄 15 g，女贞子 18 g，菟丝子 15 g，牡丹皮 12 g，茜草 15 g，炙甘草 6 g，景天三七 15 g 等。

加减：见盗汗甚加五味子、龙骨、牡蛎、鳖甲、地骨皮等；见腰膝酸软、关节疼痛甚加桑寄生、杜仲等；寐差、心神不宁加酸枣仁等。

(2) 脾肾阳虚型：治法，健脾温肾，摄血止血。方药：当归补血汤合肾气丸加减。

组成：生黄芪 30 g，当归 12 g，熟地黄 15 g，山茱萸 12 g，山药 18 g，菟丝子 15 g，牡丹皮 6 g，附子 3 g，肉桂 3 g，淫羊藿 15 g，茯苓 15 g，景天三七 15 g，茜草 15 g，仙鹤草 30 g，炙甘草 6 g 等。

加减：见面目四肢水肿，可加车前子、生薏苡仁利水消肿；久病见纳呆食少，可加焦山楂、鸡内金，以消食健脾。

（四）西医治疗

1. 一般支持治疗　减少各种创伤，避免使用可能引起血小板减少的药物；出血明显、血小板计数低于 20×10^9/L 者，用肾上腺色腙（安络血）、酚磺乙胺（止血敏）等止血药或输注血小板悬液。

2. 特殊治疗　对于出血倾向严重、血小板低于 20×10^9/L 者，选用以下方案。

（1）肾上腺皮质激素：泼尼松 0.5～1 mg/(kg·d)[或用甲泼尼龙、曲安西龙（阿赛松）、地塞米松等其他肾上腺皮质激素类药物]。

（2）其他方法：在肾上腺皮质激素无效的情况下，可用达那唑和免疫抑制剂；大剂量静脉输注丙种球蛋白 0.4 g/(kg·d)，连用 3～5 d 为 1 个疗程。

（五）中医特色疗法

1. 含漱疗法　反复口腔溃疡者，予中药药液（野菊花、蒲公英、一枝黄花等药物）每日 3 次含漱，清热解毒，消肿止痛。

2. 鼻腔填塞疗法　鼻衄患者，予三七粉、云南白药等收敛散瘀止血药物药末敷于患处，或将上述药物配合凡士林油纱条使用填塞鼻腔压迫止血部位，收敛散瘀止血。

（六）疗效评定

采用西医疾病疗效标准结合中医证候疗效标准的病证结合疗效评价标准。

1. 西医疾病疗效标准　参照张之南、沈悌主编的《血液病诊断及疗效标准》第三版（科学出版社 2007 年 8 月出版）有关 ITP 疗效标准进行评定。

（1）显效：血小板恢复正常，无出血症状，持续 3 个月以上。

（2）良效：血小板计数升至 $50×10^9/L$ 以上，或较原水平上升 $30×10^9/L$ 以上，无或极少出血症状，持续 3 个月以上。

（3）进步：血小板有所上升，出血症状改善，持续 2 周以上。

（4）无效：血小板计数及出血症状无改善。

2. 中医证候疗效标准　按照《中医病证诊断疗效标准（中华人民共和国中医药行业标准）》中紫癜疗效评定标准进行评价。

（1）治愈：紫斑紫点及全身症状消失，实验室指标恢复正常。

（2）好转：皮肤青紫斑点明显减少，全身症状减轻，实验室指标有改善。

（3）未愈：皮肤青紫斑点、全身症状及实验室指标均无变化。

二、髓劳（再生障碍性贫血）

（一）诊断标准

1. 中医诊断标准　按照 1997 年国家中医药管理局医政司制定的《中医临床诊疗术语（中华人民共和国国家标准）》作为依据。

髓劳指因先后天不足，精血生化无源，或因有毒药物及理化因素伤正，邪毒瘀阻，新血不生。以出血、血亏、全血细胞减少、易染邪毒为主要表现的劳病类疾病。临床常见髓枯血热、脾肾阳虚和脾肾阴虚三个证型。

2. 西医诊断标准　以 1987 年全国再生障碍性贫血学术会议修订的诊断标准为诊断依据。

再生障碍性贫血的诊断应根据症状、体征、实验室检查及排除其他血细胞减少继发因素等资料综合分析确定。具体为：

（1）感染、贫血、出血症状。

（2）一般无肝脾肿大。

（3）血象：全血细胞减少（三系减少的先后或程度可以不同），网织红细胞绝对值减少。

(4) 骨髓涂片：增生减低,如增生活跃,需有巨核细胞明显减少。

(5) 骨髓活检：三系造血细胞显著减少,非造血细胞增多。

(6) 能除外引起全血细胞减少的其他疾患：阵发性睡眠性血红蛋白尿症、骨髓增生异常综合征、低增生性白血病、骨髓纤维化、恶性组织细胞病及肝肾等疾患。

(二) 证型分类

在多年临床观察和研究基础上,结合《中医诊断学》《中医病证诊疗标准》及《实用中医血液病学》而制定目前分型标准。分为髓枯血热证、脾肾阳虚证、脾肾阴虚证。

1. 髓枯血热证　主症：起病急,常有壮热或发热起伏,面色唇甲苍白,反复衄血,紫癜或吐血,便血或崩漏不止,甚则头痛昏迷。兼症：头晕目眩,心悸不寐。舌脉：舌淡,苔黄糙腻,脉弦滑数或虚大数。

2. 脾肾阳虚证　主症：神疲懒言,腰膝酸软,形寒肢冷,面肢虚浮,出血轻或无。兼症：头晕乏力,自汗不渴,小便清长,大便溏薄。舌脉：舌质淡胖有齿痕,舌苔薄白,脉虚细或沉细。

3. 脾肾阴虚证　主症：神疲乏力,腰膝酸软,手足心热,低热盗汗。兼症：腰酸耳鸣,咽干口渴,出血较多,大便干燥。舌脉：舌淡红,苔少,脉细数。

(三) 中医治疗

对于不同病期,采用不同的治疗原则和治疗方法。急性再生障碍性贫血以凉血解毒为主,兼顾扶正;慢性再生障碍性贫血以补益脾肾为主,兼顾祛邪,均予辨证施护。

【急性期】

1. 中成药治疗

(1) 凉血止血：地丹清血合剂 20 ml,每日 3 次,口服。

(2) 摄血止血：宁血络片 5 粒,每日 3 次,口服。

(3) 化瘀止血：茜蓟生血片 5 粒,每日 3 次,口服。

2. 辨证论治　髓枯血热型多见于急性再生障碍性贫血或重型再生障碍性贫血Ⅱ型,病情凶险。

治法：清热解毒,凉血止血。方药：犀角地黄汤加减。

组成：水牛角 30 g(先煎),生地黄 30 g,赤芍 15 g,炒牡丹皮 15 g,金银花 15 g,连翘 15 g,黄芩 12 g,卷柏 15 g,老鹳草 15 g,甘草 6 g 等。

加减：若气分热盛加生石膏、知母；湿热明显加炒栀子、黄连；齿龈增生出血加炒黄柏、怀牛膝、茜草泻火益阴、凉血止血；便秘加牛耳大黄、生大黄等。

【慢性期】

1. 中成药治疗

(1) 造血再生片：5 粒，每日 3 次，口服。

(2) 术药健脾生血合剂(生血Ⅰ号合剂)或仙茅补肾生血合剂(补肾生血Ⅰ号)：用于脾肾阳虚型，20 ml，每日 3 次，口服。

(3) 菟首健脾生血合剂(生血Ⅱ号合剂)或葎虎补肾生血合剂(补肾生血Ⅱ号)：用于脾肾阴虚型，20 ml，每日 3 次，口服。

2. 辨证论治

(1) 脾肾阳虚证：治法，健脾温肾，填精益髓。方药：芪贞汤合右归丸加减。

组成：生黄芪 24 g，女贞子 15 g，补骨脂 15 g，熟地黄 15 g，山药 24 g，山茱萸 12 g，枸杞子 15 g，杜仲 15 g，菟丝子 18 g，淫羊藿 10 g，鹿角胶 9 g(烊化)，炒枳壳 10 g，炒牡丹皮 15 g，炙甘草 9 g 等。

加减：脾气虚明显者，加党参、白术等；衄血者加仙鹤草、三七粉等；虚胖水肿者加茯苓、泽泻、车前子等；阳虚明显者加制附子、巴戟天等；皮肤黧黑，面色晦暗，胸痹腹痛等瘀证明显者，加丹参、牛膝等。

(2) 脾肾阴虚证：治法，健脾滋肾，益精养血。方药：大补元煎加减。

组成：生黄芪 24 g，熟地黄 15 g，山茱萸 12 g，怀山药 18 g，炒牡丹皮 15 g，茯苓 15 g，生地黄 15 g，菟丝子 15 g，枸杞子 18 g，女贞子 24 g，炒黄柏 12 g，景天三七 15 g，炒枳壳 9 g，炙甘草 6 g 等。

加减：出血明显者加仙鹤草、茜草、紫草等；气虚明显者加太子参、白术等；阴虚明显者加炙鳖甲、墨旱莲等。

(四) 西医治疗

1. 雄性激素　十一酸睾酮 120～160 mg/d(或吡唑甲基睾丸素)，或同化激素达那唑，疗程大于 3 个月。

2. 免疫抑制剂　环孢菌素 A(CsA)3～7 mg/(kg·d)，疗程至少 3 个月。

3. 合并症治疗

(1) 合并贫血：贫血症状明显或血红蛋白≤60 g/L，输去白红细胞悬液 200～400 ml。

（2）合并感染：根据临床症状、体征，结合实验室检查进行感染性质的诊断，明确感染部位和病原微生物，包括血、尿、痰等体液的涂片、培养，先给予广谱抗菌或进行经验性抗感染治疗，必要时联合用药，随后根据病原学检查结果选用敏感抗生素；合并霉菌或病毒感染者，给予抗霉菌或抗病毒治疗。

（3）合并粒细胞缺乏症，或白细胞减少，感染不能控制者：予粒细胞集落刺激因子 G-CSF 或 GM-CSF 每日 100~300 μg，并安置层流罩进行保护性隔离。

（4）合并出血：严重出血或血小板计数 $\leqslant 20 \times 10^9 /L$，酌情加用止血药物（PAMBA、维生素 K_1、肾上腺色腙片、酚磺乙胺注射液、维生素 C 等）静脉滴注，必要时加用肾上腺皮质激素、注射用血凝酶、凝血酶原或输单采血小板悬液 200~400 ml。

（五）中医特色疗法

1. 含漱疗法　口腔溃疡者，予中药药液（野菊花、蒲公英、一枝黄花等药物）每日 3 次含漱，清热解毒，消肿止痛。

2. 鼻腔填塞疗法　血小板低下，出现鼻衄的患者，予三七粉、云南白药等收敛散瘀止血药物药末敷于患处，或将上述药物配合凡士林油纱条使用填塞鼻腔压迫止血部位，收敛散瘀止血。

3. 熏洗疗法　肛周感染或出血不止患者，予中药熏洗液（野菊花、蒲公英、紫花地丁、黄柏、五倍子、仙鹤草等）配合肛周熏洗仪进行肛门熏洗，清热解毒，消肿止痛，敛疮止血。

4. 磁珠耳穴按压疗法　适应于合并失眠、便秘、食欲不振、呕吐等。

主穴：心、肝、脾、肾、内分泌和交感。配穴：对症治疗，如腹痛加大肠、小肠。

操作：选穴按国标图谱定位，固定磁珠后每日 3 次，每次每点按揉 20 次，以自觉酸、麻、胀、略有刺痛为宜。每周 1 次，4 周为 1 个疗程。

（六）疗效评定

采用西医疾病疗效标准结合中医证候疗效标准的病证结合疗效评价标准。

1. 西医疾病疗效标准　采用张之南、沈悌主编的《血液病诊断及疗效标准》（第三版，科学出版社，2007）中"再生障碍性贫血国内疗效标准"进行疗效评估。

（1）基本治愈：贫血和出血症状消失，血红蛋白男性达 120 g/L（男）或 110 g/L（女），白细胞计数达 $4 \times 10^9 /L$，血小板计数达 $100 \times 10^9 /L$，随访 1 年以上未复发。

（2）缓解：贫血和出血症状消失，血红蛋白男性达 120 g/L、女性达 100 g/L，白细胞计数达 3.5×10^9/L 左右，血小板计数也有一定程度增加，随访 3 个月病情稳定或继续进步。

（3）明显进步：贫血和出血症状明显好转，不输血，血红蛋白较治疗前 1 个月内常见值增长 30 g/L 以上，并能维持 3 个月。判定以上 3 项疗效标准者，均应 3 个月内不输血。

（4）无效：经充分治疗后，症状、血象未达明显进步。

2. 中医证候疗效标准　参照 2002 年版《中药新药临床研究指导原则》中的相关证候疗效判定标准。

（1）临床痊愈：中医临床症状、体征消失或基本消失，证候积分减少≥95%。

（2）显效：中医临床症状、体征明显改善，证候积分减少≥70%。

（3）有效：中医临床症状、体征均有好转，证候积分减少≥30%。

（4）无效：中医临床症状、体征均无明显改善，甚或加重，证候积分减少不足 30%。

注：计算公式（尼莫地平法）为：［（治疗前积分－治疗后积分）÷治疗前积分］×100%。

三、髓毒劳（骨髓增生异常综合征）

（一）诊断标准

1. 中医诊断标准　髓毒劳是指因先后天不足，精血生化无源，或因有毒药物及理化因素伤正，骨髓劳损，新血不生，以出血、血亏、易染邪毒为主要表现的劳病类疾病。

2. 西医诊断标准　参照张之南、沈悌主编的《血液病诊断及疗效标准》（第三版，科学出版社，2007）有关骨髓增生异常综合征诊断标准进行诊断。

骨髓增生异常综合征（MDS）的诊断应根据症状、体征、实验室检查及排除其他血细胞减少继发因素等资料综合分析确定。具体为：

（1）临床表现常以贫血为主，可兼有发热或出血。

（2）外周血一系或多系减少。

（3）骨髓有核细胞常增多，髓系细胞一系或多系呈发育异常的病态造血形态表现。

（4）骨髓活检可见幼稚前体细胞异常定位。

（5）细胞遗传学检查常有染色体异常。

（6）除外其他伴有病态造血疾病，如巨幼细胞贫血、骨髓纤维化、红白血病等；除外引起全血细胞减少的其他疾患，如阵发性睡眠性血红蛋白尿症、再生障碍性贫血等。

（二）证型分类

在多年临床观察和研究基础上，结合《中医诊断学》《中医病证诊疗标准》及《实用中医血液病学》而制定以下分型标准。

1. 脾肾阳虚证　主症：面色无华，腰膝酸软，畏寒肢冷。兼症：头晕目眩，气短懒言，食少纳呆，大便溏薄。舌脉：舌淡胖或有齿印，苔薄白，脉沉细。

2. 脾肾阴虚证　主症：面色少华，低热盗汗，五心烦热。兼症：头晕乏力，心悸易惊，少寐多梦，腰膝酸软，可有肌衄、齿衄、鼻衄等。舌脉：舌淡红，苔少，脉细数。

3. 邪毒炽盛证　主症：面色晦暗，发热不退，咽喉疼痛，衄血发斑。兼症：头晕头痛尿血便血，甚则神昏谵语。舌脉：舌质红或淡，苔黄或无苔，脉虚大或弦滑而数。

（三）中医治疗

对于不同病期、不同证型，采用不同的治疗原则和治疗方法。治疗以中医中药为主，根据中医本虚标实理论，结合临床经验，低危型以健脾补肾扶正为主，佐以清解热毒；中危型健脾补肾兼顾清解热毒；高危型以清解热毒为主，佐以扶正达邪。

1. 中成药治疗

（1）造血再生片：5粒，每日3次，口服。

（2）定清片：4粒，每日3次，口服。适用于邪毒炽盛型。

2. 辨证论治

（1）脾肾阳虚证：治法，健脾温肾，佐以解毒。方药：人参养荣丸合右归饮加减。

组成：党参15 g，黄芪24 g，白术12 g，熟地黄15 g，枸杞子15 g，山茱萸

15 g,山药 15 g,菟丝子 18 g,淫羊藿 15 g,补骨脂 15 g,白芍药 15 g,白花蛇舌草15 g,炙甘草 6 g 等。

加减:见腹部积块者,加鳖甲、三棱、䗪虫等。

(2)脾肾阴虚证:治法,健脾滋肾,佐以解毒。方药:四君子汤合大补阴丸加减。

组成:太子参 20 g,白术 12 g,茯苓 15 g,生地黄 15 g,龟甲 15 g,制何首乌15 g,女贞子 18 g,炒黄柏 12 g,景天三七 15 g,炒枳壳 10 g,白豆蔻 6 g(后下),白花蛇舌草 15 g,半枝莲 15 g,甘草 6 g 等。

加减:见咽喉肿痛者,加金银花、山豆根、桔梗等;牙龈肿痛者,加牛膝等;腹胀,大便不通者可加炒枳壳、大黄等。

(3)邪毒炽盛证:治法,清解邪毒,兼以扶正。方药:黄连解毒汤合犀角地黄汤加减。

组成:黄连 6 g,黄芩 15 g,炒黄柏 12 g,栀子 12 g,白花蛇舌草 30 g,半枝莲15 g,木馒头 15 g,蛇莓 15 g,水牛角 30 g(先煎),赤芍 15 g,生地黄 15 g,太子参15 g,制半夏 15 g,小蓟 15 g,炙甘草 6 g 等。

加减:出血明显者,加茜草、侧柏叶、白茅根等;气分热盛者,白虎汤加减等;胁肋疼痛,嘈杂吞酸,恶心呕吐,不欲饮食者,可加用黄连、吴茱萸、半夏等。

(四)西医治疗

1. 支持治疗

(1)维生素:MDS-RAS 型试用维生素 B_6 100～200 mg/d,6～8 周。

(2)输血(液):贫血症状明显或血红蛋白≤60 g/L,输去白红细胞悬液2 U;出血明显或血小板计数≤$20×10^9$/L,输单采血小板悬液 200～400 ml,并加用止血药。感染严重或粒细胞缺乏者,予粒细胞集落刺激因子 G-CSF 100～300 μg/d。

(3)抗生素:一旦出现发热应及时寻找感染灶,在做细菌培养和药敏试验的同时,立即使用广谱抗生素,待药敏报告后调整治疗。

2. 诱导分化

(1)维 A 酸:每次 10～30 mg,每日 3 次,口服。

(2)亚砷酸注射液:每日 10 mg,静脉滴注,14～28 日为 1 个疗程(使用 5 d、7 d 或 14 d 后可休息 2 d),不少于 2 个疗程。同时予维生素 C 注射液。

3. 免疫调节剂 沙利度胺 50～100 mg,每晚顿服。

4. 激素 MDS-RA 型、MDS-RAS 型、MDS-RCMD 型可用吡唑甲基睾丸素每次 2 mg,每日 3 次,口服;或十一酸睾酮每次 40 mg,每日 3 次,口服。合并溶血,可予泼尼松、地塞米松或注射用甲泼尼龙琥珀酸钠。

5. 免疫抑制剂 环孢菌素 A(CsA)3～7 mg/(kg·d),疗程至少 3 个月。

6. 化疗 对 MDS-RAEB 型可酌情选用下列方案。

(1) LD-阿糖胞苷:12.5～25 mg,皮下注射或静脉注射,连用 7～21 d。

(2) LD-高三尖杉酯碱:每日 0.5～1 mg,静脉滴注,连用 2～3 周。

(3) TAG 方案:多柔比星每日 10～20 mg,连用 1～3 d;阿糖胞苷每日 50～100 mg,静脉滴注 1～7 d;粒细胞集落刺激因子每日 100～300 μg,连用 1～14 d,皮下注射。

(4) HAG 方案:高三尖杉酯碱每日 2 mg,连用 1～7 d;阿糖胞苷每日 50～100 mg,静脉滴注连用 1～7 d;粒细胞集落刺激因子每日 300 μg,连用 1～14 d,皮下注射。

(五) 中医特色疗法

1. 含漱疗法 口腔溃疡者,予中药药液(野菊花、蒲公英、一枝黄花等药物)每日 3 次含漱,清热解毒,消肿止痛。

2. 鼻腔填塞疗法 血小板低下,出现鼻衄的患者,予三七粉、云南白药等收敛散瘀止血药物药末敷于患处,或将上述药物配合凡士林油纱条使用填塞鼻腔压迫止血部位,收敛散瘀止血。

3. 熏洗疗法 肛周感染或出血不止患者,予中药熏洗液(野菊花、蒲公英、紫花地丁、黄柏、五倍子、仙鹤草等)配合肛周熏洗仪进行肛门熏洗,清热解毒,消肿止痛,敛疮止血。

4. 磁珠耳穴按压疗法 适用于合并失眠、便秘、食欲不振、呕吐等。

主穴:心、肝、脾、肾、内分泌和交感。配穴:对症治疗,如腹痛加大肠、小肠。

操作:选穴按国标图谱定位,固定磁珠后每日 3 次,每次每点按揉 20 次,以自觉酸、麻、胀、略有刺痛为宜。每周 1 次,4 周为 1 个疗程。

(六) 疗效评定

采用西医疾病疗效标准结合中医证候疗效标准的病证结合疗效评价标准。

1. 西医疾病疗效标准 采用张之南、沈悌主编的《血液病诊断及疗效标准》

(第三版,科学出版社,2007)中"骨髓增生异常综合征国内疗效标准"进行疗效评估。

(1) 基本缓解:贫血、出血症状消失;外周血象血红蛋白 100 g/L,白细胞达 $4×10^9$/L,血小板计数达(80~100)$×10^9$/L,分类无幼稚细胞;骨髓中原+早幼细胞<5%,维持至少半年。

(2) 部分缓解:贫血、出血症状消失,三系细胞有一定恢复,血中原+早幼细胞<5%,骨髓中原+早幼细胞较前减少 50%,维持至少 3 个月。

(3) 进步:贫血出血症状好转,不输血,血红蛋白较治疗前增加 30 g/L,原+早幼细胞较前减少。

(4) 无效:经充分治疗不能达到上述标准者。

2. 中医证候疗效标准　参照 2002 年版《中药新药临床研究指导原则》中的相关证候疗效判定标准。

(1) 临床痊愈:中医临床症状、体征消失或基本消失,证候积分减少≥95%。

(2) 显效:中医临床症状、体征明显改善,证候积分减少≥70%。

(3) 有效:中医临床症状、体征均有好转,证候积分减少≥30%。

(4) 无效:中医临床症状、体征均无明显改善,甚或加重,证候积分减少不足 30%。

注:计算公式(尼莫地平法)为:〔(治疗前积分-治疗后积分)÷治疗前积分〕×100%。

第二节　常见病种诊治经验

一、血虚病

(一) 病证概述

血虚证归属于中医"虚证"范畴,与西医贫血症状相当。由于发病原因不同以及临床表现各异,从而产生一些独特的病证名称,如黄病、虚黄、血脱、萎黄等。血虚病证总属因虚致劳,损及脏气,阴精气血日益亏虚,以致渐为虚劳血虚病证,可见于缺铁性贫血、营养不良性贫血、失血后贫血的血虚证及慢性贫血、再生障碍性贫血、单纯红细胞再生障碍性贫血、骨髓增生异常综合征、慢性溶血性贫血,也包括继发性贫血难复者以及血液肿瘤等疾病过程所见的血虚证或虚劳血虚病证。如果急性再生障碍性贫血、急性白血病有严重贫血或合并发热、出血者，则应归属于急劳或热劳血虚病证。

（二）证候学特征

血虚证的发生密切关乎脾肾两脏。盖因脾为后天之本，乃气血生化之源；肾为先天之本，主阴阳，藏精主骨生髓，乃精血化生之本源。血虚之由，一因化源不足，脾虚则气血生化乏源，肾虚更不能化精生血，脾肾二脏气化失协；二因失血过多，肝脾失调，其甚者则为虚劳血虚病证。

1. 心血虚证　症见心悸少寐，易惊健忘，面白无华或萎黄，唇甲眼睑淡白不荣，舌质淡，苔薄，脉细弱。此证多见于因化源不足或气虚失统导致的心脾两虚证，亦可见于因肾精不足、精不化血所致的心肾精血亏虚证。

2. 肝血虚证　症见头晕目眩，两目干涩，两目昏花，面色无华，爪甲失荣，胁痛隐作，肢体麻木，筋脉拘急，手足震颤，妇女月经失调或闭经，舌质淡，苔白，脉细弦或数。肝血虚证常兼见肝木失调以及肾精亏虚之证。

3. 脾虚血亏证　症见乏力气短，精神倦怠，面色、唇甲苍白无华，食少纳呆，妇女月经量少或闭经，舌质淡，苔薄腻，脉濡细无力。常兼见肝脾失和、脾运失职之证。

4. 肾虚血亏证　症见面色晦黯，唇甲色淡无华，耳鸣，耳聋，毛发脱落，腰膝酸软，足跟疼痛，男子不育，女子月经不调，或不孕，舌质淡，苔薄腻，脉沉细弱。肾虚血亏证有肾阴虚、肾阳虚证之分，常有脾虚失运所致的脾肾气阴亏虚证或肾阳不足、脾失温运的脾肾阳虚证，均为脾肾俱损之证。

（三）辨证思路

（1）掌握本病证的主要证候特征——血虚或虚劳血虚。应详细询问病史，从其病因与原发病辨明血虚的病性及病位。

（2）本证血虚虽五脏皆可受累，多非单见一脏，各脏血虚常相兼为病，但尤以脾肾亏虚为最，盖因脾肾乃气血阴精化生之源尔。因此，心、肝血虚多有脾血虚、肾血虚，可表现为心脾血虚、肝脾血虚及肝肾血虚之证。血虚甚者多表现为脾肾两虚。且血虚多累及气分、阴分，也常同时存在气血两虚、阴血亏虚、阳气虚衰诸证。

（3）应注意标本虚实之间关系的辨证。虽然血虚以脾肾精气亏虚为本，但又常有邪热、痰毒、血瘀等病标相杂,因此具有标本兼见的辨证关系。

（四）治则治法

1. 治疗原则　宜"虚者补之",补血为主,注意脏腑、气血、阴阳、虚实及辨证辨病的调治。

2. 治疗方法　补气血阴阳者,应采用调气生血、养精化血、温补阴阳等方法;调达脏腑者,应采用补益心脾、调补肝肾、脾肾双调等治本之法,同时兼顾泻实治标以扶精血。

（1）心血虚:常见于失血后贫血、缺铁性贫血、再生障碍性贫血、内分泌性贫血等疾病,治以补养心血为主,心脾同治,方用归脾汤加减。

（2）肝血虚:常见于巨幼红细胞性贫血、慢性肝病性贫血、再生障碍性贫血等疾病所导致的肝肾血虚证,常伴有肝木失调、脾肾俱虚证。治宜补养肝血、肝肾同治法,方用四物汤加减。

（3）脾虚血亏:常见于各种贫血和不同原发病(包括缺铁性贫血、自身免疫性溶血性贫血、再生障碍性贫血等),治以健脾生血为主,佐以调气化湿,方用归芍六君子汤加减。脾之气血化生功能尚与其他各脏功能相互关联,若见于再生障碍性贫血肝脾同病者,尚需调达肝脾气火之升降以达到化生精血之目的。精血亏耗,不独为脾之本脏为病,也受累于肾之元气生化,因此脾血虚证的治疗还需要培补肾脏之气化功能,以气化血。

（4）肾虚血亏:多由血液肿瘤、继发性贫血、再生障碍性贫血等疾病所导致。精亏血少之证治宜滋肾生血,方用左归丸加减,对肾精亏虚、阴虚损阳而无明显内热、血热、火旺,且胃纳尚可者为宜。若因肾阳不足,命门火衰所致精血亏虚之证宜选用右归丸加减。临床上精血亏虚者,随其原发病不同,治疗方法各异,急性白血病后期或化疗后精血亏虚,肝火伏热,邪毒内蕴者使用左归丸方药应去鹿角胶、菟丝子等温养精血之味,宜选加生地黄、牡丹皮、黄柏、黄芩、半枝莲等药物清泄肝胆,解其伏热湿毒之邪。实体肿瘤累及骨髓所致肾血亏虚证,若有湿热瘀毒者应配合制南星、薏苡仁、蜈蚣、白花蛇舌草、半枝莲、穿山甲之类。

（五）典型病种再生障碍性贫血诊治经验

1. 掌握标本缓急　再生障碍性贫血(简称再障),在临床上可分为急性和慢性两型,分别属中医学的"急劳"和"髓劳"范畴。急性再生障碍性贫血起病急剧凶险,一般病程较短,贫血呈进行性加重伴有严重的内脏出血和难以控制的严重

29

感染,病势较急,预后较差,喻嘉言概之为"不死何待耶"。慢性再生障碍性贫血虽发病缓而病程长,但病情轻重悬殊,多为轻中度贫血,或伴有表浅部位出血及轻微感染,预后相对较好。黄振翘认为治疗再生障碍性贫血必须掌握病情标本,权衡轻重缓急,根据"急则治其标,缓则治其本"的原则进行治疗。"急则治其标"就是在感受外邪而表现出血、发热时,因病情凶险,进展迅速,应速投清热解毒、凉血止血之剂,如金银花、连翘、羚羊角、生地黄、水牛角、牡丹皮、大青叶之类。可结合西医输血、抗感染、激素等治疗。待外邪祛除、发热控制、出血停止,再图后治。缓则治其本就是在无明显出血、发热时,采取健脾、补肾、养肝类方药,以资助先天、后天生化之源和藏血之所。如党参、白术、白芍、熟地黄、肉桂、补骨脂、鹿角胶、阿胶、巴戟天、枸杞子等。临床观察表明,健脾、补肾、养肝方药确有良好的生血效果。

2. 注重补肾泻肝　治疗再生障碍性贫血一般采用补肾为主,调治阴阳,或兼顾健脾益气,或结合活血化瘀等方法。黄振翘则根据"肝肾相关、水火相济"理论,结合长期的临床经验,独辟蹊径,主张采用补肾泻肝治疗,并取得了良好的临床疗效。再生障碍性贫血患者多见头晕耳鸣、腰酸膝软、手足心热、心烦易怒、神疲乏力、心悸气短,舌淡红而干或偏红,苔薄黄或淡黄,脉弦细数。恙由劳伤其肾,复有情志失调,而久病虚劳,必有邪伏。证属肾精不足,肝火伏热,耗伤肾精,髓枯血虚。治疗法取补肾精之亏虚,泻肝火之伏热,但补益肾精当顾及阴阳,泻肝清火,宜注意柔肝。肾阴虚者,补肾阴为主,佐以补肾阳;肾阳虚者,补肾阳为主,佐以补肾阴,此乃"从阳引阴、从阴引阳"之谓,阴得阳升则生化无穷,阳得阴助则泉源不竭。滋补肾精当甘咸柔养,切忌单用厚味壅补,应配伍健脾助运、调达气机之品,以免滋腻碍胃;温补肾阳,宜甘辛温润,切忌辛燥刚烈,助阳伤阴;泻肝清火要泻中寓补,切忌纯用苦寒泻肝,应配伍柔肝之品。盖肝为藏血之脏,体阴而用阳,得柔肝药以养之,则宁谧收敛而肝火受抑,使肝木柔和调达,血有所藏,有利于肝火伏热的清泻和整体功能的恢复。黄振翘常用补肾益精之熟地黄、生地黄、女贞子、补骨脂、淫羊藿、巴戟天,泻肝柔肝之水牛角、牡丹皮、大青叶、枸杞子、白芍药等中药,组成补肾泻肝方为主治疗再生障碍性贫血,疗效良好。实验研究表明,补肾泻肝方具有促进骨髓造血、调节免疫功能等作用。

3. 扶正不忘祛邪　再生障碍性贫血的基本病变是肝脾肾脏亏损,气血生化无源,髓虚精血不复。健脾补肾柔肝、扶正固本益精为治疗再生障碍性贫血的重要方法。但再生障碍性贫血的发病是由于正气亏虚,不能抵御外邪,邪毒乘虚入侵,进一步耗伤正气,影响气血的化生;或由于邪毒内陷,灼伤营血,交阻髓道或下及肝肾,耗精伤髓,以致生血乏源;或再生障碍性贫血气血亏损,血虚脉络不充,气虚血行不畅,或气虚统血无权,血溢脉外,日久髓海瘀阻,瘀血不去,则新血不生。因此再生障碍性贫血多是正虚邪实或本虚标实并现的证候,本虚多表现为肝脾肾亏,邪实多表现为热毒炽盛和瘀血内停两种。黄振翘认为祛邪是再生障碍性贫血治疗过程中不可缺少的治疗方法。在临证施治时强调扶正固本、不忘祛邪。祛邪当明其所因,审其标本缓急,常用祛邪方法为清热解毒、凉血止血和活血化瘀、祛瘀生新。急性再生障碍性贫血或慢性再生障碍性贫血复感外邪,以感染发热出血为主者,常用金银花、连翘、大青叶、蒲公英、水牛角、生地黄、牡丹皮、羚羊角、甘草等清热解毒凉血药;对久治不愈或面色灰暗有瘀血表现者,加用丹参、当归、虎杖、赤芍、三七等活血化瘀之品可获良效。

4. 强调整体治疗　再生障碍性贫血的疗程一般较长,难以在短期内取得显著的效果,但通过辨证施治,坚持服药,全面调理,大多数患者能取得满意的疗效。在治疗过程中,需要患者和医师的密切配合。黄振翘不仅善用药物,而且能善解患者心意,善于运用心理治疗。常常通过深入浅出、恰到好处的疏导,使患者解除抑郁的心情,树立病愈的信心,坚持长期服药治疗。黄振翘还十分注重饮食疗法,强调药食同用,鼓励患者多食瘦肉、骨汤、鸡蛋、桂圆、动物肝脏、红枣、海参、水果、蔬菜等以补充气血生化之源。嘱咐患者养成合理的生活起居习惯,创造良好的养病环境。使之能适应四时变化,避寒热,御外邪,节房事,防外伤,配合疾病的治疗,综合调理,有利于身体的康复,充分体现了整体治疗的中医特色。

二、出血病

（一）病证概述

出血病证是常见于血液病的出血性疾病与非出血性疾病伴有出血症状的一组病证。由于疾病的出血部位与病因不同,因此产生各种出血症状,血越上窍,血泛溢肌肤,《内经》统称血溢;血出下窍,走注二阴,《内经》统称血泄。引起出血的病因很多,其主要病机一为火伤血络,血热妄行,主于心肝,邪实为标;二为气虚不摄,阴血亏损,根于脾肾,正虚为本。总属肝火伤络为标,脾肾亏损为本的标本互见之证。由于出血病证可伴见虚劳血虚、热劳、痰核、痹痛、癥积等,因此病邪性质随之而异,其病机也有多种转化。

(二)证候学特征

出血病证的证候急性起病者,多属邪实,以火热伤络、血热妄行为主,常伴有肝火气热或阴虚里热之证;起病缓慢且病程较久者,多属虚中夹实,以本虚为主者,证属脾肾亏损,又有脾虚失统、阴虚内热之分,临证时应详加审辨。

1. 血热络伤　起病较急、重,皮肤紫癜、紫斑,色鲜紫红,常伴有鼻衄、齿衄,甚或尿血、便血,烦渴或渴不欲饮,便秘,舌质深红,苔黄,脉滑数或弦数。由外感风热之邪引发者,其证多属风火湿热,也有因肝火郁热或阴虚里热所伤,以致灼伤脉络,血热妄行。

2. 阴虚内热　起病较缓,病证日久,紫癜、紫斑色淡紫暗,时隐时现,时有齿衄、鼻衄,口燥咽干,五心烦热,潮热盗汗,腰膝酸软,舌质红,少苔或无苔,脉细数或弦数。阴虚内热亦可同时见于血热妄行之证,也可出现气阴两虚、脾肾亏损,随其原发病不同而有证之差异。

3. 肝火气逆　咳血色鲜,咯出纯血或痰中带血,鼻衄暴出,或有齿衄,皮肤紫斑,胸胁疼痛,烦躁易怒,目赤口苦,舌质红,苔黄,脉弦数。

4. 肝胃郁热　呕血,便血或紫斑,血色紫暗红或大便色黑,脘胁胀满疼痛,口苦口干,心烦易怒,舌质红,苔薄黄,脉弦数。可与虚劳血虚、脾虚血亏证及血虚黄疸证合并存在。

5. 气不摄血　病程较长,肌肤紫癜、瘀斑色淡紫红,时有齿衄反复发作,因劳加重,妇女月经量过多,面色苍白或萎黄无华,乏力气短,心悸头晕,纳少便溏,舌质淡,苔薄白腻,脉细数。血液病纯属气不摄血证少见,多因原发病证的不同而或兼有瘀血内结,或兼有阴虚血热,或兼有阴亏内热。

6. 瘀血留滞　面色紫黯,唇甲青紫,胸胁或腰腹疼痛,痛有定处,腹部肿块,齿衄、鼻衄,皮肤紫癜、瘀斑,舌质紫暗或有瘀点瘀斑,脉细涩。

7. 阳气暴脱　全身皮色灰暗或青紫斑块,呕血,便血,皮肤紫癜,或见齿鼻衄血,面色苍白,大汗如洗,四肢厥冷,神情淡漠。

(三)辨证思路

(1)掌握本病证的中心证候学特征——出血。

(2)首先辨明出血的脏腑病位。

(3)分辨外感出血证或内伤出血证。

（4）辨清虚实。

（5）辨气火盛衰。

（6）辨明出血的轻重缓急。

（四）治则治法

1. 治疗原则　出血缓慢、程度较轻者，其原发病多以正虚为本，治疗时当以补虚治本为主，兼控制出血以治标；出血较重、病势较急者，其原发病多以邪实为本，治当泻实以治本，止血以治标。

2. 治疗方法　外感出血者必先疏风凉透，气血双清。内伤出血者宜随脏腑受累之不同而采取相应治疗方药，但常以肝火气逆为多见，总以治肝清疏为主。内伤出血中，以血热动血为主者，宜凉血清热，兼以透泄；以虚火伤络为主者，治以滋养降火；若为阳不摄阴，宜温阳摄血；以血虚为主者宜补肝养血为主；以气虚为主者，宜益气摄血为主。若失血不止，随其病性选配凉血止血、收敛止血或活血止血法，但多先以阻遏之剂填塞其流。失血极甚属实证者，急宜泄热通腑、泻火凉血；若大量出血、阳气暴脱者，急宜益气温阳固脱救治。

（1）血热妄行：以犀角地黄汤为主方辨治。

（2）阴虚内热：以茜根散为主方辨治。

（3）肝火气逆，或犯肺胃：当以泻心汤为主方辨治。

（4）气不摄血：以归脾汤为主方辨治。

（5）瘀血留滞：以血府逐瘀汤为主方辨治。

（6）阳气暴脱：以参附龙牡汤为主方辨治。急症处理当输成分血，或新鲜全血，并以参附注射液 20～40 ml 加入 5%葡萄糖注射液或 0.9%氯化钠注射液 500 ml 中静脉滴注。较轻者亦可用参麦注射液或生脉注射液 40～50 ml 静脉滴注。

（五）典型病种特发性血小板减少性紫癜诊治经验

1. 特发性血小板减少性紫癜（ITP）的病机特点　特发性血小板减少性紫癜，既往也称为免疫性血小板减少症、原发性血小板减少性紫癜、免疫性血小板减少性紫癜，均简称 ITP，是一种获得性器官特异性自身免疫性疾病，临床以免疫性血小板减少而导致身体各部位出血或存在出血风险为主要特征。本病是最常见的出血性疾病，约占全部出血性疾病的 30%；同时出血或出血风险严重影响患者的生活质量，并且部分患者最终因颅内出血或严重内脏出血而死亡。本病属于中医学"血证""虚劳"等范畴。黄振翘根据中医理论及现代研究成果,结合长期科研和临床实践,认为慢性ITP的病机主要是脾肾亏损为本,火灼血络为标。

(1)脾肾亏损为本:肾为先天之本,藏精主骨生髓;脾为后天之本,是气血生化的本源,所以脾肾两脏与人体血液的化生关系密切。而血小板是血细胞的组成部分,本属于阴血。因此,黄振翘认为血小板的生成也与脾肾两脏的功能密切相关。慢性ITP大都起病缓慢,常常反复发作,病程较长,患者多呈全身衰弱状态,症见头晕乏力、腰膝酸软、脉沉细无力等,辨证属于脾肾亏损。脾虚一则因统血无权而易致出血,二则因阴火内生,伤及血络而易致出血;肾虚则精血衰少,阴虚火旺,灼伤脉络而扰血妄行,久则阴损及阳,命门火衰,火不归元,阴寒凝聚于下,无根之火浮炎于上,阴阳不相内守而血行障碍,错行脉外。

(2)火灼血络为标:出血是慢性ITP的主要表现,黄振翘特别强调火热伤络所致出血在本病中的重要地位。火热之中,又有实火与虚火之分。外感风热燥火、湿热内蕴、肝郁化火等均属实火,而气虚阴火和阴虚火旺之火则属虚火。黄振翘认为火热灼伤血络实是本病的主要标变。慢性ITP多因本虚而致邪实,病变的本质是脾肾亏虚,邪实则有火热和瘀血两端。一方面由于脾肾亏损,气血不和,阴阳失调而致火热内生;另一方面由于脾肾亏损,正气不足,外来火热之邪易于乘虚入侵而迫血妄行。出血之后,脉外之血乃为瘀血。瘀血留滞体内,既可以加重原有出血,又可以导致新的出血。

黄振翘关于慢性ITP脾肾亏损为本、火灼血络为标的病机理论,其着重点在于说明本虚标实互为因果、相互转化的动态变化。基于这种认识,黄振翘将慢性ITP分为脾虚失统、脾肾阴亏及脾肾阳虚三型,血热络伤贯穿其中,从而在临床上提纲挈领地反映出了慢性ITP本虚标实的病性特点以及疾病由轻至重的发展过程。

2. ITP的治疗方法　黄振翘根据上述慢性ITP的病机理论,辨证与辨病相结合,宏观辨证和微观辨证相参详,系统总结出了一套治疗慢性ITP的方法,临床取得良好疗效。黄振翘认为,慢性ITP的治疗当以健脾、补肾、泻火为主。他特别强调这三种治疗方法是一个统一整体,彼此间相互联系,密不可分。健脾需补肾,肾充脾亦健;治血(止血、补血)当泻火,火清血自安。黄振翘同时也强调,临证时要注意标本缓急,根据病变的不同阶段和不同证型,具体权衡健脾、补肾、泻火三法之主次而灵活施治。但总体而言,治火为标治,治气为本治,气火失调的治疗,根本在于调理脾肾。

(1) 泻火止血以治标:慢性 ITP 急性发作出血症状较急之时,当以治标止血为先。黄振翘根据唐容川"知血生于火,火主于心,则知泻心即是泻火,泻火即是止血"之说,取仲景泻心汤之意,变通运用,拟宁血络方,用以治疗血热出血之证。方中大黄、黄连、黄芩、大青叶清泻火气,牡丹皮、茜草、槐花、鲜白茅根凉血止血。大黄一般用量为 6~12 g,用法不拘于后下。本方单用侧重于治疗标实较明显的患者,除了出血症状以外,尚可兼见身热面赤,便秘溲干,脉滑实弦数等。若出血是由于阴虚火旺、血热伤络所致者,可于上方中伍入育阴潜阳之品,如阿胶、龟甲、牡蛎等。

(2) 健脾补肾以治本:黄振翘主张慢性 ITP 患者在出血症状不明显时,治疗应以健脾补肾、扶正固本为主,可予生血灵方。方中党参、白术、茯苓、甘草、黄芪、当归健脾生血,熟地黄、墨旱莲、女贞子益肾育阴,配丹参、牡丹皮、虎杖、仙鹤草活血止血,稍佐紫苏梗、陈皮以补中求行,促其止血化瘀消斑。方中黄芪、牡丹皮两味是治疗 ITP 的要药,黄芪甘温益气摄血,牡丹皮苦寒凉血祛瘀,两者同用,益气而不助火,清火而不伤中,无论虚实,皆可运用。另外,仙鹤草收敛止血,虎杖活血散瘀,两者相伍,一收一散,相得益彰,最合止血消瘀之意。若阴损及阳,见脾肾阳虚症状时,可于上方中伍入菟丝子、淫羊藿、杜仲等温补肾阳之品。

(3) 采用变法而收功:慢性 ITP 大都可从脾肾论治而获效,对于一些反复出血,常规药物难以控制的病例,黄振翘采用柔肝法常可取得满意效果。盖肝主藏血,肝木冲和条达,血有所藏,则宁谧收敛而血不妄行。患者紫癜缠绵,月经量多,胁肋隐痛,情绪不稳,脉细而弦为其辨证要点,白芍药、当归、枸杞子、女贞子、绿豆衣为柔肝的常用药物。

三、血瘀病

(一)病证概述

血瘀是机体整体或某一局部因某种病因诱发血液呈现为瘀滞的状态,血液产生黏、浓、聚的变化,机体出现出血、脏器肿胀等病变,致使瘀血内阻、气机郁滞从而表现为一组特定的临床证候。腹内癥块、固定性刺痛或胀痛、拒按或局部青紫、肿胀、疼痛,舌质紫暗或有瘀斑,脉弦涩等为常见的血瘀病证表现。本证常见于再生障碍性贫血、溶血性贫血、脾功能亢进、血栓性疾病、各种出血性病证及血液肿瘤等疾病,这些疾病所导致的微循环障碍、血管栓塞、肝脾及淋巴结肿大、关节肿痛、吐血、便血、尿血、紫癜及瘀斑、弥散性血管内凝血等均属于血瘀范畴。

(二)证候学特征

1. **温毒血瘀**　高热,口渴,头痛,便秘,烦躁不宁,肌肤瘀斑、紫癜,甚或呕血、尿血或神志昏糊,舌紫暗红,苔黄,脉弦数或滑数。此属血热血瘀,为血瘀危急重症,其严重程度多与精气内虚,阴血亏损有关。血热与瘀血常相互胶结,并可兼挟湿热或风痰或邪毒,临证应结合他证如血虚、黄疸、痰核、积证等予以辨识。

2. **肝火血瘀**　头痛,头胀,眩晕,耳鸣,面色红紫,肢体麻木,腹中积块。舌质深红,或紫暗,苔薄黄腻,脉弦。

3. **瘀积痰毒**　腹中或胁下积块,固定不移,疼痛拒按,颈、腋、腹股沟肿核,或瘀斑、紫癜或便血,舌质紫暗,苔黄腻,脉沉涩或滑。

4. **正虚血瘀**　乏力气短,心悸头晕、面色灰暗或萎黄无华,胁腹积块、唇舌紫暗,苔薄,脉沉细涩。多属气虚血瘀,常同时伴有血虚见证。如瘀血之证迁延不愈,多为气虚有火,损及阴精而导致血瘀内结。也有气虚阳损,寒凝血瘀,常由脾肾亏损,失于气化所致。本证可见于慢性再生障碍性贫血、溶血性贫血或其他血液病症见贫血、出血、肝脾肿大及血细胞减少的患者。

(三)辨证思路

(1)抓住本证的中心证候学特征——气血瘀阻。

(2)血瘀病证的辨证审因。

(3)血瘀病证的病位辨证。

(4)注意危重症的及时识辨。

(四)治则治法

1. **治疗原则**　根据《内经》"血实决之"的治则,治疗血瘀病证应采用疏导法,但应根据所致血瘀的病因、病位、病性的不同及与原发病关系,配合"急则治标,缓则治本""寒者热之""热者寒之"等治疗原则兼施。概言之,血液病血瘀证多为本虚标实、虚实夹杂之证,在疾病初期实多虚少,应以祛瘀为主;中期虚实并重,扶正与化瘀兼施;后期则本虚较为突出,治以扶正治本为主。

2. **治疗方法**　实证血瘀者可根据伴随气、血、痰、食、火、寒的不同而选用行气活血、攻逐瘀血、化痰散结、消滞化瘀及温通化瘀之法；对虚证血瘀者相应采用益气活血、养血活血、滋阴活血及温阳活血等治疗方法。

（1）温毒血瘀：以清瘟败毒饮为主方辨治。

（2）肝火血瘀：以龙胆泻肝汤为主方辨治，因方药逊于化瘀，应合血府逐瘀汤加减。

（3）瘀积痰毒：以膈下逐瘀汤为主方辨治，应配合二陈汤加制南星、浙贝母母、夏枯草。

（4）正虚血瘀：以八珍汤为主方辨治，并根据气血亏虚及阴阳偏衰结合原发病血瘀证候特征遣方选药；血虚血瘀为著者见于再生障碍性贫血脾肾亏损气血俱虚，虽无瘀证可辨，但根据久病在络，或病久必瘀的病机特点可选加鸡血藤、制何首乌、枸杞子；正虚痰瘀，根据"主客交"思想，仿三甲散意加入鳖甲、龟甲、穿山甲、蝉蜕、僵蚕、牡蛎、䗪虫等药物。

（五）典型病种骨髓增殖性肿瘤治疗经验

骨髓增殖性肿瘤（MPN）为一系或多系骨髓细胞持续异常增殖所致的一组疾病的统称，是真性红细胞增多症、原发性血小板增多症、原发性骨髓纤维化、慢性粒细胞白血病以及不能分类的骨髓增殖性疾病的总称。临床表现为头晕、头痛、目赤、耳鸣、视力障碍、脾肿大、手足麻木及出血、血栓等并发症。西医采取改善血液黏稠度、放血、化疗以抑制骨髓增殖及对症处理。黄振翘认为，本病因肝木失调、气火偏旺所致，以营血痹塞、络脉瘀阻为主要病机，运用调肝化瘀法治疗本病取得满意疗效。

1. 病因病机　本病多归属于中医"血证""眩晕""瘀血""癥瘕""积聚"等范畴。黄振翘认为，本病乃外感温热邪毒，或外感风寒邪毒入里化热，伤及血分；或七情内伤，情志郁结，五志过极，郁久化火，伤及血分，导致气血运行不畅，从而出现颜面、唇舌暗紫，目赤，肝脾肿大等瘀滞现象。如《血证论·瘀血》曰："气盛即是火盛，瘀血凝滞，为火气所熏，则为干血。"或因房事不节，肾阴亏虚，水不涵木，阴虚火旺，炼液为痰，痰火互结，最终导致血脉阻滞、血热内生；或素体内热，过食肥甘厚味、辛辣食物，日久化火，导致火热内盛，或迫血妄行，或痰热互结，出血、瘀血、痰热合邪，导致鼻衄、齿衄、肌衄、月经过多等症。本病起病缓慢，以邪实为主，兼见本虚，常为标本虚实夹杂，实邪多以气滞、实火、血瘀相互纠结，但临证时常互有掺杂，或各有偏重，日久常损及脾肾。

2. 辨证施治　黄振翘认为，本病辨证皆有瘀血，临床表现多样，或眩晕，或痹痛，或癥积，或失血，虽然病因不一，但从阴阳、水火、气血及五脏生克乘侮辨证，总属肝木失条，气火偏旺，以致营血痹塞、络脉瘀阻，治疗以调达肝木、泻火化瘀为主。

因肝火为虐，常用龙胆草、大青叶、青黛等，使火降则血自归经，络无留瘀之地。然火有虚实之分，肾之精髓不足，致使肝失柔养，相火喜动，络伤血瘀，遂失风木条达疏泄之性，故可合玄参、生地黄甘咸寒滋肾水，虚则补其母、养肝木而制虚火。水蛭、䗪虫、丹参苦咸寒，入肝血，苦泄散结，破血逐瘀。

另外，本疾病病入肝络，风木挟痰，母病及子，合于心火，心肝之火煎血为瘀，阴液被灼，治以泻肝化瘀药物，兼以黄连、大黄、黄芩，实则泻其子，清心火以助制肝消瘀之力，同时可予六味地黄汤滋肾水制肝木。

肝失条达，郁而为火则血气不和，失其常道。此为木郁生火，治以疏肝郁通血络，药用四逆散行气解郁，加用天麻、钩藤、黄芩等平肝清火，桃仁、丹参、水蛭、䗪虫等通络逐瘀。

又因木郁最易乘侮中土，易酿生湿热，故常佐金钱草、鸡内金等利湿热和脾土。肝气不疏，郁而化火，引动肝风，脾胃失和，风痰瘀阻，法宜条达肝木，从风痰论治而通血络。药选温胆汤降逆化痰，天麻、钩藤、石决明等平肝息风以降痰火，䗪虫、水蛭、牛膝、丹参泻肝通络以收功。

黄振翘将清肝、平肝、疏肝、养肝、柔肝之法灵活运用，同时根据五行生克乘侮的法则，兼顾五脏阴阳水火。另外，黄振翘还常用血府逐瘀汤、犀角地黄汤等方加减化裁治疗本病。

第三节　用药特色与验方

一、中药杂谈

1. 人参　味甘性微寒。其主要功效益气养血生津。主治气血亏虚证及男女老幼内外诸证。前人治阳虚气喘欲绝或产后虚喘者可重用独参汤，水煎取汁频服；治产后血晕，可用人参 10 g、苏木 5 g，以水、酒共煎服之。治惊疾、夜寐不安，可用人参、龙齿、茯神各 3 g，浓煎调朱砂末服用。治虚劳吐血，先以十灰散止之,继以独参汤主之,用人参 10 g,大枣 10 g,浓煎服。治消渴引饮,用人参、天花粉等分,生研为末,炼蜜为丸,梧子大,以麦门冬汤送下。人参价贵,临床补气健中,可用党参代替。益气生津,清热润肺,西洋参为好,但可用沙参、玉竹代替。

2. 黄芪　性甘温,功效收汗固表,托疮生肌,补中益气,为补气要药。本药主治颇多,总以解虚热,实卫气为主,乃补中气之主药,善治大风。

3. 黄精　性甘平,入肺、脾、肾三经,其功用益精,填髓,强筋骨,安五脏,祛风湿。黄精丹(黄精、当归)是平补方,久服能促进脑功能的恢复。

4. 石斛　甘平,入足太阴、少阴、命门,专长养阴,养阴而不滞邪,外感热病津伤者,尤多选用。养肝和胃,清肺补脾,每用 6 g,入生姜 1 片,煎水代茶饮。

5. 天冬　甘平微苦,入手太阴、足少阴,润燥滋阴,清肺降火,消痰止嗽。临床多用于润肺滋肾,理热痰,润大肠,属阴虚而喘者用之有效。若风寒咳嗽,有表邪者勿用。

6. 续断　为续伤止血药,治劳伤、妊娠胎动。川断酒浸,杜仲姜汁炒断丝,等分为末,枣肉煮烂杵和为丸,梧子大,每服 30 丸,米汤下,每日 1 次。

7. 骨碎补　一名毛姜、猴姜,入足少阴。此药长于温肾,治损伤效果很好。治肾虚牙痛,可用骨碎补 20 g,焙研为末,常揩牙,久自愈。

8. 甘草　味甘性缓,能清火,解百毒,生肌止痛。

9. 五味子　其皮肉酸甘,其核苦辛咸,一物而具五味。其功交心肾,止虚汗,益胃生津。凡用五味子,必须捣破,五味乃全。

10. 玄参　长于滋肾水,清上焦浮火。古方治瘰疬,主要用在解郁热。

11. 牡丹皮　微苦辛,入手厥阴、足少阴。牡丹皮长于养阴清血分伏火,伏火即阴火,阴火即相火,古方唯以牡丹皮治相火,故肾气丸用之。黄柏苦燥大寒,治相火不如牡丹皮之功。

12. 黄连　苦寒,为清火解毒药,内外通治。三消骨蒸,黄连末以冬瓜汁浸晒干,用冬瓜汁和丸,如梧子大,每服三四十丸,大麦汤下;下利不止,黄连、干姜等分为末,每服 3 g,温开水送服。

13. 黄芩　苦寒,清肺、大肠、胆三经之火。枯芩走肺,重在清肺火;子芩走大肠,重在清肠火。治肺中有火,肝热目生翳,少阳头痛,古方用片芩酒炒为末,每服 3 g,茶下服;治痔久出血不止,用清酒炒黄芩 10 g 为末,久收可止。

14. 石膏　辛甘寒,煅石膏清胃热力大于生用。其性凉甚,其煅去辛味,只剩甘寒,乃成守而不走之药性也。解肌退热宜用生石膏。

15. 栀子　栀子豉汤在《伤寒论》中均用栀子引吐,而非豆豉涌吐。生栀子走气分,炒后苦性低走血分。脾胃阳弱,便溏者不宜用栀子。

16. 贯众　功专清热,解毒,杀虫,可预防感冒,主要是解毒,并有止血之功。

17. 苍术、白术　二术治病广泛,主要是健脾除湿。古分赤白术,赤术即苍术,苍术燥,故燥湿发汗多用之;白术性平,故健脾利湿多用之。总之,苍术力锐,白术力缓。

18. 赤芍、白芍　以花色别名,味苦平微酸,入肝、脾二经,主治多证,中寒者不宜,热证生用,寒证酒炒用。临床多用赤芍行血破瘀,白芍和营养阴。

19. 羌活、独活　羌活治游风,独活治伏风。一说羌活治上,独活治下,各擅其长。

20. 吴茱萸　辛苦大热有小毒,为足三阴经药。宣寒湿痹,通络活血,温中降逆,开郁化滞,润肝燥脾,治吞酸、吐泻、腹痛、转筋等。

21. 高良姜　气香性温,善治冷气,专长温中止痛,治心气痛颇效。心气痛,多因气及寒起,因寒者良姜倍于香附;因气者,香附倍于良姜。肺有伏火者勿用。

22. 石菖蒲　辛温,功专通阳开闭,通心气,利九窍,宣痹,善治心腹冷气,逐寒湿痹。因能通心气,治疗心脏病可选用,柏子养心丸内可加九节菖蒲。

23. 莲藕　治病颇多。李时珍治一男子,血淋痛胀,以藕汁调发灰 6 g 服,3日血止痛去;卒暴吐血,大便下血,藕节为末,或捣烂水煎,调蜜服;呕血不止,荷花为末,酒调,每服 6 g;经血不止,莲蓬烧存性末,每服 6 g,酒调下;血崩不止,莲蓬、香附等分,煅存性,每服 6 g,米汤下;漏胎下血,每服 6 g,米汤下;血淋,每服 6 g,米饮下;崩中下血,荷叶烧存性 30 g,蒲黄、黄芩炒黑各 30 g 为末,每服 10 g,空心,酒调下。

24. 地榆　为凉血止血药。治烫火伤,用蛋清调涂有效。崩漏下血、鼻衄,用地榆炭酒煎治之有效。

25. 白茅根　甘寒,清热、凉血、止血,生津止渴,利小便,解表。治春温鼻衄。

26. 川芎　辛温,不宜重用久服。若使他药佐之,中病即止可也。治乳悬,可用当归、川芎为末,浓煎频服。

27. 延胡索　行气活血消瘀,主治气滞血瘀诸痛。治热厥心痛,延胡索、川棟子等分为末,每服 3 g,温酒或白开水下;治疝痛,延胡索、全蝎等分为末,每服 15 g,盐汤或酒下。

28. 鸡血藤 专长通经活血,壮筋骨,治气血虚弱、手足麻木、瘫痪等症,并治妇女经水不调,赤白带下。

29. 半夏 辛温有毒,入足阳明、足太阴、足少阴三经。为除痰降逆、消心下痞有效药物。如三个泻心汤皆有半夏。

30. 白芥子 专长化痰软坚,控涎丹用于治皮下痰核多有效,阳和汤亦必用白芥子。

31. 穿山甲 咸微寒有毒,除瘴疟,寒热风痹,通经脉,排脓血,通窍,下乳汁,并疗诸痉,恶疮,瘫痪,风疾,为外科要药。临床多用于实证,虚证用之也可。

32. 鳖甲 咸平,入足厥阴血分。主心腹癥瘕积聚,恶血,骨蒸,阴蚀,痔核。用生剔去肉者,煮熟取肉者不可用。

二、药对特色

1. 香附—当归 香附为理气解郁之要药,当归为治疗血分诸疾所常用;二药合用,一主气分,一主血分,气血并治,共奏理气活血之功。

2. 柴胡—白芍 二药相伍,一散一收,一气一血,疏肝之中兼敛肝,升阳之中兼敛阴,补肝体而和肝用,使肝气行疏,肝血得补,疏柔相济,动静结合,以发挥肝藏血、主疏泄之功能。正符合肝体阴而用阳之旨、刚柔相济之性。肝郁血虚证必用。

3. 青皮—陈皮 青皮与陈皮,同为橘的果实,幼果为青皮,成熟果皮为陈皮。因其老嫩不同,而功效亦不尽相同,各有侧重。青皮苦辛酸烈,沉降下行,偏于疏肝胆气分,又能消积化滞;陈皮辛散升浮,偏理脾肺之气,长于行气健脾、燥湿化痰。二药伍用,既能两调肝脾,又能两调脾胃,使疏者疏,升者升,降者降,共奏疏肝健脾、理气止痛、调中快膈之功。

4. 当归—川芎 当归甘补辛散,苦泄温通,质润而腻,养血中有活血之力。《草本正义》云:"当归,其味甘而重,故专能补血,其气轻而辛,故又能行血,补中有动,行中有补,诚血中之气药,亦血中之圣药也。"川芎辛温而燥,善于行走,有活血行气之功。当归偏养血和血,川芎偏行气散血。二药伍用,活血、养血、行气三者并举,且润燥相济,当归之润可制川芎辛燥,川芎辛燥又可防当归之腻,使祛瘀而不耗伤气血,养血而免致血壅气滞。共奏活血祛瘀,养血和血之功。《医宗金鉴》言:"当归、川芎为血分之主药,性温而味甘辛,以温能和血,甘能补血,辛能散血,古人俱必以当归君川芎,或一倍或再倍者,盖以川芎辛窜,捷于升散,过则伤气,故寇宗奭曰'不可单服、久服',亦此义也。然施之于气郁血凝,无不奏效。故用以佐当归而收血病之功,使瘀去新生,血各有所归也。"

5. 牡丹皮—赤芍　牡丹皮辛苦性寒,苦寒以清血热,辛散以行瘀血,功善凉血祛瘀,具有凉血不留瘀、活血而不动血之特点。赤芍苦寒,以凉血散瘀止痛为长。二药同用,相须配对,凉血活血之力倍增,使血热得清而不妄行,血流畅顺而不留瘀。具有凉血不妨祛斑,活血不碍止血的特点,是黄振翘最常用的凉血活血药对。

6. 生地黄—熟地黄　生地黄、熟地黄本为一物,因加工炮制不同,其性有寒热之别,其功也各有所偏。熟地黄甘温,气味俱厚,功专补血填精,滋阴润燥。生地黄甘寒,性润多汁,功长凉血止血,清热生津。二药合用,补血而凉血止血,滋阴而生津润燥,从而扩大了治疗范围。

7. 阿胶—蒲黄　阿胶养血补血中有止血之功,蒲黄收敛止血中有化瘀之功,阿胶以补为主,蒲黄以敛散为主,二药同用相使配对,补散敛结合养血止血之力颇著,且补血之中又能行血,止血之中又能祛瘀,具有补血而不碍行,止血而不留瘀滞特点,主治多种出血证,出血而兼血虚者尤宜。

8. 黄芪—当归　当归、黄芪配伍,是黄振翘常用的气血双补药对之一。前人云"气能生血""血为气之母"。当归甘平柔润,功专补血,血足以载气。黄芪甘温,功长补气,气旺以生血。二药合用,补气养血之力倍增。主治气血两虚之证。

9. 熟地黄—砂仁　熟地黄,大凡精血亏虚之症,每必用之,且用量一般偏大,常久用。熟地黄伍砂仁,一取砂仁辛散以调理脾胃,既有效地发挥熟地黄的滋补作用,又克服其滞胃碍脾之弊。二取砂仁行气下达以引熟地黄入肾,此正《本草纲目》所谓"引诸药归宿丹田"之义。砂仁虽为辅助之品,用量也无须过大,但却一药两职,既佐又使,有先行之功。主治精血亏虚之头晕、心悸、失眠,或月经不调、闭经、不孕等。

10. 生地黄—玄参　玄参、生地黄均有清热凉血、养阴生津的作用,然生地黄功偏于凉血止血,玄参功长凉血解毒,二药同入血分,相须配用后,使清热凉血、养阴生津之力倍增,既可用于血热实证,又可用于阴虚证。

11. 生地黄—侧柏叶　侧柏叶苦涩微寒,为收敛凉血止血药。二药伍用,既有凉血止血又能清热养阴。二药合用,增强凉血止血之功,且有清热养阴之功,以期标本同治,阴血自充,主治各种血热迫血妄行之出血证。

12. 牛膝—生地黄　牛膝专入肝肾二经,功偏补益肝肾,其性善下行而引血下行以降上炎之虚火。二药合用,生地黄以滋阴凉血为主,牛膝以引血下行为长,牛膝引生地黄直达病所,而发挥滋阴补肾,清热凉血,生津的作用。具有标本兼顾,上下并治之功,用治肾虚阴亏,虚火上炎所致诸症,主治虚火上炎之吐血等上部出血者。

13. 五灵脂—蒲黄　二药生品合用,具有通利血脉、推陈出新、祛瘀止痛之功,主用于气滞血瘀诸痛症;炒炭合用,则具有祛瘀止血之功,适用于瘀血引起的出血症。主治气滞血瘀心腹疼痛,血瘀所致妇女月经不调、痛经、闭经、产后恶露不行、产后腹痛,各种瘀血出血症。

14. 艾叶—侧柏叶　二药合用,相使配对,若侧柏叶为主,辅以艾叶,则增强凉血止血效能,且抑制侧柏叶寒凉伤中碍运之弊,可用于血热妄行之出血证;若艾叶为主,辅之侧柏叶,则温经止痛力增强,主要用于虚寒性出血。

15. 黄芪—知母　二药合用,虽性味功用不同,但知母滋补肺肾之阴而清热,同时凉润黄芪补气稍热之性,取益气养阴清热之义。黄芪能大补肺气,以益肾水之源,使气旺而自能生水,而知母又能大滋肺中津液,俾阴阳不至偏胜,即肺脏调和而生水之功益著也,适用于阴虚有热、身热、脉数者。

16. 当归—白芍　当归辛香性开,走而不守;白芍酸收性合,守而不走。二药伍用,辛而不过散,酸而不过敛,一开一合,动静相宜,使其补血而不滞血,行血而不耗血,养血补血之功最良,是黄振翘常用的养血药对之一。另外,当归能和肝而活血止痛,白芍能柔肝而和营止痛。二者伍用,还具有养肝和血止痛之力。

17. 附子—白芍　二药合用,附子温肾中真阳,助长脏腑气血,白芍滋养阴血,以助生阳之源,有温阳配阴、养阴配阳之特点。附子温散寒凝,白芍养血和营,可散血之寒凝而缓急止痛。白芍酸收敛阴,兼缓附子辛散燥烈,使温阳散寒而不伤阴耗血,一阴一阳,一寒一热,一收一散,刚中有柔,动中有静,相反相成,具有很好的温阳散寒、养阴和阴之功,主治血虚有寒、络脉凝滞、四肢麻木、关节疼痛等症。

18. 附子—当归　附子与当归伍用,一补肾助阳,一养血填阴,附子得当归则引入血分,辛燥而不伤阴,当归得附子温通力宏,滋养而无腻滞,有阴阳兼顾、刚柔互济之妙义。主治脾虚不能统血,血去伤阴,阳气随之也伤的久治不愈证,及阳虚失血兼挟瘀血之证。

19. 石膏—熟地黄　二者相伍,为攻补兼施之对,有清胃滋阴之功。阳明之脉,上行头面,终于牙龈。肾主骨,齿乃骨之余,肾阴亏虚,阴虚火旺,挟阳明胃热上攻则头痛,齿痛,龈肿,或齿龈松动,用石膏清阳明胃火,熟地黄滋肾水不足,清火正为保阴,滋阴无碍除火,攻补兼施,相得益彰。主治素体阴亏火旺而见头痛、牙痛、口渴、齿龈松动等症,及口腔溃疡属阴虚火旺者。

20. 黄芩—栀子　二药相须为用,降泄同施,气血并治,且黄芩得栀子之助清肺之伏火之力增加,栀、芩合用,能清三焦及肺之热邪,止血热妄行,主治肺热所致发热烦满、咳嗽痰黄、咳唾脓血,以及血热妄行之吐、呕、便血证。

三、自拟经验方

1. 血虚一号方

[基本方药]　生黄芪,党参,当归,何首乌,生白芍,黄连,炒牡丹皮,补骨脂,淫羊藿,陈皮。

[方解]　生黄芪、党参益气健脾;当归、何首乌补养精血;生白芍、黄连、炒牡丹皮泻肝清泄伏热;补骨脂、淫羊藿温补肾阳。

[辨证特点]　脾肾阳虚,精血不足,阳损及阴,肝火伏热。

[治法]　健脾温肾,补益精血,泻肝清热。

[常用加味]　大便溏薄,加炒白术、怀山药。极重度贫血,加熟地黄温补填精。外感风邪,鼻塞,感冒较轻,加柴胡、前胡、防风。皮肤瘀点瘀斑,加仙鹤草、生槐花。

[适应证]　用于慢性免疫性血小板减少症久虚不复,热伏血分,一般合用拔萃犀角地黄汤,选加生地黄、水牛角(先煎)、炒黄芩、蒲公英。用于再生障碍性贫血病程超过1年以上的,无明显出血症状,舌质淡胖,质润不干,苔薄腻淡黄。适用西医病证为慢性再生障碍性贫血、重型再生障碍性贫血向慢性再生障碍性贫血过渡阶段、慢性白细胞减少症、慢性免疫性血小板减少症。

2. 血虚二号方

[基本方药]　生黄芪,党参,山药,何首乌,熟地黄,当归,枸杞子,山茱萸,杜

仲,炙甘草。

[方解] 生黄芪、党参、山药益气健脾生血;何首乌、熟地黄、当归、枸杞子、山茱萸甘养补阴;杜仲温阳,阳中求阴;炙甘草味甘调和。

[辨证特点] 针对脾虚血亏,肾精不足,病程长,阴损及阳的患者。

[治法] 健脾温肾,补益精血,泻肝清热。

[常用加味] 温肾能化生气血,故可加用菟丝子和巴戟天;对于大便不实,可加用炒白术、茯苓。肾虚腰酸,加牛膝。如阴虚里热伴有出血,合用茜根散,加用甘凉药物如生地黄、阿胶等。

[适应证] 应用于慢性再生障碍性贫血、慢性免疫性血小板减少症患者。常用于病情轻,以贫血为主,血小板和白细胞不严重低下的,无出血症状,舌质淡红,血分伏热不明显。

3. 骨髓痹方

[基本方药] 黄芪,党参,炒白术,制半夏,茯苓,丹参,藤梨根,陈皮,野葡萄藤,骨碎补,炒杜仲,怀牛膝,猫爪草,炒黄柏,生甘草,炙甘草。

[方解] 黄芪、党参、炒白术、茯苓、陈皮、半夏、生甘草、炙甘草为黄芪异功散和二陈汤,意在健脾理气化湿;野葡萄藤、猫爪草、藤梨根解毒散结,抗肿瘤;黄柏、骨碎补、杜仲补肾,牛膝、丹参化瘀散结。

[辨证特点] 风寒湿侵袭,内犯脾土,肾虚血瘀,毒蕴骨髓。

[治法] 健脾化湿,祛风通络,补肾化瘀。

[常用加味] 骨痛不愈加蛰虫、水蛭;风湿为甚,上肢疼痛,加羌活、桑枝、防风;下肢疼痛,加独活、木瓜;脘腹作胀,便秘,加大腹皮、枳壳;肾阳不振,肢冷,加补骨脂、狗脊。

[适应证] 用于多发性骨髓瘤脾湿肾虚血瘀证。

4. 骨髓增殖方

[基本方药] 龙胆草,黄芩,青黛,炒赤芍,半枝莲,白花蛇舌草,葛根,水牛角,炒牡丹皮,陈皮,地龙,柴胡,甘草。

[方解] 龙胆草、黄芩清肝泻火为君,青黛清热凉血泻肝,水牛角、赤芍、炒牡丹皮凉血化瘀,地龙活血通络,柴胡入肝引经,半枝莲、白花蛇舌草清解邪毒抗肿瘤共为臣药,陈皮为佐,理气和胃,防止寒凉太过,甘草调和诸药为使。

[辨证特点] 肝火内扰,瘀阻脉络。

［治法］　清肝泻火,凉血化瘀,疏通脉络。

［常用加味］　纳少脾大,加茯苓、炒白芍;瘀血内结,肢麻,加木瓜、天麻、僵蚕;肾阴不足,加生地黄、麦冬。肾阴亏损,久虚不复,加鳖甲、龟甲、墨旱莲。

［适应证］　骨髓增殖性疾病,包括原发性血小板增多症、真性红细胞增多症、骨髓纤维化。

5. 粒淋一号方

［基本方药］　黄芪,太子参,麦冬,黄柏,炒白术,黄芩,陈皮,半枝莲。

［方解］　黄芪异功散合三才封髓丹加减而成。其中黄芪、太子参、麦冬、炒白术益气养阴,黄芩、黄柏、半枝莲清热解毒泻火,陈皮理气和胃为佐。

［辨证特点］　气阴两虚,肾虚伏热。

［治法］　益气养阴,泻火解毒。

［常用加味］　伴有关节酸痛,加络石藤、三棱;上呼吸道感染,发热,加前胡、防风、杏仁、浙贝母、桔梗;阴虚血虚明显者,加用天冬、生地黄;还可加用蛇莓、炒牡丹皮清解热毒。

［适应证］　急性白血病处于缓解期或相对稳定的阶段,血象和骨髓象均缓解,或慢性缓慢进展,无明显发热及出血表现等兼症,本虚为主,仍有余邪内伏。

6. 粒淋二号方

［基本方药］　柴胡,制香附,陈皮,丹参,黄芩,炒赤芍,莪术,三棱,郁金,炙甘草,生甘草,枳壳,青皮,鬼针草。

［方解］　方中柴胡、黄芩为君疏肝清热,香附理气化瘀,赤芍、丹参凉血清热散瘀分,共为臣药,枳壳、青皮下气消胀,陈皮理气消积,三棱、莪术破血逐瘀,鬼针草清火泄热解毒,为佐,生甘草为使药。

［辨证特点］　肝气郁滞,瘀血热结。

［治法］　疏肝化瘀,调气散结,清泻瘀毒。

［常用加味］　巨脾患者,质地坚硬,可加用炮山甲、炙鳖甲;阳明热结便秘,可加用制大黄或生大黄。

［适应证］　慢性白血病巨脾或瘀血痛证。

7. 淋巴一号方

［基本方药］　茯苓,陈皮,炙甘草,生甘草,半枝莲,浙贝母,昆布,制香附,生薏苡仁,猫爪草,海藻,土茯苓,白花蛇舌草,山慈姑。

[方解] 茯苓、陈皮、炙甘草、生甘草化湿和中,半枝莲、白花蛇舌草、生薏苡仁、土茯苓利湿清热,海藻、昆布、浙贝母化痰散结,制香附、猫爪草、山慈姑行气化痰通络。

[辨证特点] 见于明显淋巴结肿大,舌质红苔薄或黄或黄腻,脉弦滑数。证属湿热阻滞,肝脾失调,痰毒内结。

[治法] 清利湿毒,化痰散结。

[常用加味] 外感风邪,肺失通调,可见咳痰,加防风、前胡;脾虚生湿,可见乏力纳差,加黄芪、炒白术;胃阴不足,舌红而干,脉细弦数,加墨旱莲、麦冬。

[适应证] 慢性淋巴细胞性白血病导致的全身淋巴结肿大,或深部淋巴结肿大,造血系统肿瘤如淋巴瘤或急性淋巴细胞性白血病。

8. 淋巴二号方

[基本方药] 黄芪,太子参,党参,炒白术,陈皮,制半夏,制南星,浙贝母,当归,半枝莲,黄芩,白花蛇舌草,炙甘草,生甘草,片姜黄。

[方解] 黄芪为君,健脾祛湿;太子参、党参、炒白术、炙甘草均为臣,增加健脾益气的作用;半夏燥湿化痰,陈皮理气化痰,制南星辛苦温燥,治风胜湿,除风痰,化痰通络,浙贝母化痰散结,为佐;半枝莲、白花蛇舌草清利湿毒,黄芩清热燥湿,当归、片姜黄活血通络,亦为佐;生甘草为使药,调和诸药。

[辨证特点] 脾虚生湿,聚湿成痰,痰阻经络,湿毒瘀结,常见便溏,舌淡胖,舌苔黄腻,脉弦浮数,可见到浅表或深部肿大淋巴结。

[治法] 益气健脾,健脾化湿,清利湿毒,活血通络。

[常用加味] 夹有表证,肺失通调,咳嗽咯痰,加防风、前胡、柴胡;脾胃失和,湿热为盛,加茵陈、生栀子、黄连;大便溏薄,加干姜;如头痛头晕,可加牡蛎、白芍。

[适应证] 淋巴瘤、淋巴增殖性疾病如慢性淋巴细胞性白血病属于痰湿型,气虚明显者。

四、自制制剂

1. 参芪益气生血合剂

[主要组成] 黄芪,党参,熟地黄,地黄,炒白术,炒牡丹皮,丹参,当归,墨旱莲,蒲公英,大青叶,仙鹤草,紫苏梗,陈皮,大枣,炙甘草等。

［功效主治］ 益气滋肾,泻火止血。用于慢性血小板减少性紫癜、脾肾亏虚、伏火失血等证。

［服药方法］ 温开水冲服。每次 20 ml,每日 3 次。

［用药心得］ 全方共奏健脾滋肾、泻火止血之功,旨在扶正固本,调理气火,补虚而不壅滞,泻火而不伤正,止血而不留瘀,活血而不妄溢,最合扶正生血、止血消瘀之意,患者常有舌质偏暗红,舌苔少或薄,脉细数。

2. 参鹤益气生血颗粒

［主要组成］ 黄芪,党参,熟地黄,地黄,炒白术,炒牡丹皮,丹参,当归,墨旱莲,蒲公英,大青叶,仙鹤草,紫苏梗,茜草,陈棕炭,槐米炭,大枣,炙甘草等。

［功效主治］ 补气生血,凉血止血。用于治疗血小板减少性紫癜、慢性再生障碍性贫血引起的阴亏血热之证。

［服药方法］ 温开水冲服。每次 1 包,每日 2 次。

［用药心得］ 本方适用于阴虚内热出血明显的患者,加用炭类药物增加止血作用。适用于糖尿病患者服用。

3. 槐草生血合剂

［主要组成］ 黄芪,党参,炒白术,丹参,当归,炒牡丹皮,蒲公英,槐米炭,仙鹤草,紫苏梗,大枣,炙甘草等。

［功效主治］ 益气生血,泻火止血。用于治疗慢性血小板减少性紫癜气虚血亏、伏火失血之证。

［服药方法］ 温开水冲服。每次 20 ml,每日 3 次。

［用药心得］ 本方适用于慢性血小板减少性紫癜脾胃亏虚、脾虚失统者,患者往往出血症状不严重。

4. 菟首健脾生血合剂

［主要组成］ 黄芪(生),党参,白术(麸炒),当归,陈皮,甘草,熟地黄,菟丝子,山茱萸,补骨脂,制何首乌。

［功效主治］ 健脾补肾,生血止血。用于治疗再生障碍性贫血、血小板减少性紫癜、白细胞减少症,症见头晕乏力、腰膝酸软、身热口干和皮肤黏膜出血。

［服药方法］ 温开水冲服。每次 20 ml,每日 3 次。

［用药心得］ 本方适用于慢性再生障碍性贫血、骨髓增生异常综合征之脾

肾亏虚,脾虚失统者,但出血症状不严重。

5. 地丹清血合剂

[主要组成] 生地黄,牡丹皮,墨旱莲,大青叶,水牛角,茜草根,茅根。

[功效主治] 养阴清热,凉血散瘀。用于各种血液疾病所致的血小板减少及各种出血症状。

[服药方法] 温开水冲服。每次 10～20 ml,每日 3 次。

[用药心得] 本方适用于血小板减少性紫癜、慢性再生障碍性贫血、骨髓增生异常综合征导致的各种出血。

6. 葎虎补肾生血合剂

[主要组成] 黄芪(生),党参,白术(麸炒),仙鹤草,女贞子(制),制何首乌,当归,墨旱莲,葎草,虎杖。

[功效主治] 补肾,益气,生血。用于再生障碍性贫血。

[服药方法] 温开水冲服。每次 20 ml,每日 3 次。

[用药心得] 本方适用于慢性再生障碍性贫血、骨髓增生异常综合征、血小板减少,症见头晕乏力、腰膝酸软、身热口干、皮肤黏膜出血。

7. 术药健脾生血合剂

[主要组成] 黄芪(生),党参,当归,白术(麸炒),茯苓,怀山药,陈皮,甘草(蜜炙),仙鹤草,制何首乌,熟地黄,菟丝子,山茱萸(制),巴戟天。

[功效主治] 健脾温肾,生血止血。用于再生障碍性贫血、血小板减少性紫癜、白细胞减少症所致皮肤黏膜出血等。

[服药方法] 温开水冲服。每次 20 ml,每日 3 次。

[用药心得] 本方适用于慢性再生障碍性贫血、骨髓增生异常综合征,症见头晕乏力,胃纳不佳,大便溏薄。

8. 仙茅补肾生血合剂

[主要组成] 党参,黄芪,白术(麸炒),仙鹤草,熟地黄,巴戟天,仙茅,墨旱莲,女贞子(制)。

[功效主治] 补肾生血。用于治疗再生障碍性贫血。

[服药方法] 温开水冲服。每次 20 ml,每日 3 次。

[用药心得] 本方适用于慢性再生障碍性贫血、骨髓增生异常综合征,症见头晕乏力、腰酸怕冷、胃纳不佳、大便溏薄。

9. 茜蓟生血片

[主要组成]　大蓟炭，小蓟炭，侧柏炭，白茅根炭，地榆炭，陈棕炭，大黄炭，茜草，槐花(炒)，牡丹皮(炭)。

[功效主治]　凉血散瘀，止血。用于血小板减少性紫癜、再生障碍性贫血等病引起的各种皮肤、黏膜出血。

[服药方法]　温开水吞服。每次 5 片，每日 3 次。

[用药心得]　本方适用于血小板减少、慢性再生障碍性贫血、骨髓增生异常综合征等各种出血。

10. 宁血络片

[主要组成]　墨旱莲，茜草，荷叶炭，地榆炭，大黄炭，白茅根炭，小蓟炭，牡丹皮炭，栀子炭，侧柏叶炭，生地黄，赤芍炭。

[功效主治]　养阴清热止血。用于血小板减少、再生障碍性贫血等所致的出血、贫血症。

[服药方法]　温开水吞服。每次 5 片，每日 3 次。

[用药心得]　本方适用于慢性再生障碍性贫血、骨髓增生异常综合征、血小板减少，症见头晕乏力、腰酸口干、皮肤黏膜出血。

11. 造血再生片

[主要组成]　党参，当归，白术(麸炒)，生地黄，制何首乌，女贞子(制)，牡丹皮，黄柏(炒)，黄连。

[功效主治]　滋阴降火，活血化瘀，补养阴血。用于再生障碍性贫血、白细胞减少症等疾病。

[服药方法]　温开水吞服。每次 5 片，每日 3 次。

[用药心得]　本方适用于慢性再生障碍性贫血、骨髓增生异常综合征、白细胞减少，症见头晕乏力、腰酸、胃纳不佳。

12. 定清片

[主要组成]　雄黄，陈皮，黄芩，麝香，太子参，人工牛黄，冰片。

[功效主治]　泻火散结，扶正固本，解痛消肿。用于血液肿瘤、白血病细胞异常增生等。

[服药方法]　温开水吞服。每次 4～12 片，每日 3 次。

[用药心得]　本方适用于血瘀肿瘤、白血病、骨髓增生异常综合征、多发性

骨髓瘤,白细胞增高,如果白细胞低于 $2.5 \times 10^9/L$,需要暂停使用。

第四节 膏方选录

一、冬令进补的意义与血液病膏方的调治作用

（1）中医认为一年四季之中"冬三月,此谓闭藏……此冬气之应,养藏之道""夫精者,身之本也"（《内经》）,故冬令为进补之好时节,令体内精气收藏伏匿,来年春令则阳气宣达,从而发挥了人的精、气、神调养之内涵。

（2）脾为后天之本,气血生化之源,血液病虚证冬令调补的主要作用之一在于调理脾胃、健运脾胃而促进其化生气血的功效,有利于提高与调节机体的细胞及体液免疫,从而改善人体抵抗病邪的能力。

（3）肾为先天之本,肾主骨藏精生髓,髓生肝,肝肾同源,精血同源。冬令膏方通过调治肝肾,益肝养肾以化生精血,促进血红蛋白的合成,提高血小板、白细胞的数量和生成作用。

（4）膏方调治全面涉及五脏六腑,尤其是脾肾两脏,气血阴阳,不独所谓"补虚,补不足",而且扶正祛邪,标本兼顾,寒温并用,兼清伏邪、余邪,从整体上维护机体的阴阳平衡、脏腑气血调达以保证机体的正常生理功能。

二、血液病膏方调治的适应者

膏方调治的中医对象以虚劳血虚、虚劳失血及虚劳相关证的各类慢性虚衰疾患以及急性疾患已进入缓解期的中医病证。结合现代血液病具体如下。

（1）各种慢性和难治性贫血:再生障碍性贫血、缺铁性贫血、巨幼细胞性贫血、慢性溶血性贫血、慢性病性贫血、骨髓增生异常综合征等。

（2）慢性出血性疾病:特发性血小板减少性紫癜、过敏性紫癜、血小板减少症。

（3）慢性白细胞减少症。

（4）白血病、淋巴瘤、多发性骨髓瘤等血液肿瘤已进入缓解期或已停用化疗后病情稳定者。

三、血液病进补膏方也需重视辨证审因

膏方用药强调个体特点,阴阳、虚实、脏腑辨证与辨病相结合。

(1) 再生障碍性贫血、骨髓增生异常综合征属慢性者辨为脾肾阴虚、阴阳两虚证,尚有伏邪在内。

(2) 慢性溶血性贫血辨为脾肾亏虚者尚有湿热瘀毒内伏。

(3) 特发性血小板减少性紫癜慢性期出血之症不明显,有脾虚血亏、脾肾阴虚、脾肾阳虚,辨证分型中必有血中伏热。

(4) 血液肿瘤如白血病、淋巴瘤、多发性骨髓瘤等经治取得缓解后,气阴亏虚证可有伏热、湿毒、瘀毒、痰毒之邪隐伏体内。

四、血液病膏方进补的治疗法则与选方用药

(一) 治则治法

根据《内经》"精气夺则虚,邪气盛则实"的理论基础,提出"虚者补之,实者泻之""形不足者,温之以气;精不足者,补之以味"等治疗原则,进一步采用健运脾胃,补益脾肾,调治肝肾,滋养精血,平衡阴阳,寒温并用,兼顾祛邪的综合治法。其中调治五脏中突出调治肝、脾、肾三脏及平衡其阴阳为主要治法,并通过药食结合的治疗手段以达到扶正固本、祛邪安正的防治血液病的作用。

(二) 选方用药

1. 气血双补,补养心脾　适用于气血两亏,心脾两虚证。症见乏力纳差,面色少华,心悸少寐,易惊健忘,舌质淡胖,苔薄白,脉细数。选用归脾汤、八珍汤等。人参选用移山参或生晒参,配合党参、生黄芪、当归、白芍、阿胶、白术、茯苓、酸枣仁、木香等,食用大枣入煎,参入冰糖、饴糖及龙眼肉之味收膏加入。若无虚寒夹杂者,常加入熟地黄、怀山药、山茱萸兼顾温养滋肾;若夹有血分伏热,则选用水牛角、牡丹皮、茜草根等。

2. 健脾益气,化湿调中　适用于脾胃气虚,湿邪内蕴证。症见气短乏力,食少纳呆,精神倦怠,口淡口腻,大便溏薄,妇女月经量少或闭经,舌质淡胖,边有齿印,苔白腻,脉濡细。选用黄芪异功散、参苓白术散、七味白术散、六君子汤等。药选生晒参,或朝鲜白参另煎,参入煎方中,配合太子参、党参、白术、茯苓、怀山

药、白扁豆、芡实、藿香、薏苡仁、木香、砂仁、陈皮、半夏,酌加熟地黄、山茱萸、白芍、炒当归等;若见湿郁化热,则加黄连、蒲公英等,方中参入冰糖、饴糖、阿胶、莲肉之味收膏。

3. 调理脾肾,补益精血　适用于脾肾两虚,精血亏虚证。症见神疲乏力,耳鸣耳聋,腰膝酸软,毛发脱落,纳少便溏,男子不育,女子月经不调,舌质淡红,苔薄白,脉沉细。选用大补元煎、黄芪散、归芍六君子汤等。药选党参、黄芪、白术、熟地黄、山茱萸、怀山药、当归、白芍药、枸杞子、怀牛膝、杜仲、菟丝子、茯苓、陈皮。选用朝鲜白参或生晒参配阿胶、紫河车、龟甲胶、冬虫夏草等味参入收膏。

4. 健脾补肾,滋阴助阳　适用于脾肾阳虚,精髓亏乏证。症见神疲乏力,畏寒肢冷,自汗盗汗,腰膝酸软,女子月经量少或闭经,男子阳痿或早泄,舌淡红胖而干或边有齿痕,苔薄腻,脉沉细弱。选用十全大补汤、十四味建中汤、右归丸等。药选党参、黄芪、白术、熟地黄、山茱萸、怀山药、枸杞子、菟丝子、杜仲、附子、肉桂、淫羊藿、半夏、茯苓、当归、川芎、陈皮、炙甘草等。若邪伏夹有下焦湿热,宜酌选黄柏、黄连、蒲公英等药加入。方中参入红参(朝鲜红参或石柱红参)、紫河车、龟甲胶、鹿角胶、灵芝配合饴糖、冰糖、胡桃肉收膏。

5. 益气养阴,滋肾泻火　适用于气阴两虚,肾亏肝火证。症见乏力盗汗,腰膝肢软,口干便秘,五心烦热,舌质淡红,苔少或薄,脉细数。选用三才封髓丹、知柏地黄丸、大补阴丸等。药选太子参、黄芪、白术、生地黄、熟地黄、石斛(另煎)、天冬、麦冬、知母、黄柏、茯苓、甘草、砂仁。若肝肾阴亏,血中伏热,则可加墨旱莲、女贞子、牡丹皮;因有热毒余邪深伏,可酌选白花蛇舌草、半枝莲、蛇莓、蒲公英等;若见热伏动血,可加水牛角、牡丹皮、茜草根、大蓟、小蓟等。人参选用西洋参、生晒参加入蜂蜜、冰糖、饴糖、阿胶、龟甲胶、鳖甲胶收膏。

6. 调治肝肾,兼泻肝火　适用于肾阴亏虚,肝火伏热证。症见头晕乏力,目眩眼花,面色少华,胁肋隐痛,心烦易怒,口干便结,舌质红,苔薄黄,脉细弦数。方选杞菊地黄丸、封髓丸、二至丸、一阴煎、泻心汤等。药用生地黄、熟地黄、枸杞子、生白芍、墨旱莲、女贞子、麦冬、黄柏、牡丹皮、黄连、北沙参、天冬、丹参、太子参、生黄芪、茯苓、砂仁、蒲公英、甘草。若夹有湿火,则加土茯苓、半枝莲;若兼有脾虚生痰者,加浙贝母、半夏、陈皮。生晒参合用西洋参,参入方中,加用蜂蜜、冰糖、阿胶、龟甲胶、鳖甲胶、冬虫夏草、黑芝麻之类收膏。

五、血液病膏方进补应注意的宜忌

1. **饮食宜忌** 进服膏方期间既应挑选富含营养食物,也应选用平和清淡之品,如蛋类、牛乳、鲜河鱼、家禽、新鲜蔬菜、豆制品等,忌食辛辣、油炸、生冷、海鲜、虾蟹、糟物、酒类之品,以避免因饮食引起生风助火动血,更不应暴饮暴食以免损伤脾胃,影响膏方的吸收,影响服药效果;平素饮茶者避免频服浓茶,浓茶不利于铁质、钙质的吸收,从而影响膏方的疗效。

2. **防止感邪** 服用膏方期间遇有感冒、发热、咳嗽、泻泄等新感外邪时宜及时停服膏方,急则治其标,先治疗新病,待愈后再服膏方,否则外邪留恋不去,补益膏方反而助其病邪,引起宿疾复发,从而加重病情。

3. **适当运动** 膏方相对比较滋腻,配合适当运动,如太极拳、散步、做操等锻炼,以助血液循环,促进消化,有利于营养物质的吸收,否则缺乏必要的运动消耗,易引起胃胀纳呆,影响消化功能,反而不利于滋养气血、调补阴阳的作用发挥。

4. **其他** 进服膏方同时不宜再另行自服其他补品或保健品而扰乱膏方的药性,影响膏方的疗效。同时注意情志的调摄,保持愉快平和的心情。

5. **服法** 膏方宜晨起、临睡前用温开水烊化后空腹服用,以利胃肠充分吸收。

六、膏方医案选录

（一）再生障碍性贫血

徐某,女,27岁。

初诊(2005年11月29日)

患者有慢性再生障碍性贫血病史10余年,予雄性激素、环孢素、糖皮质激素等治疗后,症情反复,三系低下。近年来已停用西药,长期服用中药,配合输血支持。平素畏寒肢冷,易感冒,反复齿龈肿痛,咽干便秘,皮肤见瘀点瘀斑,面色灰滞,眼圈黧黑,胃纳一般,夜寐尚可。舌质淡红而干,苔薄黄腻,脉弦数。

本患者自幼起病,为先天禀赋不足,证属肾精亏虚,后天气血不足,脾胃失调。治拟补肾健脾,平衡阴阳,补泻兼施。处方:

生黄芪300 g,党参150 g,太子参150 g,炒白术100 g,生地黄200 g,熟地黄

200 g,麦冬 200 g,生白芍 200 g,炒牡丹皮 150 g,黄连 50 g,炒赤芍 150 g,茜草根 150 g,女贞子 500 g,墨旱莲 300 g,枸杞子 200 g,干白茅根 500 g,炒黄芩 100 g,炒黄柏 100 g,炒知母 120 g,制何首乌 300 g,怀山药 200 g,景天三七 300 g,制黄精 200 g,生地榆 150 g,北沙参 300 g,枳壳 100 g,草河车 300 g,陈皮 100 g,泽泻 150 g,茯苓 150 g,当归 100 g,炙龟甲 150 g,牛膝炭 100 g,菟丝子 150 g,柴胡 100 g。

另：生晒参 150 g,西洋参 60 g,龟甲胶 250 g,黑芝麻 150 g,紫河车 200 g,石斛 150 g,阿胶 400 g,蜂蜜 500 g,冰糖 250 g,饴糖 250 g 收膏。

疗效：该患者 2005 年至今已连续多年服用膏方,平素感冒次数明显减少,即使感冒病程也缩短,皮肤瘀点瘀斑偶见,月经正常,大便调畅。但齿龈肿胀时作时止,疼痛有所缓解。血象基本稳定,输血时间延长。

评析：该病例起病缓慢,病程较长,先天不足,肾亏为主,肺卫不固,脾虚胃热,阴阳失衡,故补益肾精,温阳滋阴,平衡阴阳;补益气血,凉血解毒,补泻兼施,扶正祛邪同治。用药补而不腻,甘温而不燥热,寒凉而不伤脾。

（二）中性粒细胞减少症

顾某,女,31 岁。

初诊（2008 年 12 月 18 日）

患者白细胞减少 1 年余,以中性粒细胞偏低为主,白细胞总数在 $3.7 \times 10^9/L$ 左右,但中性粒细胞只有 $1.1 \times 10^9/L$ 左右。经常口腔溃疡,嗜睡乏力。就诊时口唇溃疡,午后低热,口中异味,口干喜饮,小便黄赤,大便偏干,神疲乏力,胃纳可,夜寐安。舌质干红,舌体胖,苔薄腻,脉细无力。

证属脾气虚弱,肾阴亏乏,肝胃郁热。治拟健脾益气,滋阴补肾,调治肝胃,疏泄郁热。处方：

生黄芪 300 g,太子参 200 g,党参 150 g,炒白术 150 g,生地黄熟地黄各 150 g,枸杞子 200 g,山药 200 g,麦冬 150 g,川石斛 150 g,茯苓 150 g,炒黄柏 100 g,炒黄芩 150 g,柴胡 100 g,炒白芍 150 g,当归 120 g,蒲公英 300 g,草河车 300 g,玄参 120 g,炒栀子 60 g,生炙甘草各 60 g,炒牡丹皮 120 g,山茱萸 150 g,泽泻 150 g,女贞子 300 g,地骨皮 150 g,巴戟天 150 g,炒知母 120 g,陈皮 100 g,佛手 120 g,墨旱莲 200 g,炒枳壳 60 g,竹茹 50 g,香附 120 g,紫苏梗 120 g,玉竹 150 g,制黄精 150 g,菟丝子 200 g,黄连 30 g,大枣 200 g,丹参 150 g,青蒿 60 g,

白鲜皮 150 g。

另：生晒参 120 g，西洋参 60 g，紫河车 150 g，阿胶 250 g，龟甲胶 200 g，莲肉 150 g，石斛 150 g，蜂蜜 250 g，冰糖 250 g，饴糖 250 g 收膏。

二诊（2009 年 12 月 21 日）

患者口腔溃疡已愈，口干口臭及尿赤便干明显好转。中性粒细胞升至 1.6×10^9/L 左右。查得血清免疫球蛋白偏高。

原方加虎杖根 150 g、石韦 300 g 继续巩固调治。

评析：该患者属典型的本虚标实证。脾肾亏虚为本，中气虚，阴精亏，正气不足，外邪易侵，郁里化热而见口腔溃疡、口干口臭、尿赤便秘三焦郁热之标实。故健脾益肾，补中气，化阴精以扶正固本，升发疏肝清胃以解郁热而除标实。

（三）特发性血小板减少性紫癜

杨某，女，34 岁。

初诊（2008 年 11 月 10 日）

患者特发性血小板减少性紫癜 16 年，时有齿鼻衄血及皮肤紫癜瘀斑，血常规提示血小板低下，曾使用糖皮质激素及静脉注射丙种球蛋白等治疗，病情反复不愈，就诊时头晕寐少，大便溏薄，胃纳可，夜寐安。舌质尖红，苔薄白，脉细。

证属脾肾亏虚，阴虚内热。治拟健脾益肾，滋阴清热，补泻兼施。处方：

生黄芪、炙黄芪各 200 g，党参 200 g，炒白术 300 g，熟地黄 150 g，生地黄 300 g，怀山药 300 g，茯苓 150 g，炒牡丹皮 150 g，泽泻 150 g，防风 120 g，炒黄芩 150 g，炒黄柏 100 g，水牛角 300 g，当归 150 g，茜草根 150 g，炙龟甲 200 g，炙鳖甲 200 g，藿香 100 g，木香 100 g，生甘草、炙甘草各 60 g，干白茅根 300 g，生牡蛎 300 g，炒赤芍、炒白芍各 150 g，生龙骨 300 g，炒知母 120 g，生地榆 200 g，炒杜仲 150 g，牛膝炭 150 g，菟丝子 200 g，山茱萸 150 g，枸杞子 200 g，大枣 200 g，紫苏梗 120 g，陈皮 120 g，制香附 120 g，佛手片 120 g，珍珠母 300 g，炒川芎 100 g，大青叶 150 g，炒枣仁 200 g，炙远志 50 g。

另：紫河车 200 g，湘莲肉 150 g，龙眼肉 150 g，生晒参 120 g，人参精 35 g，阿胶 300 g，饴糖 500 g，冰糖 250 g 收膏。

二诊（2009 年 12 月 17 日）

服药后患者头晕明显缓解，夜寐安和，血常规提示血小板已恢复至正常水平。维持原方巩固治疗。

评析：本患者尚在中年，而病程反复已久，寐少便溏提示脾肾已有虚损，故于泻热降火凉血的同时又着重补益脾肾，祛邪补虚，标本兼顾。经治疗后患者诸症明显缓解。

（四）骨髓增生异常综合征

钟某，男，78岁。

初诊(2008年11月27日)

患者诊断为骨髓增生异常综合征10余年。2006年发现前列腺占位，诊断为前列腺癌，行睾丸切除术。既往曾有血压、血糖偏高史和胆石症史。就诊时面色萎黄，神疲乏力，腰背酸痛，心悸气短，咽干，胃纳可，二便调，偶有便秘，夜寐安。血常规提示：白细胞计数 2.6×10^9/L，血红蛋白65 g/L，血小板正常。舌质淡红而干，苔薄腻，脉弦数。

证属脾虚血亏，肾阴不足，阴损及阳，瘀毒内结。治拟健脾益气补血，补肾滋阴助阳，兼顾化瘀泄毒。处方：

生黄芪300 g，党参150 g，炒白术100 g，熟地黄200 g，制何首乌200 g，制黄精150 g，当归150 g，山茱萸120 g，补骨脂120 g，巴戟天120 g，茯苓150 g，肉苁蓉150 g，陈皮100 g，虎杖根200 g，牛耳大黄300 g，半枝莲300 g，鳖甲150 g，龟甲150 g，蒲公英200 g，车前子150 g，柴胡50 g，金钱草300 g，炒枳壳100 g，炒黄柏120 g，炒杜仲150 g，怀牛膝150 g，炙甘草50 g。

另：生晒参150 g，西洋参100 g，龟甲胶250 g，鳖甲胶250 g，黑芝麻150 g，紫河车150 g，石斛150 g，阿胶300 g，冰糖100 g，饴糖100 g收膏。

二诊(2009年12月5日)

患者神疲乏力明显好转，仍口干，血糖不稳定。

原方加川石斛200 g、玄参150 g、麦冬150 g，制何首乌改300 g继续治疗。

评析：该患者肝肾不足，脾虚精亏，瘀毒内伏，治疗上在补益肝肾，平衡阴阳的同时，加用虎杖根、牛耳大黄、半枝莲、蒲公英清化瘀毒，调节免疫是其特色。

第五节 科　研

（一）基于数据挖掘的黄振翘治疗ITP的用药规律研究

黄振翘从事血液病中医、中西医结合临床研究50余年，对ITP的诊治积累了丰富的经验。2011年黄振翘全国名老中医传承工作室成立,工作室通过整理临床资料,进行黄振翘临床经验和学术思想总结。为了更好地继承和挖掘黄振翘的诊疗思想,借由黄振翘全国名老中医传承工作室建设项目,工作室以数据挖掘的方式研究黄振翘治疗ITP之用药规律,收集黄振翘2000年9月至2016年1月,共119例,357诊次治疗ITP的门诊病案资料,上述资料经过预处理后建立标准化的病案数据库。通过 Microsoft Office Excel 2003、SPSS18.0、IBM SPSS Modeler14.1 等软件,分别运用频数分析、系统聚类分析以及关联分析Apriori算法进行数据挖掘,从单味中药、中药分类、症状、舌象、脉象、高频分类处方、核心药对、药物与药物之间的关联、药物与症状之间的关联等方面,总结出黄振翘的用药规律及特色,客观地分析和总结其治疗思想,以便更好地指导临床。本项研究结果显示:

(1) 黄振翘治疗ITP共使用中药217种,常用单味中药为黄芪、生地黄、白术、炙甘草、牡丹皮、黄芩、白芍、蒲公英、熟地黄、茯苓、陈皮、生甘草、党参、墨旱莲、黄柏、水牛角、当归、茜草根、赤芍、太子参、黄连、紫苏梗、山药。常使用的中药类型为补虚药、清热药、止血药。病案中常见症状有:皮肤瘀斑瘀点、大便正常、胃纳可、乏力、夜寐差、头晕、夜寐安、大便溏、咳嗽、齿衄、自汗、下肢酸痛、腰酸、口干、鼻衄、腹痛、胃纳差、盗汗、大便干结、咳痰、腹胀。常见舌象有薄苔、腻苔、舌色红、黄苔、舌色淡红、胖大舌、舌色紫。常见脉象有细脉、数脉、弦脉、无力脉、滑脉、沉脉。

(2) 通过系统聚类分析可得到六类高频中药,第一类:生地黄、牡丹皮、黄芩、白芍、熟地黄、黄柏、水牛角。第二类:白术、黄芪、炙甘草。第三类:蒲公英、茯苓、陈皮、生甘草。第四类:党参、当归。第五类:墨旱莲、太子参、紫苏梗。第六类:茜草根、赤芍、黄连、山药。黄振翘常用药对有:党参与当归,黄芩与水牛角,白芍药与熟地黄,生地黄与牡丹皮,太子参与紫苏梗,黄连与山药,茜草根与赤芍药;白术、黄芪与炙甘草三者间两两均可成为药对。

(3) 通过关联规则可得出黄振翘注重配伍用药,包括补阳药与补气药、补血药、利水渗湿药之间的相互配伍;清热化痰药与止咳平喘药、清热解毒药之间的相互配伍;重镇安神药、平抑肝阳药与补阴药、补气药、清热燥湿药之间的相互配伍。同时得出了一些症状与药物之间的关联。

黄振翘治疗ITP的基本原则为泻火治标制肝木,脾肾同治调阴阳。主要的治疗方法有清热凉血、益气健脾、益气养血、健脾益肾、凉血化瘀等。本数据挖掘的结果基本符合黄振翘临床诊疗 ITP 的用药规律。

(二)参芪益气生血合剂调节 ITP 患者 micro RNA-146a 表达的研究

ITP 是由于自身抗体介导的血小板破坏过多而导致的血小板生成减少综合征。引起患者血小板减少的根本原因是患者免疫功能紊乱,产生针对自身血小板的抗体,导致血小板破坏,血小板自身抗体还可影响巨核细胞克隆的形成和血小板的生成。micro RNA 是免疫系统发育和免疫应答过程中的重要调控因素之一,研究表明其在自身免疫性疾病的发病过程中也发挥着重要作用,其中 micro RNA-146a(miR-146a)与自身免疫性疾病的关系最为密切,miR-146a 表达异常可能引起系统性红斑狼疮、类风湿关节炎和 ITP 等自身免疫性疾病。参芪益气生血合剂由黄振翘根据"脾肾气火相关"理论并结合长期治疗血证的临床经验,经大量临床研究及反复药物筛选研制而成的中药制剂。参芪益气生血合剂用于治疗 ITP 临床疗效确切,故针对其作用机制进行探索。

本项研究以荧光定量 PCR 法研究方法,比较 60 例 ITP 组患者外周血单个核细胞(PBMC)中 miR-146a 表达水平与正常对照组的差异,比较参芪益气生血合剂干预组 30 例 ITP 患者与空白对照组 30 例 ITP 患者 PBMC 中 miR-146a 表达水平的差异。研究结果表明,ITP 患者 PBMC 中 miR-146a 的表达显著低于正常对照组,差异有统计学意义($P<0.05$),提示 miR-146a 参与 ITP 的发生发展,发挥免疫调节作用。经参芪益气生血合剂干预,ITP 患者 PBMC 中 miR-146a 的表达较空白对照组显著升高,且差异有统计学意义($P<0.05$),提示参芪益气生血合剂可能参与调节 ITP 患者 PBMC 中 miR-146a 的表达。本研究探索了 miR-146a 在 ITP 发病过程中的作用,并从分子生物学水平部分阐明了参芪益气生血合剂的免疫应答调节机制。

(三)定清片对人白血病 HL-60 细胞增殖-凋亡及对 HL-60 细胞侵袭力的影响

定清片是岳阳医院血液科黄振翘和周永明在"扶正祛邪"理论指导下,多年潜心研究、逐步改良而成的治疗白血病有效制剂,其主要成分为太子参、雄黄、栀子、陈皮、甘草等。方中诸药配伍,清补兼施,补中有清,共奏益气养阴、清解邪毒之功。多年临床应用表明,定清片应用于急慢性白血病患者,能显著改善患者生活质量,减轻化疗引起的恶心、呕吐、骨髓抑制等毒副作用,使患者长期处于病情稳定。同时临床上定清片应用于淋巴瘤和多发性骨髓瘤患者也获得一致好评。基于定清片确切的临床疗效,本实验研究用不同浓度定清片含药血清对急性髓系白血病 HL-60 细胞进行干预,观察定清片对 HL-60 细胞增殖及凋亡的影响及对 HL-60 细胞侵袭力的影响,为其应用于临床抗白血病提供可能存在的作用机制进行探索。

本项研究制备定清片含药血清,并以不同浓度含药血清对 HL-60 细胞进行体外干预,应用 Transwell 实验检测定清片含药血清对细胞侵袭力的影响,应用免疫印迹法(Western Bloting,简称 WB)检测 $MMP-2$、$MMP-9$ 基因的蛋白质表达量。实验结果显示与空白对照组比较,不同浓度定清片含药血清(5%、10%、20%)作用于 HL-60 细胞后,不仅对细胞的侵袭能力具有明显抑制作用($P<0.05$),还能下调 $MMP-2$、$MMP-9$ 基因蛋白质表达水平($P<0.05$),且随着药物浓度的增加,其抑制力及下调蛋白表达水平作用越强,定清片可抑制 HL-60 细胞的浸润转移能力,其作用机制可能与抑制细胞侵袭能力及下调 $MMP-2$、$MMP-9$ 蛋白表达相关。同时,应用 MTT 法检测细胞增殖抑制,应用流式细胞术检测细胞周期及凋亡率。结果不同浓度定清片(5%、10%、20%)作用于 HL-60 细胞,均能抑制细胞生长,其抑制作用随药物浓度增加呈递增趋势,相同浓度组 24 h、48 h、72 h 抑制率递增。流式细胞术检测细胞周期和凋亡率,与正常对照组比较,定清片组 G_1 期细胞停滞率及凋亡率明显升高,且药物浓度越高,G_1 期细胞停滞率和凋亡率越高。从而证实定清片能抑制 HL-60 细胞增殖和抑制 HL-60 细胞的浸润转移能力,且其作用机制可能与影响细胞周期和诱导细胞凋亡相关。

(朱文伟、许毅、沈静涵、胡明辉、王婕、郑丹丹)

第四章
经典医案医话

第一节 医　　案

一、白血病

案1

柳某,女,44 岁。

初诊(2001 年 4 月)

2000 年底无明显诱因下出现齿龈出血,无发热。外院查血象示:白细胞计数 3.5×10^9/L,血红蛋白 97 g/L,血小板计数 66×10^9/L。骨髓象示:早幼粒 48%,诊断为急性非淋巴细胞白血病(M3 型)。用亚砷酸、阿糖胞苷、柔红霉素诱导后缓解,血象恢复正常。但 2001 年 2 月初分子生物学检查发现 *PML/RARα* 融合基因。既往有糖尿病史。4 月初诊时虽血象正常,但自觉乏力,盗汗,咳嗽,咯痰,无发热,无出血,舌质紫暗,苔薄白,脉弦数。

中医诊断:血证;西医诊断:急性白血病。

证属气阴亏虚,痰热内扰。治拟益气养阴,清化痰热。处方:

太子参 15 g,生地黄 15 g,炒黄柏 10 g,杏仁 10 g,桑白皮 15 g,生黄芩 15 g,浙贝母 15 g,金银花 30 g,炒枳壳 5 g,桔梗 5 g,北沙参 10 g,蒲公英 30 g,炙甘草 5 g。

配合自制成药定清片口服,14 剂。

二诊(2001 年 4 月中旬)

后咳嗽、咯痰症状明显好转。

原方基础上加玄参 12 g、半枝莲 30 g,巩固半个月。

三诊(2001 年 5 月底)

空腹血糖控制不佳,出现口干。处方:

生黄芪 15 g,太子参 15 g,生地黄 15 g,天冬 15 g,炒黄柏 15 g,陈皮 10 g,蒲公英 30 g,半枝莲 30 g,玄参 15 g,怀山药 30 g,制黄精 15 g,砂仁 3 g(后下),生黄芩 15 g,炙甘草 5 g。

随症加减 4 月余,症情稳定。

四诊(2001 年 10 月)

予 DA 方案巩固化疗后出现肝功能损害,自觉乏力,肢软,肝区不适,轻度黄疸,舌质暗红,苔薄白,脉细数。

前方基础上予板蓝根、当归、白花蛇舌草、田基黄、猪苓、绵茵陈、虎杖根、干白茅根、山豆根、苦参、生山楂等中药保肝利胆退黄近 1 年,肝功能完全恢复正常。

五诊(2002 年 9 月中旬)

因外感受寒出现发热、咳嗽、咯痰。

予桑菊饮加减疏风散邪,宣肺化痰,1 个月后诸症悉除。

六诊(2002 年 10 月初)

中药改为:

生黄芪 15 g,太子参 15 g,生地黄 15 g,麦冬 15 g,炒黄柏 15 g,蒲公英 30 g,半枝莲 30 g,蛇莓 30 g,白花蛇舌草 30 g,生黄芩 15 g,炒白术 15 g,陈皮 10 g,制黄精 15 g,枸杞子 12 g,丹参 12 g,小蓟草 30 g,生甘草 5 g,炙甘草 5 g。

随症加减 2 月余。

七诊(2002 年 12 月底)

复查骨髓象仍示完全缓解,复查基因未见 *PML/RARα* 融合基因。患者服用中药至今,病程已 4 年,血象正常,全身一般情况良好。

【按】 该患者初诊时为化疗后,以全身乏力、盗汗、咳嗽、咯痰为主要表现,舌质紫暗,苔薄白,脉弦数。中医辨证属肾阴亏耗,肺气不足,痰热内蕴,结合患者既往有糖尿病史,故以真阴不足、肾水亏损为本虚。治则拟滋补肾阴,金水相生,补益肺气,清化痰热。用药简洁明了,针对主要矛盾,用生地黄、黄柏壮水制火,太子参益气养阴,余药清化痰热。之后患者因血糖控制不佳,口干明显,考虑为阴津受损,故加强养阴生津之品,如天冬、玄参、黄芪等;当出现肝损、黄疸时,则予绵茵陈、虎杖根、田基黄等药疏肝利胆,化湿退黄。待外感、肝损等控制后,方药专以黄芪异功散合三才封髓丹加减益气养阴治其本虚,半枝莲、白花蛇舌草、蛇莓等清利湿毒治其标实,同时用药注意护肝顾脾。

案 2

杨某,女,47岁。

初诊(1998 年 4 月)

1998 年 2 月无明显诱因下出现口唇血疱,齿衄,皮肤瘀点瘀斑。外院查血象示:白细胞 91×10^9/L,血红蛋白、血小板均正常。骨髓象明确诊断为急性非淋巴细胞白血病(M3 型)。分子生物学检查发现 *PML /RARα* 融合基因。予亚砷酸、HA 方案(高三尖杉酯碱、阿糖胞苷)等化疗后基本缓解,血象基本正常。4 月中旬初诊时头晕乏力,心悸气短,口干,皮肤可见瘀点瘀斑,月经淋漓不尽,舌质淡暗红,苔薄腻淡黄,脉弦细。

中医诊断:血证;西医诊断:急性白血病。

证属正虚毒蕴,为气血亏虚,热毒内伏之证。治拟健脾益气,滋阴凉血,清解热毒。处方:

生黄芪 15 g,太子参 15 g,生白术 10 g,茯苓 15 g,生地黄 20 g,麦冬 20 g,炒黄柏 12 g,砂仁 3 g(后下),陈皮 10 g,蒲公英 30 g,蛇莓 30 g,生黄芩 15 g,茜草根 30 g,生牡蛎 30 g,炙甘草 5 g。

配合定清片口服。

二诊(1998 年 5 月)

服用 1 个月后,月经已净,皮肤瘀点瘀斑减退。6 月行 HA 方案巩固后,心悸气短加重,苔薄,脉弦细,原方改生黄芪 30 g 加强补气之力。之后又 4 次巩固化疗,患者神疲乏力,腰酸,肢软,口干。处方:

生黄芪 30 g,太子参 30 g,炒白术 15 g,茯苓 15 g,生地黄 30 g,麦冬 15 g,炒黄柏 15 g,砂仁 3 g(后下),陈皮 5 g,蒲公英 30 g,蛇莓 30 g,生黄芩 15 g,生牡丹皮 10 g,茜草根 30 g,炒杜仲 15 g,怀牛膝 10 g,桑寄生 12 g,生甘草 5 g,炙甘草 5 g。

调治 2 月余。

三诊(1999年1月—2002年)

1999年1月底复查骨髓象示完全缓解,2001年复查基因未见 PML/RARα 融合基因。2002年出现腰背酸痛,活动后加重。

中药予枸杞子、女贞子、丝瓜络、忍冬藤、海风藤、全蝎等补益肝肾,祛风通络,宣痹止痛,随症加减调理1年余,症情缓解。

四诊(2003年)

2003年再次复查骨髓象及基因均示完全缓解,无异常。2003年底患者偶感腰背不适,舌质淡红,苔薄白,脉细弦。处方:

生黄芪30 g,太子参15 g,炒白术20 g,炙龟甲12 g,麦冬15 g,炒黄柏15 g,陈皮10 g,蒲公英30 g,蜈蚣2条,蛇莓30 g,白花蛇舌草30 g,生黄芩15 g,茜草根30 g,炒杜仲15 g,怀牛膝10 g,桑寄生12 g,山茱萸10 g,枸杞子12 g,海风藤30 g,生甘草5 g,炙甘草5 g。

随症加减至今,病程已达6年余,症情稳定,血象正常。

【按】 该患者初诊时血象虽正常,但骨髓象尚未完全缓解,临床表现以头晕乏力、心悸气短、口干、皮肤瘀点瘀斑、月经淋漓不尽为主,舌质淡暗红,苔薄腻淡黄,脉弦细。中医辨证属气血亏虚,热毒内伏,尤以脾气亏虚、心血不足、心脾两虚、气血两亏为主,而致脾不统血,血溢肌肤,冲任失调。口干苔腻淡黄中可窥邪毒郁热之征,故治疗重在补益心脾、调养气血以扶正固本,同时佐以清解热毒、凉血散瘀之品。且患者多次化疗后,更是元气耗伤,阴精受损,故而出现腰膝酸软、腰背疼痛等肝肾阴亏、筋失所养的表现,此时治则拟补益肝肾、滋养阴精为主,佐祛风活血、通络止痛之品以治其标。

案3

张某,女,62岁。

初诊(1997年9月)

患者1997年6月起病,当时因咳嗽,全身皮肤瘀点瘀斑,查得血象示三系下降,骨髓象示:早幼粒98%,确诊为急性非淋巴细胞白血病(M3型),并查得 PML/RARα 融合基因(+),服用维A酸诱导缓解,之后巩固化疗3年。既往有高血压病史。1997年9月初诊时头晕乏力,心悸气短,腰酸耳鸣,下肢酸痛,汗多畏热,舌质淡紫红,苔薄黄腻,边有齿印,脉弦数。

中医诊断：血证；西医诊断：急性白血病。

证属脾肾阴亏，内有湿毒伏热。治拟调治脾肾，化湿祛毒，兼清伏热。处方：生黄芪15 g，太子参15 g，生白术10 g，炒白芍12 g，生地黄15 g，天冬15 g，炒黄柏15 g，砂仁6 g(后下)，陈皮10 g，猪苓30 g，蒲公英30 g，蛇莓30 g，半枝莲30 g，生黄芩15 g，生牡丹皮15 g，生龙骨15 g(先煎)，生牡蛎15 g(先煎)，生甘草10 g，炙甘草10 g。

并配合定清片口服。

症状改善，血象趋于正常。

二诊(1997年9月—1998年9月)

1年间，患者因化疗后出现反复便溏，嗳气，泛恶或腹痛腹胀。

中药予藿香、佩兰、黄连、木香、半夏、陈皮等调治脾胃，清利湿热。

三诊(1999年3月)

1999年3月起反复上呼吸道感染，咳嗽、咯痰时轻时重。

予前胡、款冬、紫菀、桑叶、鱼腥草、杏仁、浙贝母等宣肃肺气，化痰止咳，佐以苦参、山豆根、草河车等清解里热，同时加强扶正。

四诊(1999年底)

咳嗽渐止，且头晕乏力等症状也日趋好转。

五诊(2000年—2001年3月)

患者以潮热盗汗为主要表现，中药加强滋阴清热，平肝潜阳。症情缓解，舌苔亦转白腻，脉转细数。

六诊(2002年)

至今血压时有波动，常有项肩酸痛、手足麻木等症状。

中药选用海风藤、络石藤、老鹳草、虎杖根、木瓜、杜仲、桑寄生、怀牛膝等祛风通络，补益肝肾。

患者发病至今，坚持服用中药，生存期已超过7年，随访血象、骨髓象始终无异常，复查 $PML/RAR\alpha$ 融合基因亦持续转阴。

【按】 该患者中医证属脾肾亏虚，湿毒热伏。根据其症情及舌脉之象，以脾气虚弱、肾阴匮乏为本虚，热毒、湿毒内伏，受外邪引动合而侵袭脾肺二脏，以致反复便溏、腹痛、感冒、咳嗽，此为标实。故治则健脾益气，滋阴补肾以扶正固本，清解热毒，理湿化痰以祛邪治标。病程后期以肝肾阴亏、肝阳上亢、上盛下虚为病机特点,则补益肝肾、滋阴潜阳为治疗大法。然该病例标实之证始终贯穿病程,此与内伏之热毒、湿毒根深,自身正气久虚有关。治疗宜标本同时兼顾方能取效。

案 4

金某,男,6 岁,嘉兴。

初诊(2004 年 3 月 22 日)

急性淋巴细胞白血病 3 年,患者 2001 年 4 月低热,查血常规白细胞计数 $12×10^9/L$,血红蛋白 70 g/L,经检查确诊急性淋巴细胞白血病(L3 型),属中危,用门冬酰胺酶、阿糖胞苷、环磷酰胺等化疗 10 余次,化疗 1 次后取得缓解,腰穿治疗 3 月 1 次。实验室检查:白细胞计数 $12.2×10^9/L$,血红蛋白 113 g/L,血小板计数 $627×10^9/L$,分类中性粒细胞 80%,淋巴细胞 17%。刻下:无发热,面色灰滞,舌淡苔薄腻,脉数。

中医诊断:发热;西医诊断:急性淋巴细胞白血病。

证属脾虚阴亏,痰毒内结。治拟健脾养阴,清化痰毒。处方:

生黄芪 12 g,太子参 12 g,炒白术 5 g,生地黄 10 g,天冬 10 g,茯苓 10 g,半枝莲 15 g,浙贝母 15 g,白花蛇舌草 15 g,土茯苓 10 g,陈皮 10 g,炒谷芽、炒麦芽各 12 g,生甘草、炙甘草各 5 g,大枣 15 g。

配合定清片 3 粒,每日 3 次。

二诊(2004 年 4 月—2005 年 4 月)

其间化疗配合中药治疗,出现气虚痰毒,复感风邪袭于肌表,肺气不能外达,从前法加入解肌退热,疏风清热。

原方加防风 10 g、柴胡 5 g、生葛根 10 g、苍耳子 10 g、炒黄芩 10 g、杏仁 10 g。出现舌红,脉细滑,湿毒化热,原法加强清毒利湿,加蒲公英 15 g、生薏苡仁 12 g、麦冬 10 g。

共服用 7 个月中药。

三诊(2005 年 6 月)

已停化疗,复查骨髓:淋巴增生较活跃,示缓解,胃纳尚可,苔薄腻,舌淡红,脉细。白细胞计数 $4.2×10^9/L$,血红蛋白 109 g/L,血小板计数 $243×10^9/L$,分类中性粒细胞 47%,淋巴细胞 45%。处方:

生黄芪 12 g,太子参 12 g,炒白术 5 g,生地黄 10 g,天冬 10 g,茯苓 10 g,半枝莲 15 g,浙贝母 15 g,白花蛇舌草 15 g,土茯苓 10 g,陈皮 10 g,炒谷芽、炒麦芽各 12 g,生甘草、炙甘草各 5 g,大枣 15 g,蒲公英 15 g,生薏苡仁 12 g,麦冬 10 g,藤梨根 15 g,防己 5 g。

配合定清片 3 粒,每日 3 次。

四诊(2005 年 6 月—2006 年 6 月)

其间已停化疗,出现发热,咽痛,咳嗽,舌质深红,苔薄,脉细。扶正祛邪,利湿解毒,化痰利咽。处方:

生黄芪 12 g,太子参 12 g,茯苓 12 g,防风 6 g,杏仁 10 g,地骨皮 12 g,白蔹 10 g,白前 5 g,白薇 10 g,半枝莲 15 g,浙贝母 15 g,白花蛇舌草 15 g,土茯苓 10 g,陈皮 10 g,炒知母 3 g,北沙参 12 g,桔梗 3 g,炒黄芩 10 g,生甘草、炙甘草各 5 g,炒枳壳 3 g,蒲公英 12 g,生薏苡仁 12 g。

配合定清片 2 粒,每日 3 次。出现扁桃体炎症状,加板蓝根 12 g、草河车 15 g、夏枯草 10 g、苍耳子 10 g、蝉蜕 6 g、金银花 12 g。

五诊(2006 年 6 月 12 日)

持续缓解,面色萎黄,夜寐不安,咳嗽打喷嚏,两胁疼痛,舌红苔薄黄腻,脉数。证属肺脾气虚,肾阴亏虚,湿热痰毒,肺失清肃。治拟益气养阴,化痰解毒。处方:

生黄芪 12 g,太子参 12 g,炒白术 5 g,杏仁 10 g,前胡 10 g,半枝莲 15 g,浙贝母 15 g,白前 5 g,丝瓜络 3 g,忍冬藤 12 g,土茯苓 12 g,陈皮 10 g,北沙参 12 g,生地黄 10 g,生白芍 10 g,桔梗 3 g,炒黄芩 10 g,炙甘草 5 g,炒枳壳 3 g,蒲公英 12 g,生薏苡仁 12 g,淮小麦 10 g,四季青 12 g。

配合定清片 2 粒,每日 3 次,服 5 日停 2 日。

六诊(2006 年 6 月—2009 年 8 月)

3 年来病情稳定,巩固治疗期间,反复咳嗽,汗出已减,以上方加减治疗。

七诊(2009 年 9 月—2010 年 6 月)

病情稳定,无咳嗽,苔中腻,舌淡,脉细数。处方:

生黄芪 15 g,太子参 15 g,炒白术 10 g,天冬 15 g,茯苓 15 g,半枝莲 15 g,杏仁 10 g,浙贝母 20 g,土茯苓 15 g,陈皮 10 g,北沙参 15 g,生甘草、炙甘草各 5 g,蒲公英 15 g,生薏苡仁 15 g,生牡蛎 15 g(先煎),生竹茹 5 g。

患者获长期缓解。

【按】 病机特点为先天禀赋不足,又有化疗之伤,脾肾亏虚,兼有痰毒内结,治拟益气调中,滋肾养阴,清化痰毒。由脾及肾,气先伤、气不化精,阴精亏虚不甚,伏邪不深,脾虚生痰,痰毒久留化生热毒,祛风痰利湿热,扶正调脾肾。药用黄芪汤、三才封髓丹加清热利湿化痰药如半枝莲、白花蛇舌草、蛇莓、土茯苓、浙贝母,随症加减治疗,配合化疗。停化疗后,中医巩固治疗,酌加清解伏热,养正以达邪,祛邪以安正。患者缓解至今,未复发。

二、血液肿瘤伴发热

案 1

徐某,男,58 岁。

初诊

急性非淋巴细胞白血病(M3 型),病程已 2 年,行维 A 酸、亚砷酸、环磷酰胺等多次化疗。本次入院予 MA 方案(阿糖胞苷,米托蒽醌)巩固化疗后,出现低热,体温波动在 37.5～37.8℃,无寒战。血象示:白细胞计数 3.8×10^9/L,血红蛋白 76 g/L,血小板计数 95×10^9/L。自觉头晕乏力,气短,动则尤甚,纳差,大便溏薄,日行 2～3 次,夜寐多梦,舌质淡暗,苔薄,边有齿痕,脉细软数。予口服抗生素疗效不佳。

中医诊断:发热;西医诊断:急性非淋巴细胞白血病伴发热。

证属气血亏虚。治拟补益气血,甘温除热。处方:

生黄芪 15 g,炒白术 15 g,党参 15 g,当归 10 g,陈皮 6 g,柴胡 6 g,升麻 3 g,炒白芍 10 g,大枣 10 g,生山楂 10 g,炙甘草 3 g,白花蛇舌草 15 g,蒲公英 15 g,半枝莲 15 g。

7 剂。

二诊

体温降至 37.4℃,大便转调,日行 1 次,基本成形,胃纳渐进。

原方基础上重用黄芪 30 g,随症加减,调理半月余,体温完全恢复正常,诸症得减,精神明显好转。

【按】 正虚发热常见于素体亏虚,病程较长,且反复多次化疗者。病势较缠绵,系正虚邪恋,以气血不足、阴精亏损为本,邪毒内伏少阴为标。临床表现多以低热为主,无寒战,热势或低或高,很少超过38℃,或以午后、傍晚发热为主,伴头晕乏力,懒言气短,四肢酸软,不思饮食,大便或溏或硬。舌质淡暗,苔薄白,舌体偏胖,边有齿痕,脉细弱无力。治以甘温除热,方以补中益气汤化裁。正如《医学入门·发热》中所说"内伤劳役发热,脉虚而弱,倦怠无力,不恶寒,乃胃中真阳下陷,内生虚热,宜补中益气汤"。该患者病程已二年,且多次化疗,素体亏虚,本次化疗后,更是一派虚象,气血损耗,以脾气下陷、心神失养为突出表现,重用黄芪、党参等补气;当归、白芍等补血;柴胡、升麻升提气血。气为血之母,气为血之帅,补气以生血。结合本病及舌暗脉数的特点,虽以正虚为主,但仍有邪毒内伏之象,故治疗扶正固本为主,兼顾祛邪,补中有清,补而不滞,白花蛇舌草、蒲公英、半枝莲清解邪毒而不伤正。

案2

张某,女,47岁。

初诊

因确诊鼻咽部霍奇金淋巴瘤(B细胞型)1个月就诊,外院予CHOP方案(环磷酰胺＋多柔比星＋长春新碱＋泼尼松)化疗1个疗程后出现身热起伏,体温38.3℃,无寒颤,血象示:白细胞计数4.0×10^9/L,血红蛋白98 g/L,血小板计数120×10^9/L。患者自觉身倦乏力,胸闷腹胀,时有恶心,纳少,喉间痰多,口黏口苦,便秘,舌质红,苔黄腻,脉弦滑数。

中医诊断:发热;西医诊断:恶性淋巴瘤伴发热。

证属湿毒内蕴。治拟清化湿毒,健运脾胃,振奋中阳。处方:

藿香10 g,石菖蒲10 g,黄连3 g,炒黄芩10 g,柴胡3 g,浙贝母10 g,白豆蔻3 g(后下),炒苍术6 g,茯苓10 g,姜半夏10 g,炒枳壳5 g,蒲公英15 g,生甘草、炙甘草各3 g。

二诊

经治疗1周后,体温渐平,维持在37.6℃左右,恶心已止,痰量减少,大便顺畅,黄腻苔亦化为薄白苔。但仍有身倦乏力,口苦口黏。

予上方加龙胆草3 g、佩兰10 g、车前草15 g。服用10剂后,体温降至37.3℃,精神好转,胃纳增多,守方加减,巩固2周后体温平,症情缓解。

【按】 该类型多见于初次化疗,病程较短,血象较稳定的患者。化疗后由于微小残留病的存在,机体免疫功能下降,合并各种感染所致。中医辨证属正气受损,但尚能抗邪,中阳不振,脾运失司,脾虚生湿,邪毒留滞,湿浊邪毒互结,内蕴而热,病在气分。临床表现以 37.5～38.5℃ 的中等度发热,多数无明显畏寒。一般可伴有恶心、呕吐、纳差、咽痛、口腔溃疡、咳嗽、咯痰、尿赤、便秘等症状,舌质红,苔黄腻或厚腻,脉弦滑数。治拟化湿祛毒,健运脾胃。方选甘露消毒丹合二陈汤加减。恶性淋巴瘤归属中医"痰毒"范畴。患者虽经化疗,但体内痰湿邪毒尚未肃清,而正气有所损耗。该病例尤以中焦运化失司,胃失和降,脾阳不振,肝胆湿热为主要病机,故治拟健脾化湿,和胃降逆,清利肝胆。然湿性黏滞,与热毒互结,缠绵难去。因此用药上予苍术燥湿健脾,配合藿香、石菖蒲、白豆蔻芳香化湿;茯苓、车前草淡渗利湿;浙贝母化痰祛湿;黄连、黄芩清热利湿,多途径逼迫湿毒外泄,从而恢复脾胃、肝胆之脏腑功能,使热退而诸症减。

案3

何某,男,20 岁。

初诊

因齿龈肿痛确诊急性非淋巴细胞白血病(M5 型)半年,外院诱导化疗 2 个疗程未能缓解,转来岳阳医院予对症支持疗法后行第三次化疗,化疗结束后第三日突发高热,体温达 39.5℃,伴寒颤乏力,口干纳差,口腔溃疡,四肢皮肤瘀点、齿衄,便秘,舌质红暗,苔少,脉沉数。血象示:白细胞计数 $0.7×10^9$/L,血红蛋白 66 g/L,血小板计数 $15×10^9$/L。

中医诊断:发热;西医诊断:急性非淋巴细胞白血病(M5 型)伴发热。

证属阳毒炽盛。治拟泻火解毒,凉血散瘀。处方:

生石膏 60 g(先煎),炒生地黄 15 g,水牛角 30 g(先煎),黄连 6 g,炒黄芩 10 g,玄参 10 g,炒知母 10 g,炒牡丹皮 10 g,紫草 10 g,板蓝根 15 g,陈皮 6 g,炙甘草 6 g。

4 剂。

二诊

服后,热退大半,体温已降至 38.5℃,原方续服 3 剂后,口腔溃疡、口干便秘均已缓解,皮肤、牙龈出血无加重。

原方减生石膏为 30 g,加茜草 15 g、仙鹤草 30 g,续服 10 剂,出血症状明显好转,四肢皮肤偶见瘀点,热势更缓,体温维持在 37.6℃。上方加柴胡 6 g,巩固 1 周,热渐平,诸症悉除。血象亦有所上升,白细胞计数 $2.0×10^9$/L,血红蛋白 67 g/L,血小板计数 $21×10^9$/L。

【按】 此类型多见于患者化疗前体质较强,但化疗后引起严重的骨髓抑制,出现中性粒细胞减少或缺乏,伴血小板重度下降。化疗后血象急剧下降,易于合并感染而引发高热。中医谓之邪正交争剧烈,正不胜邪,邪毒炽盛,深入营分,甚至动血耗血,迫血妄行,以致灼伤血络。临床表现其发热多来势凶险,往往突发高热,体温在 39℃左右,甚至超过 40℃,多伴寒颤、头痛、纳差、乏力、神疲,或见皮肤瘀点瘀斑,鼻衄、齿衄,舌质红或红绛,苔少或色黑苔厚,脉洪数。辨证属阳毒发斑。治则泻火解毒,清营凉血。方用黄连解毒汤合犀角地黄汤加减。该患者白血病初发,2 次诱导化疗未缓解,可见邪毒之盛,邪毒之深。但患者年纪尚轻,正气未衰,第三次化疗后,邪正交锋激烈,引发高热,邪毒直入营血,淫热熏蒸,发为阳毒,气血两燔,以致耗血动血,导致出血。故治疗直折其火,化解其毒,重用生石膏配合黄连、黄芩、板蓝根等,清营凉血则予水牛角、生地黄、牡丹皮等,陈皮、炙甘草和胃护脾,诸药合用,迫使阳毒热势逐渐消退。

三、淋巴瘤和多发性骨髓瘤

案1

刘某,男,63 岁。

初诊(2016 年 4 月 15 日)

反复淋巴结肿大 3 年余。患者自 2013 年 5 月起自觉乏力,盗汗,消瘦,在陕西延安市医院查血常规白细胞计数 $85×10^9$/L,淋巴细胞比例为 80%。血红蛋白及血小板正常。后去西京医院住院诊治,行骨髓涂片示骨髓成熟淋巴细胞 78%,血片 69%。流式细胞免疫分型为异常细胞亚群,优势表达 B 淋巴细胞抗原,为单克隆 B 细胞增生。骨髓活检示淋巴细胞弥漫性增生。B 超提示脾肿大,肝门及腹主动脉旁多发肿大淋巴结,颈部、腋下、腹股沟浅表淋巴结均有明显肿大,诊断为慢性淋巴细胞白血病。给予 FC 方案(氟达拉滨单用或联合环磷酰胺)化疗 6 次,患者血常规恢复正常,浅表及腹腔内淋巴结均缩小。2015 年 3 月颈部淋巴结再次肿大,再次予以 FC 方案化疗两个疗程,但 7 月开始牙龈出血反复发作,西京医院考虑凝血功能障碍,后经北京协和医院及苏州大学附属第一医院诊断为获得性血管性血友病。2016 年 4 月 5 日查血常规白细胞计数 6.2×10^9/L,血红蛋白 119 g/L,血小板计数 77×10^9/L,淋巴细胞 39.3%,活化部分凝血活酶时间测定 62.7 s,凝血因子Ⅷ缺乏,凝血因子 vWF 缺乏。4 月 6 日 B 超提示脾肿大,胰头旁多发肿大淋巴结,颈部、腋下、腹股沟浅表淋巴结均有明显肿大,最大者为 4.1 cm × 1.8 cm,每日服用泼尼松 15 mg 治疗。刻下:浅表肿大淋巴结肿胀感,牙龈时有渗血,无发热,无疼痛,无盗汗,胃纳可,二便调。舌质淡红,苔薄黄腻,脉弦滑。

中医诊断:痰毒;西医诊断:慢性淋巴细胞白血病,获得性血管性血友病。

证属风痰阻络,阴虚血热。治拟疏风清热,化痰散结,养阴清火。处方:

半夏 10 g,桑叶 10 g,白菊花 10 g,牛蒡子 15 g,柴胡 15 g,生栀子 10 g,炒赤芍 15 g,薄荷 2 g(后下),黄芩 30 g,连翘 15 g,胆南星 15 g,炒白术 15 g,茯苓 15 g,夏枯草 30 g,炒牡丹皮 15 g,金银花 30 g,生牡蛎 30 g,桑枝 15 g,煅瓦楞子 30 g,海螵蛸 30 g,黄连 12 g,炙甘草 15 g,生竹茹 9 g,土茯苓 30 g,炒黄柏 15 g,炒知母 10 g。

炮山甲 12 g(研粉冲服);蒲公英 60 g、半枝莲 60 g、白花蛇舌草 60 g 三味煎汤取水煎上述药味。

14 剂。每日 1 剂。

嘱 2 周后来复诊。

二诊(2016 年 4 月 22 日)

患者颈部肿块胀感减轻,牙龈出血已止,舌苔灰黄腻,根部明显。处方:

上方牛蒡子改 20 g,再加炒白芍 12 g、五味子 15 g、麦冬 10 g、龙胆草 15 g、蝉蜕 30 g、浙贝母 30 g、石见穿 15 g、石上柏 30 g、陈皮 15 g、丹参 15 g、大青叶 15 g、片姜黄 30 g。

42 剂(患者回陕西西安)。

三诊(2016 年 5 月 27 日)

患者无特殊不适,牙龈再无出血,舌淡红,苔薄腻淡黄,脉弦。当地查血常规白细胞计数为 6.52×10^9/L,血红蛋白 114 g/L,血小板计数 104×10^9/L。

上方龙胆草改为 30 g,再加郁金 15 g。28 剂。

【按】 本病本病中医归属于"痰毒""瘰疬""石疽""积症"等范畴。其病机为正气亏虚,脏气失衡,痰火、痰瘀阻于经络,与肺、肝、脾、肾关系密切。本患者颈部淋巴结肿胀感,牙龈渗血,舌质淡红,苔薄黄腻,脉弦滑,提示邪盛为主。病机为风痰火交结,阻络动血。药用桑叶、白菊花、牛蒡子、柴胡、生栀子、连翘疏风清热化痰;竹茹、胆南星、黄芩清热化痰;炒黄柏、炒知母滋肾清热;赤芍、炒牡丹皮凉血止血;海螵蛸收敛止血;土茯苓、白花蛇舌草、半枝莲、蒲公英清热利湿,兼治痰毒;生牡蛎、夏枯草、土茯苓、煅瓦楞子、炒白术、茯苓、炙甘草兼顾正气,防止攻伐太过。2 周后颈部酸胀感减轻,复诊予炒白芍、五味子、麦冬增加扶正功效,用以滋阴清热;舌苔灰腻提示湿毒尤甚,增加龙胆草清利湿热,蝉蜕祛风化痰,浙贝母、石见穿、石上柏化痰散结,陈皮理气化痰和胃,丹参、片姜黄活血通络散结。继服 1 个半月后症状全无,继续巩固治疗。

案 2

伍某,女,73 岁,退休,上海。

初诊(2005 年 3 月 7 日)

发现胃部肿块 3 个月,2004 年 12 月患者因胸闷心慌,行放射线检查,发现胃部肿块。B 超显示,胃体占位 30 mm×40 mm,累及贲门。胃镜检查,胃体癌 Borrmann1 型,病理示,非霍奇金淋巴瘤(NHL),符合黏膜相关淋巴瘤,免疫表型,B 细胞。就诊时嗳气,胸闷心慌,右膝关节周围红斑结节,大便正常,形体消瘦,舌质暗红有瘀斑,苔薄,脉弦滑数。既往有冠心病史 10 余年。

中医诊断:痰毒;西医诊断:非霍奇金淋巴瘤。

证属风邪侵袭,痰湿阻络,痰结化毒,脾胃受损,气机不畅,气滞血瘀。治拟调理脾胃,祛风化痰,通络化瘀。处方:

淋巴 3 号方,加佛手 12 g,紫苏梗 10 g,制香附 10 g,生牡蛎 30 g(先煎),炒赤芍、炒白芍各 15 g,白花蛇舌草 30 g。每日 1 剂服用。

患者下肢结节红斑,下肢肿胀,加强利湿通络,原方加防己 10 g、猪苓 15 g、蒲公英 30 g、忍冬藤 30 g、络石藤 15 g、宣木瓜 12 g。有热象,加土茯苓 15 g、半枝莲 30 g、连翘 15 g、生地黄 12 g、牡丹皮 10 g 清热解毒凉血,加用岳阳医院自制制剂定清片 4 粒,每日 3 次。共服用中医汤剂 49 剂。

二诊(2005 年 6 月 22 日)

下肢结节红斑,下肢肿胀,口渴,心烦灼热,小溲不爽,外院诊断为"脂膜炎",舌质紫红,脉弦。处方:

淋巴 3 号方,加佛手 12 g、紫苏梗 10 g、制香附 10 g、生地黄 12 g、土茯苓 15 g、炒赤芍 15 g、牡丹皮 10 g、忍冬藤 30 g、半枝莲 30 g、猪苓 15 g、连翘 15 g、柴胡 5 g、丹参 10 g、北沙参 15 g、玄参 12 g、紫草 15 g、川石斛 12 g。

每日 1 剂。

加用岳阳医院自制制剂定清片 4 粒,每日 3 次。共服用中医汤剂 77 剂。其间下肢结节处注入复方倍他米松注射液。

三诊(2005 年 9 月 28 日)

胃镜检查,黏膜周围散在淋巴细胞浸润,符合黏膜相关淋巴瘤。泛酸,食后饱胀,纳呆,心烦,皮肤多处结节,舌紫暗,苔薄,脉弦滑。处方:

淋巴 3 号方,加佛手 12 g、紫苏梗 10 g、生地黄 12 g、白花蛇舌草 30 g、北沙参 15 g、黄连 3 g、吴茱萸 3 g、煅瓦楞子 15 g、海螵蛸 15 g、山药 15 g、地锦草 15 g、金雀根 30 g。

每日 1 剂服用。配合服用健延龄胶囊 4 粒,每日 2 次。下肢皮肤结节行放疗 7 次。共服用中医汤剂 84 剂。

四诊(2006 年 4 月 26 日)

心悸反复发作,咳嗽无痰,鼻塞流涕,手臂皮肤肿块,下肢皮肤未见皮损,舌暗紫红,苔薄,脉弦。原法再进。处方:

原方加凤尾草 30 g、山慈姑 30 g、龙胆草 5 g、荆芥 10 g、前胡 15 g、杏仁 10 g、桔梗 5 g、金银花 15 g。

每日 1 剂服用。其间皮肤结节处注入复方倍他米松治疗。至 2007 年 12 月,皮肤结节发作不显,常有皮肤瘙痒,其间因冠心病治疗。共服用中医汤剂每年 200 余剂。至今病情稳定。

【按】 本病归属于中医"痰毒""瘰疬""筋瘤""失荣""石疽""虚劳""积症"等范畴,其病机为正气亏虚,脏气失衡,痰火、痰瘀阻于经络,与肺、肝、脾、肾关系密切。本例老年患者,胸痹心悸 10 余年,乃为肾虚血瘀;外感风寒、风火邪毒,侵袭骨节经络,造成气血经脉痹阻,痰阻经络,故发为四肢皮肤结节;情志不畅,气郁化火,又因风主肝木,毒气风邪犯于经络,肝木失调而克犯胃络;又脾虚生痰,痰与风木、瘀血交结,阻滞胃络气血,而成胃部肿块。过劳成损,肾精亏虚,水泛为痰,痰毒流窜经络,留于体内,耗伤阴精,导致虚火内炽,营血耗伤,而见形体消瘦。正所谓"正气存内,邪不可干,邪之所凑,其气必虚",故治疗当扶正祛邪兼顾。主要注重调理脾胃,补益肾精,调治气血,平衡阴阳。标实主要表现在风、痰、瘀、毒,治拟祛风化痰,解毒化瘀,通络除湿。自拟淋巴3号方加味治疗,淋巴3号方组成有生黄芪、太子参、炒白术、墨旱莲、麦冬、丹参、生甘草、炙甘草、蒲公英、鬼针草、陈皮、猫爪草、浙贝母、莪术、野葡萄藤等,其中生黄芪、太子参、炒白术、陈皮、生甘草、炙甘草健脾益气;墨旱莲、女贞子、麦冬滋阴补益肝肾;蒲公英、鬼针草、猫爪草、浙贝母、野葡萄藤清热解毒,化痰散结,专攻淋巴瘤痰毒热结之邪,丹参、莪术活血化瘀,处方以黄芪汤、异功散、二至丸加减。在原药基础上,加强清化痰毒、清泻肝经郁火,同时和胃降逆、顾护胃气。综观此法,攻补兼施,一方面健脾益气养阴、扶正固本,另一方面清热解毒、化痰行瘀,并根据肺胃症状治疗有所侧重,且注意顾及肾阴。自制主要含雄黄的中成药定清片,雄黄的成分主要含二硫化二砷(As_2S_2),并夹杂少量的三氧化二砷(As_2O_3),可解百毒,消积聚,化腹中瘀血,故以雄黄清泄瘀毒、化瘀消积能更有效地清解瘀毒伏火,消除余邪。

案3

程某,男,83岁。

初诊(2001年7月11日)

患者于2001年1月无明显诱因出现血红蛋白下降,后血小板计数亦下降;红细胞沉降率97 mm/h;IgG 61.6 g/L;免疫蛋白电泳示,IgG单株峰λ轻链型,λ44.5 g/L;基础代谢,增生活跃,幼浆细胞32%,浆细胞6.5%。诊断为多发性骨髓瘤。患者因年事已高,不愿行西药化疗,而求治于中医。既往有慢性支气管炎病史。就诊时:咳嗽,咯痰色白,畏热,无骨痛,心烦,苔薄腻,脉弦。血常规:白细胞计数3.5×10^9/L,血红蛋白112 g/L,血小板计数77×10^9/L。

中医诊断:骨痹(肝肾亏虚,痰瘀互结);西医诊断:多发性骨髓瘤。

证属肝肾亏虚,痰瘀互结。治拟益气养肝补肾,宣肺化痰,清热解毒。处方:

水炙麻黄5 g,杏仁10 g,白芥子5 g,当归10 g,延胡索12 g,野葡萄藤30 g,忍冬藤30 g,蒲公英30 g,桑枝12 g,炒黄芩15 g,红藤30 g,败酱草30 g,北沙参

12 g,丝瓜络 5 g,炒黄柏 10 g,猫人参 30 g,炒枳壳 5 g,骨碎补 12 g,生甘草、炙甘草各 5 g,太子参 15 g。

7 剂。

二诊

药后咳嗽咯痰减。

加用蛇莓 30 g,减去红藤、败酱草。之后予骨髓痹方加减治疗。慢性支气管炎发作时则短暂予上方加减。患者症情逐渐趋于稳定。

2003 年 3 月复查 IgG 43.2 g/L,λ 4.64 g/L,未见特异蛋白带。血红蛋白 110 g/L,白细胞计数 3.8×10^9/L,血小板计数 81×10^9/L。

【按】 患者年至耄耋,肝肾亏虚,痰瘀互结。正虚卫外不固,外邪引动宿痰,肺失宣肃,故见咳嗽、咯痰等症。治疗需标本兼顾,宜益气活血,宣肺化痰,平肝清热。药用水炙麻黄、杏仁、白芥子、丝瓜络宣肺化痰止咳;骨碎补、太子参补肾益气;野葡萄藤、忍冬藤、蒲公英、桑枝、炒黄芩、炒黄柏、猫人参、炒枳壳平肝清热;当归、延胡索、红藤、败酱草活血祛瘀。外邪肃清之后则根据本证的病机特点,予以骨髓痹方治疗。骨髓痹方组成:生黄芪,党参,炒白术,制半夏,茯苓,丹参,藤梨根,陈皮,野葡萄藤,骨碎补,炒杜仲,怀山药,猫爪草,生甘草,炙甘草,炒黄柏。其功用为补益气血,调治脾肾,化瘀泄浊,清热解毒。

案 4

丁某,男,70 岁。

初诊(2002 年 7 月 15 日)

患者 2000 年 10 月起出现头晕呕吐,汗出,两胁作胀。华东医院经查诊为多发性骨髓瘤,予化疗 6 个疗程。就诊时:右胁及右髋骨、左腰节处疼痛,时轻时重,游走不定,食纳不佳,时有头晕,舌淡红而胖,苔薄黄腻,脉弦滑。当时 IgG 9.7 g/L,IgA 0.61 g/L,IgM 0.48 g/L,κ 10.9 g/L,λ 3.37 g/L,κ/λ 3.23。血白细胞计数 3.1×10^9/L,血红蛋白 101 g/L,血小板计数 174×10^9/L。

中医诊断:骨痹;西医诊断:多发性骨髓瘤。

证属风邪蕴毒入骨,骨髓瘀阻,脾虚生痰,痰瘀交结。治拟补脾温肾,祛风泄毒,化痰散瘀。处方:

生黄芪 30 g,党参 30 g,白术 15 g,半夏 15 g,茯苓 15 g,丹参 15 g,藤梨根

30 g,陈皮 12 g,野葡萄藤 30 g,骨碎补 12 g,杜仲 15 g,怀牛膝 15 g,猫爪草 30 g,生甘草、炙甘草各 5 g,全蝎 5 g,猫人参 30 g,蟅虫 12 g,延胡索 15 g,片姜黄 20 g,威灵仙 20 g,桑枝 12 g,炙鸡内金 12 g。

配合定清片 4 粒,每日 3 次。

服用中药治疗 5 个月后,停用化疗。2003 年 1 月 2 日查 IgG 8.38 g/L,IgA 0.25 g/L,IgM 0.19 g/L,κ 2.09 g/L,λ 0.86 g/L,κ/λ 2.43,未检出 M 蛋白。血白细胞计数 4.2×10^9/L,血红蛋白 125 g/L,血小板计数 78×10^9/L。

继予上方加减治疗。另服左归丸 6 g,每日 2 次;通心络胶囊 3 粒,每日 3 次。随访治疗 2 年。

【按】 多发性骨髓瘤临床症状繁多,常见贫血、骨痛、低热、出血、感染及肾功能不全等。中医归属于"骨痹""虚劳"范畴。本病例以游走性骨痛,头晕乏力为主要表现,是由于外感风毒之邪,直接侵袭骨髓,而出现骨髓痹阻,见右胁及右髋骨,左腰节骨痛,所及脏腑为脾肾受累,且由肾及脾,脾虚生痰,痰瘀交阻。治本调治脾肾以治气,补脾气温通肾阳,治标祛风泄毒,化痰散瘀。

案 5

谢某,男,53 岁。

初诊(2005 年 7 月 4 日)

患者于 2005 年 2 月拉伤后出现左侧胸痛,查红细胞沉降率 132 mm/h,血常规白细胞计数 6.6×10^9/L,血红蛋白 90 g/L,血小板计数 199×10^9/L。骨髓涂片示原浆细胞 43.5%,确诊为多发性骨髓瘤(IgG 型)。上海交通大学医学院附属瑞金医院予多柔比星(每日 20 mg,服 2 日)、地塞米松(每日 30 mg,服 4 日)及长春地辛(每日 4 mg,服 1 日)共 3 个疗程,后复查骨穿原浆细胞为 6.5%。刻下:左侧胸闷,无胸痛,B 超浅表淋巴结多处肿大,舌淡红胖大,苔薄黄腻,略干,脉弦滑,重按无力。

中医诊断:骨痹;西医诊断:多发性骨髓瘤。

证属脾肾两亏,风冷瘀阻,毒结经脉。治拟调理脾肾,祛风宣痹。处方:

生黄芪 15 g,党参 15 g,白术 15 g,半夏 15 g,茯苓 15 g,丹参 15 g,藤梨根 30 g,陈皮 12 g,野葡萄藤 30 g,骨碎补 12 g,杜仲 15 g,怀牛膝 15 g,猫爪草 30 g,生甘草、炙甘草各 5 g,炒黄柏 10 g,防风 10 g,防己 10 g,片姜黄 12 g,白花

蛇舌草 30 g,佛手片 12 g,金沸草 10 g,郁金 15 g。

服药 1 个月后患者再次化疗。

二诊(2005 年 8 月 8 日)

化疗后周身酸痛,手指麻木,口腔溃疡,舌淡红胖大,苔薄,脉弦滑。血常规白细胞计数 1.62×10^9/L,血红蛋白 91 g/L,血小板计数 202×10^9/L。处方调整为:

生地黄 12 g,炒知母 10 g,炒黄柏 10 g,炒牡丹皮 10 g,炒白芍 15 g,忍冬藤 15 g,丝瓜络 5 g,络石藤 15 g,熟女贞子 30 g,墨旱莲 30 g,白花蛇舌草 30 g,半枝莲 30 g,蒲公英 30 g,生甘草 5 g,陈皮 5 g,藤梨根 30 g。

此方调治 3 个月,同时共行 6 次化疗结束。

三诊(2005 年 11 月 21 日)

来诊时服用沙利度胺治疗。自觉面浮,胸闷,舌红苔薄黄腻,脉弦滑。血象正常。处方调整为:

生地黄 15 g,熟地黄 15 g,山茱萸 10 g,炒牡丹皮 10 g,炒白芍 15 g,炒黄柏 15 g,丝瓜络 5 g,猫爪草 30 g,熟女贞子 30 g,墨旱莲 30 g,白花蛇舌草 30 g,半枝莲 30 g,蒲公英 30 g,生藤梨根 30 g,金沸草 10 g,黄芪 30 g,茯苓 15 g,陈皮 10 g,丹参 15 g,川牛膝 15 g,清炙甘草 10 g,莪术 15 g,柴胡 5 g,当归 10 g。

此方调治 3 年。病情稳定。

【按】 患者确诊多发性骨髓瘤,根据病机特点初诊时以骨髓痹方治疗。后患者行 3 次化疗,化疗期间出现周身酸痛、口腔溃疡,故方药调整重在清热解毒,祛湿通络,清泻虚火。待化疗结束后加强补益力量,予滋补肝肾,又不忘化瘀清毒,祛湿泻浊。

四、过敏性紫癜

案 1

景某,女,23 岁。

初诊(2004 年 8 月 17 日)

反复下肢散在瘀点半年加重 1 个月。患者半年前下肢有少量细小出血点未引起重视,近 1 个月工作劳累后明显增多,休息后缓解,活动后再次增多,上肢前臂内侧也时常出现。外院服用凉血止血中药后好转,但数日后再次出现,且新旧交替,未曾有全部消散之时。患者自觉心烦,夜寐不安,口干,时有腹泻。因不愿使用激素,故求治于岳阳医院血液科门诊。诉平日易于外感。辅助检查:近1个月反复3次血常规,均三系正常。过敏原试验提示:鳕鱼,鸡蛋(++)。尿常规隐血(±)。刻下:四肢反复有出血点样皮疹,伴有轻度瘙痒,纳可,时有腹泻,无腹痛,心情烦躁,五心烦热,夜寐不安,腰酸,口干,舌红,苔薄腻,脉细滑。

中医诊断:紫癜风;西医诊断:过敏性紫癜。

证属脾肾阴虚,风湿犯表,血络不宁。治拟滋阴益肾,益气祛风除湿,宁络止血。处方:归芍地黄汤合防己黄芪汤加减。

太子参30 g,茯苓15 g,生地黄20 g,当归10 g,山药15 g,生薏苡仁30 g,炒牡丹皮15 g,炒赤芍12 g,紫草15 g,炒白术15 g,防风10 g,防己10 g,泽泻10 g,生黄芪15 g,陈皮5 g,小蓟草10 g,生槐花10 g,丹参12 g。

二诊(2004 年 9 月 10 日)

烦热好转,皮肤紫癜渐消,舌淡红,苔白腻,脉滑。原法出入加强渗湿凉血之药。

原方加白茅根20 g、芦根20 g、车前子15 g。

三诊(2004 年 10 月 10 日)

紫癜基本消退,腹泻好转,夜寐已安。原法出入,随访3个月未复发。

【按】 中医学根据本病皮肤紫癜的表现归为血证、紫斑、肌衄、葡萄疫等范畴。

黄振翘认为过敏性紫癜的主要病因为外感六淫,由于风湿、风寒之邪侵袭,与气血相搏,郁而化热,伤及血络,血不循经,溢于脉外,渗于肌肤。如风热外袭火伤血络,血热妄行,导致紫斑迅速增多,风湿侵袭经络关节,导致关节肿胀,气滞血瘀可导致关节疼痛。而本病往往风热夹湿,或与内湿相合,湿性黏滞,导致迁延不愈。

因"治风先治血,血行风自灭",黄振翘主张初期疏风清热,凉血散瘀。脾胃积热者需清热导滞,凉血活血,风湿痹阻经络,关节疼痛或阻于胃肠,出现腹痛者均有气滞血瘀,应祛风利湿,化瘀解毒。邪毒损精,内有瘀热者宜滋阴凉血散瘀。久病紫癜反复发作,瘀阻脉络,正气受损,而成气虚血瘀之证者宜益气化瘀,兼顾养血。

此患者病程日久，迁延不愈，外感反复，有热象亦有湿象。湿热相搏，伤于脉络。耗伤气阴，久病亦有阴虚之证夹杂，其根本在于脾肾亏虚，阴虚为主，故治疗中黄振翘强调不可偏废，需以滋阴补肾为本，祛风利湿治标，扶正祛邪同时兼顾。肾水得充，脾气健运，气血充盛，则风湿之邪自去。

归芍地黄汤出自《症因脉治》，由六味地黄丸加味而来，功能滋阴养血，主治肝肾血亏。由于六味地黄丸重在滋补肾阴，对阴虚兼血虚者尚嫌补力不足，此方再配伍当归、白芍养血滋阴，使阴足血充，肝肾阴虚，诸症自解。方中将白芍改为赤芍，因考虑赤芍更有凉血宁络之效。然此方不宜用在大便滑泄，外感风寒患者。此患者本因反复外感为主要诱因，且大便易于溏泄，考虑此症状与患者脾虚，且内有湿邪阻滞，脾胃运化功能失调所致，故合用防己黄芪汤。后者出自《金匮要略》，又名防己汤。功能益气祛风，健脾利水，主治风水。对于表虚卫气不固，外受风湿，邪郁肌表经络者有效。该患者苔腻，反复腹泻，脉滑且皮疹来去迅速，均可提示风湿之弊。故治疗中健脾祛风利湿之剂不可或缺，同时可纠正滋阴药味之腻。加小蓟草、生槐花、丹参凉血散瘀，防止瘀阻脉络，使血自归经而血止。可见滋阴与利湿并非矛盾不可治，只要找到根本的症结，则不难解决。

同时告知患者需调适情志，注意饮食起居，防止反复外感，防止饮食辛辣厚味，注意改善脾胃功能，加强锻炼，益气巩固疗效。患者随访数月均表示病情稳定，能正常工作。

案 2

舒某，男，30 岁。

初诊(2005 年 12 月 13 日)

患者反复下肢紫癜 9 个月，伴腹痛、血尿 3 个月。患者 2005 年 3 月出现下肢皮肤瘀斑瘀点，于复旦大学附属华山医院、上海交通大学医学院附属瑞金医院等处治疗，未予激素。皮疹时作时止。9 月起出现中上腹疼痛、血尿，查尿隐血 34.5 个/HP，予雷公藤、复方芦丁、胸腺肽治疗。近 1 个月来下肢紫癜反复发作，尿检示红细胞(＋)。辅助检查：(2002 年 12 月 13 日岳阳医院)尿常规示尿隐血，白细胞 1～3 个/HP，红细胞(＋)。刻下：下肢多发紫癜，斑色鲜红，口唇灼热感，腰酸，纳可，小便色略深，大便尚调，寐尚安，舌胖紫暗，苔薄腻，脉数。

中医诊断：紫癜风；西医诊断：过敏性紫癜。

证属阴虚火旺证。治拟滋阴清热,凉血止血。处方:

柴胡 5 g,浮萍 15 g,防风 10 g,炒赤芍 12 g,炒牡丹皮 10 g,秦艽 12 g,生地黄 12 g,炒黄柏 10 g,三棱 12 g,生槐花 30 g,连翘 12 g,生黄芩 15 g,陈皮 10 g,生黄芪 15 g,生薏苡仁 15 g,小蓟草 30 g,生甘草 10 g,炙甘草 10 g,茯苓 15 g,生白芍 15 g,生牡蛎 30 g,佛手片 12 g,白及 12 g,仙鹤草 30 g,大枣 15 g,紫苏叶 5 g,制香附 10 g,草河车 30 g。

二诊(2005 年 12 月 27 日)

四肢瘀斑瘀点基本消退,尿色红减,近日流涕,无咳嗽,腰脊酸楚,纳一般,大便尚调,寐尚安。舌胖紫暗,苔薄腻,脉数。

上方去牡蛎、白及、紫苏叶,加独活 5 g、络石藤 15 g。

三诊(2006 年 2 月 1 日)

尿常规示(一),背部酸痛,下肢皮肤瘙痒,少量紫癜,色暗红,纳可,大便调,夜寐可。舌胖紫暗,苔薄腻,脉数。

初诊方去浮萍、生牡蛎、白及、紫苏叶,加川牛膝 10 g、荆芥炭 10 g、桑寄生 12 g、炒川断 12 g、苦参 5 g、白鲜皮 12 g。

四诊(2006 年 3 月 12 日)

下肢紫癜 1~2 个,尿常规示:尿隐血(±),尿红细胞 5~7 个/HP,腰背酸胀,皮肤瘙痒已止,纳可,便调,夜寐安。舌淡胖,苔薄,脉细弱。处方:

太子参 15 g,生黄芪 15 g,炒白术 15 g,生地黄 15 g,墨旱莲 20 g,炒赤芍 10 g,炒白芍 10 g,当归 10 g,炒川芎 5 g,丹参 12 g,炒牡丹皮 10 g,生槐花 15 g,干白茅根 15 g,生甘草 5 g,炙甘草 5 g,茯苓 15 g,生薏苡仁 15 g,山茱萸 12 g,小蓟草 15 g,陈皮 5 g。

【按】 该患者下肢紫癜反复 9 月余,为本虚标实之证。其起病缓慢,病程较长。初诊时病情反复,紫癜多发,斑色鲜红,口唇灼热感,腰酸等阴虚之象。其宿疾久病,耗伤阴液,阴虚火旺,虚火迫血妄行,故可见紫癜及尿血。初诊时见多发鲜红色紫癜,以火盛气逆为表,故急则治标,予滋阴清热、凉血止血等药物。紫癜发无定时,故二诊时,加用独活、络石藤祛风宁络。患者三诊时皮肤瘙痒明显,故予苦参、白鲜皮祛风止痒。四诊后症稳,重在治本,黄振翘云应重调脾肾,活血止血。本病起病初正气尚盛,病势清浅,需积极治疗,否则邪入营血,兼有吐衄、便血、出血量多或颅内出血,预后欠佳。

案 3

尹某,女,8 岁。

初诊(2016 年 11 月 25 日)

反复皮肤紫癜 3 月余。患者自 2016 年 9 月初无明显诱因下双下肢皮肤少量出血点,在安徽宣城当地医院查血常规均正常,诊断为过敏性紫癜,给予抗过敏治疗好转。后反复应用西替利嗪、泼尼松、氯雷他定等抗过敏治疗均有效,但病情时有反复。2016 年 11 月 12 日至 25 日因为腹痛、新发紫癜于湖南中医药大学第一附属医院儿科住院治疗,其间给予甲强龙琥珀酸钠 60 mg 抗炎后腹痛好转,但全身皮肤均出现大量鲜红色紫癜,患者因疗效不佳遂来岳阳医院门诊求治。刻下:全身皮肤均可见紫癜,有的融合成片,色鲜红,双侧下肢疼痛,无咳嗽咳痰,无腹痛,无便血,胃纳可,大便每日 1 次。舌质红苔白腻,脉细。2016 年 11 月 22 日外院血常规白细胞计数为 7.2×10^9/L,血红蛋白 146 g/L,血小板计数 227×10^9/L,中性粒细胞百分率 67.2%。尿常规:白细胞(+++),余阴性。抗"O"测定高于正常。免疫球蛋白均正常。D-二聚体 3.97 g/L。粪常规:隐血(+)。

中医诊断:紫癜风;西医诊断:过敏性紫癜混合型。

证属血热风湿,脉络受损。治拟清泻火热,凉血止血,祛风除湿通络。处方:犀角地黄汤加味。

水牛角 30 g(先煎),炒赤芍 12 g,炒牡丹皮 10 g,生地黄 15 g,薄荷 1.5 g(后下),防己 10 g,茯苓 12 g,泽泻 10 g,蒲公英 30 g,猫人参 15 g,紫草 15 g,猫爪草 15 g,茜草根 15 g,炒黄芩 10 g,柴胡 10 g,黄连 6 g,牛蒡子 10 g,蝉蜕 9 g,僵蚕 30 g,大青叶 15 g,桑叶 10 g,焦栀子 5 g,威灵仙 15 g,羌活 5 g,独活 5 g,生石膏 15 g。

14 剂,每日 1 剂。嘱 2 周后来复诊。

【按】 过敏性紫癜中医属于紫癜。该患者除有皮肤紫癜还伴有腹痛,粪隐血阳性,下肢疼痛,故属于混合型过敏性紫癜。患儿紫癜色红,融合成片,反复发作,舌质红苔白腻,脉细,黄振翘认为病位主要在血分,因其病程较短,为急性起病,多发生在外感之后,故温热邪毒乘虚侵犯血脉,成批大量出现皮肤紫癜;外感风邪,风者善行而数变,感而不发,入里化热而致血热;血热交互搏结于关节脉络,瘀血阻滞,不通则痛则引起肢体疼痛。方中犀角地黄汤、紫草清热凉血止血,炒黄芩、柴胡、牛蒡子、蝉蜕、僵蚕、桑叶、薄荷使风邪疏散,从表而解,热邪自清,脉络安宁,紫癜消退。风邪致病可单独感邪,也可夹湿,夹火邪,患者苔白腻,脉细辨证有湿,风湿易侵袭经络、关节,风邪夹湿,常先由气分后入血分,血脉受损,故加用威灵仙、羌活、独活祛风除湿通络,生石膏清气分余热,防己、茯苓、泽泻辅以祛湿通利关节,出血而成血瘀,里有瘀热,加用大青叶、蒲公英、茜草清热解毒凉血化瘀。黄振翘认为过敏性紫癜引起出血的主要病因病机是风、热、湿、毒、瘀,提出以祛风清热凉血为先,兼顾利湿解毒,均配合治瘀的原则。经过此方调治2月余,患儿皮肤紫癜消退,未再发作。

案4

刘某,男,59岁。

初诊(2004年3月29日)

皮肤紫癜反复发作2年余,加重1周。患者紫癜反复发作,尤其服海产品及河鱼后,发作明显,曾间断服中药治疗,仍有大小不等的瘀点瘀斑出现,无关节疼痛,无腹痛,无黑便。1周前出差饮食不慎,紫癜发作加重,遂来就诊。辅助检查:查血小板正常,尿隐血(+)。刻下:双下肢、上肢、腹、背部广泛紫癜,大小不等,呈紫暗色,无痒,易感神疲乏力,苔薄黄舌质淡红,脉弦数。

中医诊断:紫癜风;西医诊断:过敏性紫癜。

证属风热邪毒内伏,胃热夹湿,气血不足。治拟祛风渗湿,凉血清热,益气健脾。处方:

生黄芪15 g,太子参15 g,炒白术10 g,茯苓15 g,生地黄15 g,防风10 g,生薏苡仁15 g,防己10 g,陈皮5 g,炒牡丹皮15 g,炒赤芍15 g,小蓟草30 g,生槐花30 g,紫草15 g,炒黄芩10 g,蒲公英30 g,丹参12 g,生甘草、炙甘草各5 g。

7剂。

二诊(2004年4月12日)

四肢、腹、背紫癜时发时减,斑色略淡,舌脉如前。肺脾气虚,易受风毒之邪,伤及血络,再加入疏风、凉血、清热之品。

原方生薏苡仁改为30 g,加蝉蜕10 g,水牛角30 g(先煎)、连翘壳15 g。再服7剂。

三诊(2004年4月26日)

四肢、腹、背紫癜显著消减,舌淡红胖苔薄黄腻,脉弦。再拟前法,加益气滋肾凉血之品。

原方生黄芪改为 30 g,加墨旱莲 15 g。再服 14 剂。

四诊(2004 年 5 月 17 日)

胸、腹、背部紫癜未作,四肢紫癜偶有发作,舌淡红,苔薄腻,脉弦。再拟前法加入养血活血祛风之品。

原方加当归 15 g、炒川芎 10 g。再服 14 剂。之后加减原方连续服用 70 剂,紫癜未发作,诸症显减,随访 2 年未复发。

【按】 紫癜风的病因病机为"风、热、湿、毒、瘀",反复发作者,以肾虚血瘀、脾虚内湿、肺脾(气阴)两虚为本虚;风湿、血热、瘀阻为标。《外科正宗·葡萄疫》说:"感受四时不正之气,郁于皮肤不散,结成大小青紫斑点,色若葡萄,发在遍体。"葡萄疫与过敏性紫癜(紫斑)的病况非常相似,是因感受四时"不正之气"而起。《诸病源候论·伤寒阴阳毒候》指出外邪入侵后,经五六日或十余日,"变成毒"引起发斑的情况。本例主要病因为外感六淫,由于风湿、风寒之邪侵袭,与气血相搏,郁而化热,热伤脉络,使血不循经,溢于脉外,渗于肌肤而成;而本病往往风热夹湿,或与内湿相合,胶着不去,反复发作,乃湿毒久蕴,脾胃伏火,火郁外发,伤及络脉。黄振翘辨证根据病程长短、紫癜颜色外,重视舌苔和脉象。若舌苔黄腻,舌质不淡,紫癜颜色鲜红,根据"胃主肌肉",主热夹毒蕴积于胃,脉象弦滑为火盛,毒气熏发于肌肉;若舌淡胖,脉细缓,紫癜颜色淡红,则为脾虚湿蕴;苔黄舌质干表明有化热之势;若舌干红,脉细数,则为气阴亏虚;舌紫红、深红,紫癜颜色紫红且反复发作,主阴虚里热,或有瘀热。本病为标本互见之证,由于风湿伤络,热入血分,瘀血阻络,以风湿、血热、瘀阻为标,治拟祛风渗湿,凉血清热,活血通络;反复发作者以肾虚、脾虚、肺脾(气阴)两虚为本虚,治本采用滋肾、健脾、益气养血等法。但治疗总不离治风、热、湿、毒、瘀,重视治瘀贯穿治疗全程,所谓"治风先治血,血行风自灭",初期疏风清热,凉血散瘀,血行风自灭;脾胃积热,清热导滞,凉血活血;风湿痹阻经络,关节疼痛,阻于胃肠,腹痛,均有气滞血瘀,故祛风利湿,化瘀解毒。邪毒损精,内有瘀热,宜滋阴凉血散瘀;久病紫癜反复发作,瘀阻脉络,正气受损,而成气虚血瘀之证,宜益气化瘀,兼顾养血。采用滋肾凉血与化瘀消斑结合、健脾益气与活血化瘀结合、祛风渗湿通络伍以益气,选方用药精当。方中生黄芪、太子参、白术、甘草益气健脾,防风、生薏苡仁、防己祛风利湿,生地黄、炒牡丹皮、炒赤芍、小蓟草、生槐花、乌梅凉血滋阴、清热化瘀,炒黄芩、蒲公英清热解毒。常用药物的特点,选用防风、荆芥、生槐花、黄芩、连翘散风清热,蒲公英、生薏苡仁、茯苓利湿解毒,生地黄、赤芍、牡丹皮、丹参凉血化瘀。紫癜发作较密集,加水牛角、紫草;腹痛者,加木香、延胡索、白芍;见到关节肿痛,加防己、川牛膝祛风利湿、活血强筋;出现便血者,加地榆、白及;尿血者,加干白茅根、小蓟草;病久不愈,气血亏虚者,加黄芪、当归、川芎;肝肾亏损者,加墨旱莲、女贞子。反复发作,乃湿毒久蕴,脾胃伏火,宜利湿清热解毒以治脾胃伏火,与疏风凉血清热配合,选用苍术、土茯苓,可减少发作,并应防止过用寒凉伤及脾胃。久病紫癜反复发作,瘀阻脉络,正气受损,而成气虚血瘀之证,宜益气化瘀,兼顾养血。

案5

吴某,男,71岁。

初诊(2008年8月27日)

双下肢紫癜1年余。患者1年前无意发现双下肢紫癜,多次查血常规及尿常规均正常,无鼻衄、齿衄,无关节疼痛,无腹痛,曾服用维生素C治疗1个月及中药,双下肢紫癜无明显改善。患者有冠心病史,安装永久起搏器术后。否认高血压及糖尿病等。既往服用阿司匹林片。刻下:双下肢紫癜,时作时减,不痒不痛,舌胖苔薄,脉细。

中医诊断:紫癜;西医诊断:色素性紫癜。

证属血热生瘀,湿热蕴结。治拟清热凉血,活血化瘀,兼顾利湿。处方:桃红四物汤加减。

柴胡10 g,炒白芍15 g,炒赤芍15 g,生地黄15 g,当归15 g,丹参15 g,炒牡丹皮10 g,川牛膝15 g,炙地龙15 g,桃仁10 g,红花5 g,鸡血藤15 g,鬼箭羽12 g,炒杜仲15 g,生地榆15 g,防己10 g,生薏苡仁15 g,炒枳壳5 g,生甘草5 g,炙甘草5 g。

14剂。

二诊(2008年9月17日)

患者双下肢紫癜明显减轻,但下肢麻木,舌同前,脉弦。

上方加天麻15 g、木瓜12 g。14剂。

三诊(2008年10月14日)

患者双下肢紫癜逐渐减少,有胸闷,下肢仍麻木,舌苔薄白,脉弦。

采用 8 月 27 日方加天麻 15 g、木瓜 12 g、沉香 1.5 g(后下)、炒黄芩 10 g。14 剂。

四诊(2008 年 11 月 5 日)

双下肢紫癜紫癜基本消退,下肢麻木减轻,时有胸闷,舌苔薄,脉弦。

原方去防己,改丹参为 30 g,炙地龙 20 g,加生黄芪 30 g、制半夏 12 g、瓜蒌仁 15 g、益母草 30 g、天麻 15 g、䗪虫 15 g、砂仁 3 g(后下)。14 剂。

【按】 色素性紫癜性皮肤病是一组好发于小腿的以瘀点和色素沉着为特征的毛细血管炎性疾病,其特点为多发于两下肢的毛细血管扩张性紫癜,继发由含铁血黄素沉着的色素沉着斑。其统属中医"紫癜"范畴,中医认为本病病因病机为:① 血热生瘀:内有蕴热,外受风邪,风热闭塞腠理,伤于营血,血热损络,血溢脉外,发于肌肤而成。② 血燥伤阴:瘀血凝滞,阻碍新血化生,络道受损,营血阻滞,日久血燥伤阴,肌肤失养而成。西医对本病病因的认识尚未完全明了,有人认为发病与重力和静脉压升高有关,也可能与某种中毒性因素有关。是否存在免疫机制尚未确定。黄振翘认为该患者属血热瘀结,湿热内蕴,治以活血化瘀,凉血利湿,方中大量活血化瘀药物配合清热凉血之品,且川牛膝可引药下行,防己及生薏苡仁清热利湿,炒枳壳理气助于活血,并以生甘草、炙甘草为使调和诸药,14 剂显效。后患者下肢麻木,考虑湿阻脉络,气血不通,故加大化湿力度,加用黄芪、半夏健脾化湿,䗪虫、地龙加量活血通络,故紫癜及下肢麻木均明显减轻。

五、特发性血小板减少性紫癜

案 1

魏某,女,26 岁。

初诊(2006 年 8 月 1 日)

咽痛发热伴四肢瘀斑瘀点 4 日。患者 7 月 26 日受风寒后出现鼻塞流涕,7 月 29 日起出现咳嗽咳痰,伴发热,体温最高达 39.5℃,用头孢他啶及左氧氟沙星后热退。但仍有咳嗽咳痰,咽痒痛。下肢皮肤可见散在瘀斑瘀点。辅助检查:血常规:白细胞计数 3.7×10^9/L,血红蛋白 97 g/L,血小板计数 57×10^9/L,中性粒细胞百分率 46.3%,余正常。刻下:下肢散在瘀斑瘀点,咳嗽咳痰,痰色白质稀,咽痒痛,自觉身热,口干,乏力,纳欠馨,二便调,寐尚安。舌脉:舌红,苔薄,脉细弦滑。

中医诊断:紫癜;西医诊断:血小板减少症。

证属外感风热,灼伤血络。治拟疏风清热,凉血止血。处方:银翘散加减。

金银花 15 g,连翘 15 g,淡竹叶 15 g,杏仁 10 g,桔梗 15 g,浙贝母 15 g,蒲公英 30 g,大青叶 15 g,炒枳壳 5 g,陈皮 5 g,炙甘草 5 g。

二诊(2006 年 8 月 22 日)

咳嗽咽痒痛已减,下肢瘀斑吸收,血小板计数恢复至 $70 \times 10^9/L$,纳可,二便调,寐尚安。舌红,苔薄,脉弦滑。处方:

生白芍 15 g,陈皮 15 g,虎杖根 15 g,生甘草 10 g,炙甘草 10 g,大枣 30 g,茯苓 30 g,炒黄芩 15 g,藿香 6 g,墨旱莲 30 g,北沙参 30 g,山药 12 g,制何首乌 15 g,生黄芪 30 g,太子参 15 g,炒白术 15 g,生地黄 15 g,熟地黄 30 g,蒲公英 30 g,女贞子 30 g,菟丝子 30 g,淫羊藿 30 g,山茱萸 12 g,巴戟天 15 g,金银花 15 g,益母草 15 g,党参 15 g,当归 10 g,枸杞子 12 g,阿胶 9 g,牛耳大黄 15 g。

三诊(2006 年 10 月 18 日)

咳嗽咽痒痛已愈,四肢皮肤瘀斑瘀点基本消退,稍口渴,血小板上升至 $84 \times 10^9/L$,二便调,纳可,大便调,夜寐可。舌红,苔薄黄,脉弦滑。处方:

生白芍 15 g,陈皮 15 g,虎杖根 15 g,生甘草 10 g,炙甘草 10 g,大枣 30 g,茯苓 30 g,炒黄芩 15 g,藿香 6 g,墨旱莲 30 g,北沙参 30 g,山药 12 g,制何首乌 15 g,生黄芪 30 g,太子参 15 g,炒白术 15 g,生地黄 15 g,熟地黄 30 g,蒲公英 30 g,女贞子 30 g,菟丝子 30 g,淫羊藿 30 g,山茱萸 12 g,巴戟天 15 g,炒黄柏 15 g,益母草 30 g,党参 15 g,当归 10 g,枸杞子 12 g,阿胶 9 g,牛耳大黄 15 g,炒牡丹皮 15 g。

【按】 此病案具有紫癜分期辨证施治的鲜明特色。初诊时,患者感受四时不正之气,风热袭表,正邪交争,内犯营血,与气血相搏,气血逆乱,血液不循常道,溢出脉外,留注肌肤之间,发为紫癜。其表证发热,药后余毒未清,邪客肺卫,营血同病,故治以疏风清热,凉血止血,银翘散为主方。二诊时咳嗽咽痒等表证不显,血络仍伤,考虑外邪已解,故法从脾肾调治,方以健脾补肾,活血止血。费氏云"治气血者,莫重于脾肾"。盖脾肾亏虚,精血不足是导致气血不足,生血障碍的根本原因,且血证之病,日久必瘀,血脉阻滞化瘀亦为肾虚精亏的病理表现。药多用熟地黄、墨旱莲、牡丹皮、茯苓、菟丝子、山茱萸、白术、甘草等药;同时兼施柔肝之法,药予当归、枸杞子、女贞子等,使肝木调达,则自能藏血,出血自止。至三诊时可见其血证已稳,但其病久,阴液暗耗,舌红口渴,皆为虚象,"顾阴液,须投复脉",遂加予阿胶等血肉有情之品,育阴潜阳。整个治疗过程注意标本及病机变化,攻守有则,四诊后患者已体善病解。

案 2

陈某,女,14 岁。

初诊(2007 年 3 月 20 日)

反复鼻衄伴皮肤瘀斑 1 年。患者于 2006 年 4 月无明显诱因出现发热,体温 38.5℃,无鼻塞流涕等症状。第二日出现鼻衄、皮肤瘀斑,五官科检查鼻腔未见异常。血常规示:血小板计数 $12 \times 10^9/L$,余正常。至上海交通大学医学院附属瑞金医院,骨穿及活检示:巨核系增生(＋)。染色体正常。诊为"特发性血小板减少性紫癜"。予激素、静脉注射用人免疫球蛋白治疗,血小板曾升至正常。激素减量后复降。多次因血小板低下,输注静脉注射用人免疫球蛋白、血小板等。2007 年 3 月 6 日再次复查血小板计数 $1 \times 10^9/L$,皮肤瘀斑明显,齿衄,外院予激素冲击及静脉注射用人免疫球蛋白输注后血小板计数升至 $75 \times 10^9/L$,目前地塞米松每日 4 片,每片 0.75 mg。为求激素平稳撤药,来就诊。发病以来曾出现黑便,幽门螺杆菌(＋),谷丙转氨酶增高。血常规:血小板计数 $93 \times 10^{12}/L$。刻下:乏力,易汗,畏热,咳嗽、无痰,小腹隐痛,月经量不多,周期正常。纳可,寐差,二便调。舌质红,苔薄黄腻,脉细数。

中医诊断:紫癜;西医诊断:特发性血小板减少性紫癜。

证属肾阴亏虚,火盛于上,热伏血分。治拟滋水清上,清解血分。处方:自拟方。

大生地 12 g,炒知母 10 g,墨旱莲 15 g,炒牡丹皮 10 g,茜草根 12 g,炒黄柏 10 g,金银花 15 g,炒黄芩 15 g,炒枳壳 5 g,炙鳖甲 12 g,炙龟甲 12 g,生升麻 12 g,生甘草 5 g,广陈皮 5 g。

二诊(2007 年 6 月 5 日)

血小板计数 $60 \times 10^{12}/L$。地塞米松每日 3.5 片。月经来临,色淡量中,乏力,大便干,纳可,睡后易醒,小便调。舌深红胖,苔黄腻,脉细。处方:

生黄芪 15 g,太子参 15 g,生白及 12 g,地锦草 15 g,牛耳大黄 30 g,小蓟草

15 g,墨旱莲 30 g,虎杖根 15 g,生龙骨 15 g,生牡蛎 15 g,生地榆 15 g,景天三七30 g,血见愁 30 g,大乌梅 15 g,炒黄柏 10 g。

三诊(2007 年 7 月 31 日)

血小板计数 65×10^{12}/L。地塞米松每日 3 片。月经复来,量偏多,腰酸,夜间潮热,口干,便干,舌红,苔薄黄,脉细数。处方:

上方改大乌梅 20 g,加炒黄柏 12 g、炒知母 10 g、炙龟甲 18 g、炙鳖甲 9 g。

【按】　此患者为求激素减量来诊。激素是一种类似于中药助阳生热之品,长期使用,伤津耗液,阴不制阳,则阳热之气相对偏旺而生内热,会出现一系列阴虚血热之象。阴精亏虚不能制阳,火动于上,血络损伤,出血不止;而血中伏火,又能损伤阴精,导致阴虚更盛,如此反复恶性循环,使疾病迁延难愈。患者年少,久服激素,助火、耗阴,复感外邪,投以大补阴丸加减,用龟甲、鳖甲大补真阴,潜摄伏阳,易熟地黄为生地黄,旨在增强滋阴补肾、凉血止血之力。用黄柏之苦以坚肾,可以制龙雷之火,又以知母清滋凉肺,不但能保肺金,又能滋水之化源。牡丹皮泻血中之火,墨旱莲既可滋阴,又能凉血止血。茜草古称"蘆茹",《素问》中有"乌鲗蘆茹汤",可凉血止血。金银花清上焦热。黄芩清中焦热。黄柏清下焦热,取釜底抽薪之义,既可降火,又可御外侵之热邪。枳壳与升麻一降一升,调畅气机。陈皮理气和胃,防寒凉、滋腻药碍胃。二诊患者月经来潮,《景岳全书》说:"有形之血不能即生,无形之气所当急固。"故以人参、黄芪健脾益气基础上,乌梅、白及、龙骨、牡蛎收涩止血;血见愁、牛膝大黄化瘀止血;小蓟草、墨旱莲、地榆凉血止血;黄柏苦以坚阴,并制相火。三诊激素使用日久,阴虚火热明显,故前方加知母与黄柏相须,加强滋阴泻火之力。去龙骨、牡蛎,加龟甲、鳖甲以滋肾阴,清相火。龟甲《本草衍义补遗》谓之:"补阴之功力猛,而兼去瘀血,续筋骨,治劳倦。"鳖甲《神农本草经》谓之:"主心腹癥瘕坚积,寒热。"可用于阴虚有热之月经过多。盖阴足火自清,火清阴自复,本固源清,诸症自除。三诊以来,激素用量逐减,而血小板计数逐升,能否继续减低激素剂量,有待观察。

案 3

魏某,女,25 岁。

初诊(2004 年 6 月 22 日)

反复皮肤紫癜 3 年,加重 5 个月。患者 2001 年无明显诱因下出现四肢皮肤散在紫癜,无鼻衄、齿衄及黑便,当时未予重视。2003 年 7 月体检查血常规示血小板计数 71×10^{9}/L,余正常。予利可君治疗 1 个月后血小板计数升至 100×10^{9}/L,后停药。2004 年 1 月因皮肤紫癜反复,查血常规:血小板计数 18×10^{9}/L,血小板相关免疫球蛋白(PAIg):PAIgG 125.1 ng/10^{7} 血小板,PAIgM 49.3 ng/10^{7} 血小板,PAIgA 正常。于 2004 年 2 月行骨髓穿刺,涂片示:骨髓有核细胞增生活跃,巨核系见成熟障碍。考虑"特发性血小板减少性紫癜"。予激素联合静脉注射用人免疫球蛋白治疗,并予环孢素(服用 1 周后因肝损、牙龈肿痛停用),效果不佳。目前服用泼尼松 5 mg,每日 6 片及升血小板胶囊。辅助检查:(2004 年 6 月 22 日)血常规示血小板计数 34×10^{12}/L。刻下:乏力,头痛,盗汗,夜梦多,大便偏干,皮肤偶见瘀斑。月经量多,纳一般。舌脉:舌质淡红,苔薄,脉弦数。

中医诊断:紫癜;西医诊断:特发性血小板减少性紫癜。

证属气阴不足,瘀热互结。治拟益气养阴,凉血化瘀。处方:

生黄芪 15 g,太子参 15 g,炒白术 10 g,生地黄、熟地黄各 15 g,炒牡丹皮 10 g,茜草根 15 g,生白芍 15 g,紫丹参 10 g,景三七 30 g,板蓝根 15 g,广陈皮 5 g,大红枣 15 g,生甘草、炙甘草各 10 g,地榆炭 15 g,莲房炭 15 g。

二诊(2004 年 8 月 17 日)

血小板计数 18×10^{12}/L,泼尼松每日 5 片,下肢瘀斑瘀点密集,便畅。舌红,苔薄,脉细数。处方:

生黄芪 15 g,太子参 15 g,炒白术 10 g,生地黄、熟地黄各 15 g,炒牡丹皮 10 g,茜草根 15 g,生白芍 15 g,紫丹参 10 g,景三七 30 g,板蓝根 15 g,广陈皮 5 g,生槐花 30 g,墨旱莲 30 g,生甘草、炙甘草各 10 g,大红枣 5 g,生地榆 30 g,云茯苓 15 g。

三诊(2005 年 1 月 4 日)

血小板计数 75×10^{12}/L,泼尼松每日 3 片。上肢散在紫癜,舌淡红,苔薄黄,脉细无力。治拟调补脾肾,益气养阴;佐以温肾,寒温兼施。

上方改北沙参 30 g,去丹参、炒牡丹皮,加熟女贞 30 g、制何首乌 15 g、菟丝子 15 g、淫羊藿 10 g、益母草 15 g、党参 30 g、当归 20 g、蒲公英 30 g。

【按】 本病患者初服大剂量糖皮质激素,激素类似于中药之温阳助热之品,壮火食气,不宜久服,久则易耗伤阴液。激素减药宜缓不宜快,故应防药热伤阴。

黄振翘在补气时,加生地黄滋阴并凉血;茜草、炒牡丹皮、景天三七以补肾、化瘀、凉血止血。瘀血不去,新血难生。唐荣川云:吐衄便漏,其血无不离经⋯⋯经隧之中,既有瘀血踞住,则新血不能安行无恙,故以祛瘀为治血要法。黄振翘以丹参活血祛瘀,地榆炭、莲房炭清热化瘀止血。炭药取法"十灰散",中医五行生克,认为红属火,黑属水,水能克火,故有"血遇黑则止""火烧诸黑药皆能止"。陈皮理气,防诸药之滞。紫斑本属邪热扰于内而发,又常遇外邪后反复,减药时尤惧,故黄振翘添一味板蓝根,既治且防。二诊时激素逐减,病情反复。故以生槐花、生地榆易炭药,可立截火势,又加墨旱莲滋阴凉血。三诊时紫斑退,按"缓则治本",去丹参、炒牡丹皮,加女贞子、何首乌、党参、当归、沙参强调补脾肾,益气养阴,佐以淫羊藿、菟丝子温肾,寒温兼施,以图完功。

案4

赵某,男,50岁。

初诊(2003年3月7日)

反复齿衄,皮肤紫癜9月余。患者诊断特发性血小板减少性紫癜已有9月余,病初有齿衄、鼻衄、皮肤紫癜,血小板计数16×10^9/L,曾经在外院做骨髓穿刺细胞涂片及PAIgA检查,确诊为特发性血小板减少性紫癜,经泼尼松(每日60 mg)治疗,疗效不显,后逐渐减量,目前泼尼松每日10 mg。辅助检查:白细胞计数9.0×10^9/L,红细胞计数4.5×10^{12}/L,血红蛋白130 g/L,血小板计数10×10^9/L。刻诊:仍有齿衄,皮肤紫癜反复,无便血,纳可,便调。时有潮热。舌质偏红,苔薄,脉细数。

中医诊断:血证(阴亏血热);西医诊断:特发性血小板减少性紫癜。

证属肾阴亏虚,火热伤络。治拟滋肾养肝,清血宁络。处方:

生地黄12 g,炒白芍12 g,炒黄芩10 g,侧柏炭12 g,炒黄柏10 g,金银花15 g,炒蒲黄(包煎)15 g,蒲公英30 g,炒枳壳5 g,生甘草、炙甘草各10 g,干白茅根30 g,生槐花15 g,小蓟炭15 g,地榆炭15 g,白及10 g,煅龙骨、煅牡蛎各15 g,熟地黄12 g,炙鳖甲12 g,熟女贞子12 g,怀山药15 g,牡丹皮炭10 g,栀子炭5 g。

14剂。

二诊(2003年3月21日)

皮肤紫癜消失、齿衄止,大便溏,舌质淡红暗,苔薄,脉细数。血小板计数

12×10^9/L。处方：

生黄芪 15 g，党参 15 g，炒白术 15 g，当归 15 g，生地黄、熟地黄各 12 g，炒牡丹皮 15 g，生甘草 5 g，紫苏梗 10 g，景天三七 15 g，墨旱莲 15 g，仙鹤草 30 g，炒赤芍、炒白芍各 12 g，蒲公英 30 g，炒黄柏 10 g。

7 剂。

三诊（2003 年 3 月 21 日）

无皮肤紫癜反复，食后中脘作胀，大便成形，日行 1～2 次，头胀痛，苔薄黄，质紫暗红，脉细数。血小板计数 20×10^9/L。处方：

生黄芪 15 g，党参 15 g，炒白术 15 g，当归 15 g，生地黄、熟地黄各 12 g，炒牡丹皮 15 g，生甘草 5 g，紫苏梗 10 g，景天三七 15 g，墨旱莲 15 g，仙鹤草 30 g，炒赤芍、炒白芍各 12 g，蒲公英 30 g，炒黄柏 10 g，佛手 10 g，台乌药 10 g，香橼皮 10 g。

14 剂。

患者经中医中药的 1 年左右的治疗，出血症状基本消失，血小板计数上升至 55×10^9/L。

【按】 特发性血小板减少性紫癜为中医"血证"久病本虚，脾肾亏损，治从健脾补肾入手，包括益气、补血、补阴，治疗中要兼顾，但要有侧重。不出血时，补气中以补阴为主；出血过多，邪热动血，阴虚里热，可以清肝火。不出血时可兼见瘀血，可加以活血之法，但要防止再出血，化瘀与止血结合起来，不出血时可阴血同治。黄振翘认为辨证，舌苔很重要，初诊时舌质偏红，苔薄，脉细数。此为肾阴亏虚，肝木失养，肝阳上扰，火热伤络，血络受损。治拟滋肾养肝，清血宁络。二诊时大便溏，舌质淡红暗，苔薄，脉细数。证属脾虚阴亏不复，伏热瘀血，减而未净，再从健脾补肾，散瘀，清热调治。三诊患者头胀痛，苔薄黄，质紫暗红，脉细数为阴虚夹瘀血，舌淡暗红则有血虚瘀阻，气虚阴亏，应用健脾调达气机，补气养血兼少许活血化瘀之品。

案 5

陆某，男，5 岁。

初诊（2003 年 9 月 22 日）

皮肤紫癜 2 月余。患者 2000 年 12 月起皮肤有出血点，血小板减少，在外院以静脉注射用人免疫球蛋白、泼尼松治疗及岳阳医院血液科中医中药治疗，1 年后血小板恢复正常而停药。今年 9 月因注射预防疫苗后,血小板计数下降为 $7 \times 10^9/L$,再来就诊。辅助检查:血常规:白细胞计数 $5.6 \times 10^9/L$,血红蛋白 $140\,g/L$,血小板计数 $7 \times 10^9/L$。刻下鼻塞流涕,紫癜,鼻衄。舌红苔薄,脉数。

中医诊断:血证;西医诊断:特发性血小板减少性紫癜。

证属风热之邪内侵,热伤血络。治拟疏风清热,凉血止血。处方:

薄荷(后下)1.5 g,金银花 12 g,连翘 12 g,生地黄 12 g,水牛角 15 g(先煎),苍术 6 g,炒黄芩 10 g,炒牡丹皮 5 g,炒枳壳 5 g,生甘草、炙甘草各 3 g,干白茅根 15 g,陈皮 5 g,生槐花 15 g,荆芥炭 5 g,栀子 15 g。

7 剂。

二诊(2003 年 10 月 6 日)

药后鼻塞流涕止,鼻衄止,仍有少量皮肤紫癜,舌红苔薄,脉数。血小板计数 $6 \times 10^9/L$。处方:

大生地 10 g,炒牡丹皮 5 g,水牛角 15 g(先煎),金银花 12 g,炒黄芩 10 g,蒲公英 12 g,草河车 12 g,炒白芍 12 g,麦冬 12 g,荆芥炭 5 g,生槐花 12 g,生栀子 3 g,生甘草、炙甘草各 3 g,苍耳子 6 g。

14 剂。

三诊(2003 年 11 月 17 日)

药后皮肤紫癜消失,苔脉同前。血小板计数 $41 \times 10^9/L$。处方:

大生地 10 g,炒牡丹皮 5 g,水牛角 15 g(先煎),金银花 12 g,炒黄芩 10 g,蒲公英 12 g,草河车 12 g,炒白芍 12 g,麦冬 12 g,生槐花 12 g,生黄芪 15 g,太子参 15 g,北沙参 15 g,生甘草、炙甘草各 3 g。

14 剂。

四诊(2003 年 12 月 15 日)

无紫癜,无鼻衄,苔薄舌转淡红,脉数。血小板计数 $31 \times 10^9/L$。处方:

生地黄、熟地黄各 10 g,山茱萸 6 g,炒牡丹皮 10 g,水牛角 15 g(先煎),生黄芪 12 g,太子参 15 g,茯苓 10 g,金银花 12 g,炒黄芩 10 g,蒲公英 12 g,草河车 12 g,炒白芍 12 g,防风 10 g,陈皮 5 g,桔梗 3 g,前胡 10 g,生甘草、炙甘草各 3 g。

14 剂。

【按】 有外感风热之邪,血热伤络,而致出血,治疗疏风清热,凉血止血;二诊风热之邪已清,加强益气之功。患者先天不足,后天失调,卫气不固,易感外邪,新血不易化生,无鼻衄、紫癜之症后,予以补肾精,调治后天,兼清外邪。

案 6

顾某,女,30岁。

初诊(2006年5月9日)

皮肤紫癜4年。患者2002年感冒发热1个月,出现皮肤紫癜,外院查血象示:血小板计数 13×10^9/L,白细胞、血红蛋白均正常。骨髓象示:骨髓增生活跃,巨核系成熟障碍,诊断为特发性血小板减少性紫癜。予地塞米松治疗,血小板计数最高升至 133×10^9/L。2003年5月因劳累、情志忧伤,血小板下降,维持在 $(30\sim40)\times10^9$/L,去年曾行卵巢囊肿切除术,月经量多,行经时间长。血常规:血小板计数 37×10^9/L,血红蛋白108 g/L。刻下:头晕时作,双侧耳鸣,乏力,皮肤紫癜,齿衄,舌质紫红,苔薄黄,脉细数无力。

中医诊断:血证(紫斑);西医诊断:特发性血小板减少性紫癜。

证属脾肾两虚,阴虚伏热。治拟补益脾肾,养阴凉血。处方:

生黄芪30 g,党参15 g,炒白术10 g,生地黄15 g,熟地黄15 g,生白芍15 g,墨旱莲30 g,生槐花30 g,干白茅根30 g,蒲公英30 g,生黄芩15 g,陈皮5 g,仙鹤草30 g,大枣15 g,生甘草10 g,炙甘草10 g。

另:宁血络片5粒,每日3次。

二诊(2006年6月13日)

服药后,皮肤紫癜较前减少,齿衄减轻,咽痛。舌质紫红,苔薄黄,脉弦滑。

原方加炒荆芥10 g、金银花15 g、生地榆15 g。

三诊(2006年6月13日)

患者头重不适,月经量多,神疲乏力,舌质紫红,苔薄黄,脉细数。

原方加炒蒲黄15 g(包煎)、熟女贞子15 g、茜草炭15 g。

四诊(2007年2月13日)

皮肤紫癜较前减少,齿衄减轻,咽痛,胸闷乏力,心悸。舌质紫红,苔薄黄,脉细数。处方:

生黄芪30 g,太子参30 g,党参10 g,炒白术12 g,生地黄15 g,熟地黄15 g,生白芍15 g,墨旱莲15 g,生槐花15 g,干白茅根15 g,蒲公英30 g,生黄芩15 g,

陈皮 5 g,炒黄柏 10 g,生甘草 10 g,炙甘草 10 g,仙鹤草 30 g,大枣 15 g,血见愁 15 g,牛耳大黄 30 g,景天三七 30 g,紫苏梗 5 g,旋覆花 12 g(包煎),益母草 30 g,茯苓 12 g,生侧柏 15 g,金银花 15 g。

【按】 本病归属于中医学"血证""紫斑""肌衄"的范畴。本病多由于外感风热毒邪,损伤脉络,阴分受损,迫血妄行,或内伤脾肾,气不摄血,阳不摄阴,以致血溢脉外,而成衄血。《素问·示从容论篇》所言:"脾气不守……不衄则呕。"而《景岳全书·虚劳》认为:"怒不知节,劳伤在肝……火应怒动,迫血妄行。"肾为先天之本,藏精生髓,化生气血。先天不足,则精血亦亏;邪毒、药毒伤肾,耗损真阴,水不制火,虚火上炎;情志不遂而致肝郁,木郁化火,肝木火旺,易动风、动血,导致出血损血,且暗耗阴精,克伐脾土,导致肝木失调,肾精不足。病机特点为本虚标实,脾肾受损,气阴亏虚,肝木失调为本,而火热伏邪为其标。邪毒、伏热属实火,内热、相火为虚火;病久生瘀,瘀热互结。《医宗摘要·虚劳》所说:"治虚劳,当以脾肾二脏为要。"黄振翘根据"急者治其标,缓者治其本"和"间者并行"的原则,以健脾补肾、益气养阴、调肝泻火为治疗大法。健脾益气,滋阴填精,平衡阴阳,调达肝木以治其本,降气泻火,止血散瘀治其标。初诊头晕耳鸣,乏力脉象无力,乃脾肾亏虚,治拟六味地黄丸滋肾水以制虚阳;生黄芪、党参、炒白术以健脾益气,墨旱莲、槐花、干白茅根凉血散瘀,仙鹤草固摄止血,选用白芍、紫苏梗调达肝木,甘草有调中缓急,配合白芍有酸甘化阴之功。二诊风热上受,而见咽痛,加用金银花、荆芥以疏表泄热,清热解毒。三诊、四诊时由于衄血反复,舌紫红,伏热未清,瘀热互结,遂加用凉血散瘀之品,炒蒲黄、茜草炭、炒黄柏、血见愁、牛耳大黄、景天三七、益母草、生侧柏。

案7

叶某,女,46 岁。

初诊(2007 年 2 月 26 日)

反复乏力 1 年余。患者 2006 年 1 月发现鼻涕中带血,当地浙江省上虞市人民医院血常规血小板计数为 60×10^9/L,未予重视。2 周后患者拔牙前复查血常规提示血小板计数为 60×10^9/L,后转诊至浙江大学附属第一医院,查骨穿巨核细胞量增多,全片巨核细胞 128 只,颗粒型巨核细胞 20/50,产板巨核细胞 21/50,裸巨核细胞 2/50,幼巨核细胞 7/50。血小板相关免疫球蛋白 IgG 89 ng/10^7

血小板(正常为 $12\sim60\ ng/10^7$ 血小板),予地塞米松及输注血小板治疗,患者血小板计数上升为 $170\times10^9/L$。后改为曲安西龙片口服治疗,并逐渐减量为每日半粒时血小板计数为 $45\times10^9/L$。至 2006 年 10 月底,停用曲安西龙治疗,服用当地医院中药及升血小板颗粒等。来诊时血小板计数为 $60\times10^9/L$,患者自觉乏力,易疲劳,夜寐不安,无明显出血症状,纳可,时有腹痛便溏,大便 2~3 次,甚至 5~6 次,泻下不消化食物。舌淡红苔黄腻,舌体略胖,脉细数。

中医诊断:血证;西医诊断:特发性血小板减少性紫癜。

证属脾虚血亏,湿热内蕴。治拟健脾调血,清化湿热。处方:方选补中益气汤合香连丸加减。

生黄芪 15 g,党参 15 g,炒白术 15 g,茯苓 12 g,陈皮 10 g,丹参 15 g,藿香梗 10 g,木香 5 g,炒白芍 12 g,炒当归 10 g,黄连 3 g,益母草 30 g,生甘草、炙甘草各 10 g,炒杜仲 12 g,大枣 15 g,仙鹤草 30 g,佛手片 10 g。

28 剂。

二诊(2007 年 3 月 26 日)

患者仍有乏力,畏寒,无出血症状,苔薄腻,脉细。查血常规血小板计数为 $66\times10^9/L$。

原方加用淫羊藿 10 g、制半夏 10 g、浙贝母 12 g。28 剂。

三诊(2007 年 4 月 25 日)

患者有头晕头痛,舌苔黄腻,脉细。血常规提示血小板计数为 $97\times10^9/L$。

原方加生龙骨、生牡蛎各 30 g,怀山药 15 g,苏梗 10 g,制香附 12 g。28 剂。

四诊(2007 年 5 月 23 日)

患者仍有头痛头晕,自觉乏力,月经量较多。舌苔薄黄腻,脉细。血小板计数为 $114\times10^9/L$。

中药在原方上加用生牡蛎 30 g、金雀根 30 g、怀山药 30 g、柴胡 10 g、制香附 12 g、炒蒲黄 15 g、地榆炭 15 g、蒲公英 30 g。

五诊(2007 年 7 月 25 日)

患者月经量减少,但血常规提示白细胞计数为 $6.1\times10^9/L$,血红蛋白为 99 g/L,血小板计数为 $51\times10^9/L$,舌苔薄黄腻,脉细。处方:

生黄芪 15 g,党参 15 g,炒白术 15 g,茯苓 12 g,陈皮 10 g,藿香 10 g,木香 5 g,黄连 3 g,生甘草、炙甘草各 10 g,大枣 15 g,仙鹤草 30 g,蒲公英 15 g,柴胡

10 g,制香附 10 g,乌梅 15 g,炒防风 10 g,白芍炭 12 g。

用此方剂调治血小板升为正常,后无反复。2008 年 3 月 26 日血小板计数为 171×10^9/L。

【按】 该患者证属脾气亏虚,气血不调,夹有湿热,故以六君子为主方加入丹参、益母草、藿香梗、木香调理气血之品,后患者出现月经过多,再加强炒蒲黄、地榆炭、仙鹤草等止血药物,同时在治疗整个过程中贯穿应用清利湿热之品。因患者有结肠炎病史,反复出现腹泻、腹痛症状,故处方中注重调理肠胃,痛泻药方之意应用其中,调治 1 年余,患者血小板均保持在正常水平。

案 8

毛某,女,15 岁。

初诊(2000 年 4 月 5 日)

皮肤瘀斑瘀点、口腔血疱 3 个月。2000 年 1 月 15 日患者无明显诱因下出现皮肤瘀斑瘀点、口腔血疱,当地医院血常规示血小板计数 21×10^9/L,PAIg 升高。完善骨穿检查提示特发性血小板减少性紫癜。予曲安西龙片 4 mg 每日 3 次口服 1 个月,血小板计数升至 63×10^9/L,皮肤瘀斑瘀点及口腔血疱消退。2 月份再次出现皮肤瘀点伴口腔血疱,在上海交通大学医学院附属新华医院就诊,血常规:血小板计数 27.3×10^9/L,予泼尼松每日 60 mg 口服半个月,血小板计数升至 120×10^9/L。PAIg(−)。之后泼尼松减量至每日 15 mg 口服后,血小板计数下降至 54×10^9/L。今为求中医药治疗来黄振翘门诊。辅助检查:(2000 年 4 月 5 日岳阳医院)血常规示白细胞计数 19.2×10^9/L,红细胞计数 5.83×10^{12}/L,血红蛋白 133 g/L,血小板计数 54×10^9/L。(2000 年 1 月 20 日)当地医院骨髓象:巨和系成熟障碍。刻下:患者神疲乏力,腰酸膝软,手足心热,盗汗,下肢散在瘀斑瘀点,纳可,夜寐可,大便通畅。舌脉:舌质红,苔薄,脉细。

中医诊断:紫癜;西医诊断:特发性血小板减少性紫癜。

证属脾肾阴虚。治拟健脾滋肾,宁络止血。处方:

清血灵糖浆 20 ml,每日 3 次,口服;Ⅲ号生血灵冲剂 1 包,每日 3 次,口服;宁血络片 5 片,每日 3 次,口服。

二诊(2000 年 4 月 10 日)

神疲乏力、手足心热诸症改善,皮肤未见新鲜出血点,大便干,舌质红,苔薄,脉细。(2000年4月10日岳阳医院)血常规：白细胞计数 14.2×10⁹/L,红细胞计数 $6.31×10^{12}$/L,血红蛋白 142 g/L,血小板计数 72×10⁹/L。处方：

清血灵糖浆 20 ml,每日 3 次,口服;Ⅲ号生血灵冲剂 1 包,每日 3 次,口服;宁血络片 5 片,每日 3 次,口服。

三诊(2000年5月11日)

鼻塞咽痒,咳嗽,皮肤黏膜未见瘀斑瘀点,舌红,苔薄,脉细数。(2000年5月11日岳阳医院)血常规：白细胞计数 6.8×10⁹/L,红细胞计数 $6.02×10^{12}$/L,血红蛋白 129 g/L,血小板计数 100×10⁹/L。处方：

桑叶 10 g,杭菊花 10 g,桔梗 5 g,金银花 15 g,炒黄芩 10 g,蒲公英 15 g,陈皮 5 g,浙贝母 12 g,炙甘草 5 g。

四诊(2000年5月15日)

鼻塞咳嗽改善,咽痒咽痛,少寐,皮肤黏膜未见瘀斑瘀点,舌红,苔薄,脉细数。(2000年5月11日岳阳医院)血常规：白细胞计数 10.5×10⁹/L,红细胞计数 $5.71×10^{12}$/L,血红蛋白 120 g/L,血小板计数 209×10⁹/L。处方：

防风 10 g,生黄芪 12 g,桑叶 10 g,生黄芩 12 g,合欢皮 15 g,草河车 30 g,桔梗 5 g,炙草 5 g,蒲公英 15 g,陈皮 5 g,炒枳壳 5 g。

另：宁血络片 5 片,每日 3 次,口服。

五诊(2000年5月22日)

鼻塞咽痒缓解,寐转佳,皮肤黏膜未见瘀斑瘀点,舌红,苔薄,脉细。(2000年5月22日岳阳医院)血常规：白细胞计数 11.4×10⁹/L,红细胞计数 $5.16×10^{12}$/L,血红蛋白 119 g/L,血小板计数 215×10⁹/L。处方：

清血灵糖浆 20 ml,每日 3 次,口服;Ⅲ号生血灵冲剂 1 包,每日 3 次,口服;宁血络片 5 片,每日 3 次,口服。

六诊(2000年6月21日)

患者无明显不适,皮肤黏膜未见瘀斑瘀点,舌红,苔薄,脉细。2000年6月21日,岳阳医院查血常规：白细胞计数 10.9×10⁹/L,红细胞计数 $5.91×10^{12}$/L,血红蛋白 135 g/L,血小板计数 177×10⁹/L。处方：

清血灵糖浆 20 ml,每日 3 次,口服;Ⅲ号生血灵冲剂 1 包,每日 3 次,口服;宁血络片 5 片,每日 3 次,口服。

七诊(2000 年 7 月 24 日)

患者无明显不适,舌红,苔薄,脉细。2000 年 7 月 24 日,岳阳医院查血常规:白细胞计数 $12.7 \times 10^9/L$,红细胞计数 $5.73 \times 10^{12}/L$,血红蛋白 120 g/L,血小板计数 $218 \times 10^9/L$。

处方:停药观察。1 个月后复查血常规。

【按】 本病病程中反复出现皮肤瘀斑或斑块时发时止,伴见神疲乏力,腰酸膝软,手足心热,盗汗,大便干,舌质红,苔薄,脉细。辨证当属紫癜,脾肾阴虚之证。阴虚则火旺,火旺更易伤阴,虚火伤及脉络,故见肌衄。水亏不能济火,心火扰动,故心烦。火热逼津外泄则盗汗。阴虚火旺,故潮热、盗汗。舌红,苔薄,脉细为火旺而阴液不足之象。治拟健脾滋肾,宁络止血。Ⅲ号生血灵冲剂、清血灵糖浆,宁血络片以生地黄、炒牡丹皮、茜草根等健脾滋肾、清热凉血之品配伍而成,功在清热养阴、凉血宁络止血。二诊症情改善,续服上方。及至三诊,不慎外感风邪,出现鼻塞咽痒,表证为主,先去表邪,治疗上当先疏风解表、清热解毒凉血。方中桑叶味甘苦性凉,疏散上焦风热,菊花散风热,黄芩、桔梗、贝母宣利肺气而止咳化痰,金银花、板蓝根清热解毒利咽。四诊,余邪尚存,继服上方先解余邪,阴虚不寐,加合欢皮宁心安神。五诊,表邪已解,寐转佳,继续予Ⅲ号生血灵冲剂、清血灵糖浆,宁血络片健脾滋肾、凉血止血。随访至七诊,诸症缓解,停药观察,血小板维持正常范围。

案 9

尤某,女,42 岁。

初诊(1999 年 11 月 29 日)

反复皮肤瘀斑瘀点 14 年余。1985 年 2 月患者无明显诱因下出现皮肤瘀斑瘀点,当时曾查血常规示血小板计数 $11 \times 10^9/L$。完善骨穿检查提示特发性血小板减少性紫癜。曾予泼尼松每日 60 mg,口服,血小板计数最高升至 $120 \times 10^9/L$。之后泼尼松减量至每日 15 mg 口服后,血小板计数下降至 $50 \times 10^9/L$。至 1990 年 5 月停用泼尼松,血小板一般为 $(20 \sim 35) \times 10^9/L$。皮肤偶有瘀斑瘀点。4 个月前自觉乏力,腰酸膝软,齿衄,复查血小板计数 $12 \times 10^9/L$,当地医院予长春新碱每周 2 mg,共 4 个疗程。血小板计数未见明显上升。今为求中医药治疗来黄振翘门诊。1999 年 11 月 29 日,岳阳医院查血常规:白细胞计数

$8.7×10^9$/L,红细胞计数 $5.12×10^{12}$/L,血红蛋白 149 g/L,血小板计数 $21×10^9$/L。1985 年 2 月 20 日,当地医院骨髓象:巨核细胞系成熟障碍。刻下:患者神疲乏力,腰酸膝软,齿衄,全身皮肤瘀斑瘀点,口腔血疱,纳可,夜寐一般,二便通畅。舌质紫暗,舌面有瘀斑,苔薄,脉弦细。

中医诊断:紫癜;西医诊断:特发性血小板减少性紫癜。

证属脾肾阴虚。治拟健脾滋肾。处方:

Ⅲ号生血灵糖浆 30 ml,每日 3 次,口服;Ⅰ号生血灵片 5 片,每日 3 次,口服。

查凝血功能及 PAIg。

二诊(1999 年 12 月 13 日)

神疲乏力,腰酸膝软,齿衄已止,皮肤瘀斑瘀点消失,大便干,舌质淡胖,苔薄腻微黄,脉细。血常规:白细胞计数 $8.1×10^9$/L,红细胞计数 $4.51×10^{12}$/L,血红蛋白 143 g/L,血小板计数 $22×10^9$/L。凝血功能正常。PAIg 阴性。

Ⅲ号生血灵糖浆 30 ml,每日 3 次,口服;Ⅰ号生血灵片 5 片,每日 3 次,口服。

三诊(1999 年 12 月 27 日)

神疲乏力,腰酸膝软,无齿衄,无皮肤瘀斑瘀点,舌质淡,苔薄,脉细。血常规:白细胞计数 $6.8×10^9$/L,红细胞计数 $4.13×10^{12}$/L,血红蛋白 132 g/L,血小板计数 $16×10^9$/L。

Ⅲ号生血灵糖浆 30 ml,每日 3 次,口服;Ⅰ号生血灵片 5 片,每日 3 次,口服。

四诊(2000 年 1 月 3 日)

口腔颊黏膜血疱,全身皮肤紫癜瘀斑,疏密不一,苔薄黄,脉数。血常规:白细胞计数 $7.8×10^9$/L,红细胞计数 $3.98×10^{12}$/L,血红蛋白 120 g/L,血小板计数 $12×10^9$/L。处方:

水牛角 30 g,炒赤芍 20 g,生地黄 15 g,炒牡丹皮 15 g,炒黄柏 12 g,墨旱莲 30 g,炒黄芩 15 g,半枝莲 30 g,生甘草、炙甘草各 10 g,车前草 30 g,蒲公英 30 g,炒枳壳 5 g,茜草根 30 g,陈皮 5 g,蒲公英 15 g。

另:清血灵糖浆 20 ml,每日 3 次,口服;Ⅰ号生血灵片 5 片,每日 3 次,口服;双黄连口服液 2 支,每日 3 次,口服。

五诊(2000 年 1 月 10 日)

全身皮肤紫癜瘀斑,口腔血疱消失,苔薄黄,脉细。血常规:白细胞计数 12.1×10^9/L,红细胞计数 3.69×10^{12}/L,血红蛋白 115 g/L,血小板计数 13×10^9/L。

1 月 3 日方加凤尾草 30 g。

另:清血灵糖浆 20 ml,每日 3 次,口服;I 号生血灵片 5 片,每日 3 次,口服;强的松 10 mg,每日 3 次,口服。

六诊(2000 年 1 月 17 日)

口腔血疱,月经 6 日净,四肢皮肤紫癜瘀斑已除,舌淡红,苔薄腻,脉细。血常规:白细胞计数 17.0×10^9/L,红细胞计数 4.38×10^{12}/L,血红蛋白 131 g/L,血小板计数 17×10^9/L。

1 月 3 日方去炒赤芍、车前草,加凤尾草 30 g、干白茅根 30 g、地榆炭 30 g、生槐花 30 g、栀子炭 5 g。

另:清血灵糖浆 20 ml,每日 3 次,口服;I 号生血灵片 5 片,每日 3 次,口服。

七诊(2000 年 1 月 24 日)

月经已净,皮肤瘀斑基本消退,苔黄腻,脉弦细。血常规:白细胞计数 25.3×10^9/L,红细胞计数 3.39×10^{12}/L,血红蛋白 107 g/L,血小板计数 38×10^9/L。处方:

水牛角 30 g(先煎),生地黄 15 g,炒黄柏 12 g,墨旱莲 30 g,炒黄芩 15 g,半枝莲 30 g,生甘草、炙甘草各 10 g,蒲公英 30 g,炒枳壳 10 g,茜草根 30 g,陈皮 10 g,凤尾草 30 g,干白茅根 30 g,北沙参 15 g,大青叶 15 g,云茯苓 15 g,紫苏梗 10 g,生竹茹 10 g。

另:清血灵糖浆 20 ml,每日 3 次,口服;I 号生血灵片 5 片,每日 3 次,口服。

八诊(2000 年 1 月 31 日)

患者口干,舌麻,皮肤无瘀斑瘀点,舌淡胖,边有齿痕,苔薄黄,脉细数。血常规:白细胞计数 16.2×10^9/L,红细胞计数 3.81×10^{12}/L,血红蛋白 109 g/L,血小板计数 123×10^9/L。

1 月 24 日方去北沙参、紫苏梗、生竹茹,加黄芪 15 g、牡丹皮炭 10 g、砂仁

3 g、太子参 15 g、枸杞子 12 g、炒白术 10 g、麦冬 15 g。

另：清血灵糖浆 20 ml，每日 3 次，口服；Ⅰ 号生血灵片 5 片，每日 3 次，口服；造血再生片 5 片，每日 3 次，口服。

九诊（2000 年 2 月 21 日）

无自觉不适，无皮肤黏膜出血，苔薄黄腻，脉细。血常规：白细胞计数 15.6×10⁹/L，红细胞计数 4.09×10¹²/L，血红蛋白 122 g/L，血小板计数 47×10⁹/L。

1 月 31 日方牡丹皮炭改为炒牡丹皮 10 g，加一见喜 12 g、猪苓 30 g，成药同前。

十诊（2000 年 3 月 6 日）

患者月经来临，量正常，无皮肤瘀斑瘀点，舌红，苔薄黄腻，脉细数。血常规：白细胞计数 11.6×10⁹/L，红细胞计数 4.69×10¹²/L，血红蛋白 125 g/L，血小板计数 52×10⁹/L。

1 月 24 日方去北沙参、紫苏梗、生竹茹，加生黄芪 30 g、炒牡丹皮 12 g、党参 15 g、一见喜 12 g、景天三七 15 g，中成药同前。

【按】 本病病程中反复出现肌衄、齿衄及口腔血疱时发时止，伴见神疲乏力、腰酸膝软，舌质红，苔薄，脉细。辨证当属紫癜，脾肾阴虚之证。阴虚则火旺，火旺更易伤阴，虚火伤及脉络，故见肌衄、齿衄及口腔血疱。肾虚腰府失养，故见腰膝酸软。舌红，苔薄，脉细为火旺而阴液不足之象。治拟健脾滋肾，宁络止血。Ⅰ 号生血灵片、清血灵糖浆以生地黄、炒牡丹皮、茜草根、小蓟草等健脾滋肾、清热凉血之品配伍而成，功在清热养阴、凉血宁络止血。及至四诊，皮肤黏膜出血反复，《外感温热病篇》曰："入血就恐耗血动血，直须凉血散血。"故当清热解毒、凉血散瘀为法，予犀角地黄汤加减。方中水牛角归经心肝，清心肝而解热毒，且寒而不遏，直入血分而凉血。生地黄、赤芍清热凉血，活血散瘀。牡丹皮清热凉血、活血散瘀，可收化斑之效。方中凉血与散血并用，使热清血宁而无耗血动血之虑，凉血止血又无冰伏留瘀之弊。

案 10

陈某，女，14 岁。

初诊（2006 年 7 月 4 日）

反复鼻衄伴皮肤瘀斑 2 月余。患者于 2006 年 4 月底无明显诱因出现发热，体温 38.5℃,无明显鼻塞流涕,无咳嗽、咳痰等上呼吸道感染症状,第二日出现鼻衄,量较多,色深,周身皮肤散在瘀斑瘀点,未予用药,急至外院五官科就诊查鼻腔无异常,时测血常规血小板计数 $12×10^9$/L,白细胞及血红蛋白正常。后转诊至上海交通大学医学院附属瑞金医院,建议进一步行骨穿检查。骨穿提示:骨髓有核细胞增生明显活跃,巨核细胞成熟障碍,血小板散在少见。活检示:巨核细胞系增生(+)。染色体:46,XY。考虑为特发性血小板减少性紫癜,予泼尼松、静脉注射人免疫球蛋白(PH4)治疗。疗程中血小板计数最高达 $150×10^9$/L,后随激素减量血小板回落,目前改服用甲泼尼龙片每日 32 mg,已近 2 周,血小板计数逐渐下降至 $25×10^9$/L。辅助检查:2006 年 7 月 2 日血常规:血小板计数 $25×10^9$/L。刻下:面色潮红,口干,腰酸不适,偶有鼻衄齿衄,陈旧性瘀斑瘀点,平素月经量偏多,有血块,纳寐尚可,夜寐多梦,时有盗汗,二便尚可。舌红,质干,苔薄黄腻,脉沉细。

中医诊断:血证;西医诊断:特发性血小板减少性紫癜。

证属阴亏火盛,热伏血分。治拟滋水清热,凉解血分。处方:

生地黄 12 g,炒知母 10 g,墨旱莲 15 g,炒牡丹皮 10 g,茜草根 12 g,炒黄柏 10 g,金银花 15 g,炒黄芩 15 g,炒枳壳 5 g,炙鳖甲 12 g,炙龟甲 12 g,生升麻 12 g,陈皮 5 g,生甘草 5 g。

二诊(2010 年 7 月 18 日)

注射用甲泼尼龙琥珀酸钠每日 24 mg,血小板计数 $27×10^9$/L。口干好转,无鼻衄,心烦,近有咽痛,咳嗽,少痰,舌红,苔薄腻,脉数。处方:

生地黄 12 g,炒知母 10 g,墨旱莲 15 g,炒牡丹皮 10 g,茜草根 12 g,炒黄柏 10 g,金银花 15 g,炒黄芩 15 g,炒枳壳 5 g,炙鳖甲 12 g,炙龟甲 12 g,板蓝根 15 g,陈皮 5 g,熟地黄 12 g,黄连 3 g,杏仁 10 g,桔梗 5 g,生栀子 10 g,前胡 12 g,地锦草 15 g,生甘草 5 g。

三诊(2010 年 8 月 1 日)

胃脘不适,外院查呼气试验提示:幽门螺杆菌(+),血小板计数 $40×10^9$/L,咳嗽已减,口干较前好转,心烦减轻,夜寐稍差,偶有盗汗,纳便尚可。舌红,苔黄腻,脉细数。处方:

太子参 15 g,生黄芪 15 g,生地黄 12 g,炒知母 10 g,茜草根 12 g,炒黄柏 10 g,金银花 15 g,炒黄芩 15 g,炒枳壳 5 g,炙鳖甲 12 g,炙龟甲 12 g,板蓝根

15 g,生侧柏15 g,蒲公英30 g,墨旱莲15 g,炒牡丹皮10 g,黄连3 g,吴茱萸3 g,炙甘草6 g。

四诊(2010 年 9 月 15 日)

胃脘不适较前好转,无泛酸,口干不显,夜寐差,盗汗减轻,略有乏力。注射用甲泼尼龙琥珀酸钠减至每日20 mg。血小板计数43×10^9/L。舌红少津,苔薄,脉细。处方:

黄芪15 g,党参15 g,生地黄、熟地黄各15 g,炒牡丹皮15 g,炒白芍12 g,仙鹤草30 g,苏梗10 g,景天三七15 g,白术15 g,墨旱莲30 g,牛耳大黄30 g,虎杖15 g,炙甘草6 g。

【按】 此病当属"血证",发病之初为血液不循常道而溢于脉外,见鼻衄、齿衄或发为紫斑等症。"血属阴,静则循经荣内,动则错经妄行。"《景岳全书·血证》云:"血本阴精,不宜动也,而动则为病;血主营气,不宜损也,而损则为病。"该患者在初发属虚实夹杂,既有阴虚火旺,又见热盛迫血妄行之候,故黄振翘在初诊以茜根散为主方辨治,清热凉血为先,使用生地黄、茜草根、升麻、黄芩等清热凉血,滋阴清热在后,并用知母、黄柏退虚热,同时合用鳖甲、龟甲血肉有情之品,侧重滋阴清热,宁络止血。在二诊和三诊中,则主要是针对兼症,标本兼治。或清热解毒,理气化痰,如佐以板蓝根、地锦草、前胡、陈皮之属;或养阴清热,疏肝和胃,辅以墨旱莲、炒牡丹皮、黄连、吴茱萸诸药。到四诊时,患者症情已渐趋稳定,初诊之不适已去大半,故此时着眼于养下元以培精血之本,补中州以助统血之职,加以黄芪、党参、仙鹤草、牛耳大黄等药物,服药后随访症情平稳。

案 11

魏某,女,25 岁。

初诊(2004 年 6 月 22 日)

反复皮肤瘀斑3年余伴月经量多2个月。患者于2001 年无明显诱因出现皮肤瘀斑瘀点,当时未予重视。之后偶有皮肤瘀斑瘀点反复,未有随访血常规。2003 年7月体检发现血小板计数下降至71×10^9/L,予利可君治疗1个月后血小板恢复至正常。之后患者受孕,怀孕2个月时发现血小板计数降至60×10^9/L,未有进一步诊治,后行人工流产。之后随访血象,血小板计数在50×10^9/L左右波动。2004 年2月起血小板计数降至18×10^9/L,伴有皮肤多处瘀斑瘀点,月经量多,周期长。2004年2月在外院行骨穿:提示巨核细胞系成熟障碍。PAIg:PAIgG 125.1 ng/10^7血小板,PAIgM 49.3 ng/10^7血小板,PAIgA 正常,考虑"特发性血小板减少性紫癜"。后予泼尼松和环孢素A治疗(使用环孢素A后1个月后因肝损停止使用)。目前服用泼尼松10 mg,每日3次,口服及血美安胶囊。随访血常规在(10～20)×10^9/L波动。辅助检查:2004年6月20日血小板计数15×10^9/L。刻诊:皮肤散在瘀斑瘀点,头痛,盗汗,夜梦频多,胃纳欠佳,大便偏干,小便黄。舌红,苔薄,脉弦数。

中医诊断:紫癜;西医诊断:特发性血小板减少性紫癜。

证属脾肾阴虚,血不归经。治拟健脾滋肾,调肝泻火。处方:

生黄芪15 g,太子参15 g,炒白术10 g,生地黄、熟地黄各15 g,炒牡丹皮10 g,茜草根15 g,生白芍15 g,丹参10 g,景天三七30 g,板蓝根15 g,陈皮5 g,大枣15 g,地榆炭15 g,莲房炭15 g,生甘草、炙甘草各10 g。

二诊(2004年7月10日)

双下肢偶见少量出血点,双侧太阳穴处头胀痛不适,便秘。泼尼松25 mg,每日3次,口服,血小板计数24×10^9/L。舌红,苔薄,脉细数。处方:

生黄芪20 g,太子参15 g,炒白术10 g,生地黄、熟地黄各15 g,炒牡丹皮10 g,茯苓15 g,陈皮6 g,茜草根15 g,柴胡3 g,制香附10 g,桃仁9 g,杏仁9 g,郁李仁10 g,仙鹤草15 g,炙甘草6 g。

三诊(2004年7月24日)

下肢较密集出血点,大便已畅,食后稍有腹胀,月经量多,激素不减。血小板计数18×10^9/L。舌淡红,苔薄,脉细弦。

生黄芪30 g,太子参15 g,炒白术10 g,生地黄、熟地黄各15 g,炒牡丹皮10 g,茜草根15 g,生白芍15 g,丹参10 g,景天三七30 g,板蓝根15 g,陈皮10 g,生槐花30 g,墨旱莲30 g,生地榆30 g,茯苓15 g,金沸草10 g,乌药10 g,生甘草、炙甘草各6 g。

四诊(2004年8月11日)

皮肤出血不明显,月经来潮,量较多,有血块,疼痛,乏力,纳寐均可。血小板计数42×10^9/L。处方:

生黄芪20 g,太子参15 g,炒白术10 g,生地黄、熟地黄各15 g,炒牡丹皮10 g,茯苓15 g,陈皮6 g,茜草根15 g,菟丝子15 g,淫羊藿15 g,益母草15 g,桃仁 9 g,杏仁 9 g,郁李仁 10 g,仙鹤草 15 g,炒黄柏 10 g,炙甘草 6 g。

【按】 此病当属"紫癜""发斑""血证"等范畴。《丹溪手镜·发斑》曰:"发斑,热炽也。"黄振翘认为,火热之邪导致出血的原因,一为感受风热火邪,内犯脏腑,损及血络;二为过食温热,辛辣,胃火上扰,肝火上逆;三为肝失调达,郁而化热,上述均为实火。虚火多见于病程已久,阴精亏虚不能制阳,水火失济,迫血妄行。该病家病程已久,辨治施治中着眼于肝、脾、肾三脏,强调健脾补肾,益气养阴,调肝泻火。健脾益气,滋肾清热,调达肝木,方拟参、术、芪、熟地黄、白芍之属,并在炭药止血中佐以丹参、三七以求活血行血,止血不留瘀。二诊中加入柴胡、香附柔肝理气活血,三诊中则着重于本虚的诊治,加用菟丝子、淫羊藿等温阳补肾,意在阳中求阴,阴阳并补。益母草一味为妇科常见药物,在此意在清凉凉血,通经止痛,"通则不痛"。

案 12

林某,男,62 岁。

初诊(2005 年 2 月 1 日)

反复皮肤瘀斑 5 年余伴腹胀便溏 2 个月。患者于 2000 年无明显诱因出现乏力纳差,当时查血常规,血小板计数 80×10^9/L,之后反复出现皮肤瘀斑瘀点,当时未予重视。至 2004 年 12 月皮肤瘀斑进行性加重,偶见齿衄鼻衄,继而出现腹胀,无腹痛,双下肢略有水肿,大便偏稀,外院进一步查血常规提示血小板计数 45×10^9/L,B 超提示肝内脂肪浸润,左肾囊肿,胰头旁见低回声占位,考虑淋巴结。为进一步明确诊断,行上腹部 CT 提示:肝门部多发肿大淋巴结,考虑与慢性肝炎有关的脾肿大,左肾多发小囊肿。追问病史,患者既往乙型病毒性肝炎病史 20 余年,肝功能尚正常范围。为排除恶性血液系统肿瘤继发的血小板减少,2005 年 1 月完善骨穿,涂片提示骨髓有核细胞增生活跃,巨核细胞系可见成熟障碍。因考虑患者乙型病毒性肝炎病史,未使用皮质激素治疗,近期皮肤瘀斑瘀点加重且出现腹胀便溏来院就诊。2005 年 1 月 25 日血常规:血小板计数 50×10^9/L。刻下:皮肤散在瘀斑瘀点,腹胀,纳差,大便溏薄,夜寐欠安。舌红而干,苔薄,脉虚弦滑。

中医诊断:紫癜。西医诊断:特发性血小板减少性紫癜。

证属脾肾亏虚,肝胃气滞,瘀热内阻。治拟调理脾胃,行气化瘀。处方:

生黄芪 15 g,党参 15 g,炒白术 10 g,柴胡 10 g,佛手 15 g,炒白芍 15 g,炒赤芍 15 g,北沙参 10 g,当归 15 g,五味子 5 g,桑寄生 15 g,炒杜仲 15 g,生蒲黄 15 g,炒川芎 15 g,鸡血藤 30 g,地龙 20 g,防己 6 g,红藤 30 g,乌梅 12 g,藿香 6 g,络石藤 15 g。

二诊(2005 年 2 月 20 日)

皮肤无新发出血点,乏力,少腹作胀稍减,稍有咳嗽,无痰,大便已成形,复查血常规:血小板计数 70×10^9/L。处方:

生黄芪 15 g,党参 15 g,炒白术 10 g,柴胡 10 g,佛手 15 g,炒白芍 15 g,炒赤芍 15 g,北沙参 10 g,当归 15 g,五味子 5 g,桑寄生 15 g,炒杜仲 15 g,生蒲黄 15 g,炒川芎 15 g,鸡血藤 30 g,猪苓 15 g,防己 6 g,红藤 30 g,乌梅 12 g,茯苓 15 g,络石藤 15 g,浙贝母 15 g,金沸草 10 g。

三诊(2005 年 4 月 4 日)

皮肤仍有少量瘀斑瘀点,下肢明显,头晕,视物昏花,口干,腹胀好转,大便次数仍偏多,但已基本成形,无水肿,夜寐差。舌干红,少津,脉弦。血小板计数 62×10^9/L。证属气阴两虚,脾肾亏损,瘀热内结。治拟益气养阴,泄热化瘀。处方:

生黄芪 30 g,党参 15 g,炒白术 15 g,墨旱莲 15 g,炒牡丹皮 10 g,茯苓 15 g,陈皮 5 g,当归 15 g,丹参 15 g,仙鹤草 15 g,炒赤芍 15 g,炒白芍 15 g,炒黄芩 12 g,生槐花 15 g,蒲公英 30 g,北沙参 15 g,紫苏梗 10 g,制香附 10 g,炙甘草 6 g。

四诊(2005 年 5 月 15 日)

皮肤无新鲜出血点,腹胀便溏好转,稍有口干,下肢肿减,纳渐馨,夜寐可。舌淡红,苔薄,脉细软。处方:

生黄芪 30 g,党参 15 g,炒白术 15 g,墨旱莲 15 g,炒牡丹皮 10 g,茯苓 15 g,陈皮 5 g,当归 15 g,丹参 15 g,仙鹤草 15 g,炒赤芍 15 g,炒白芍 15 g,炒黄芩 12 g,生槐花 15 g,蒲公英 30 g,北沙参 15 g,川石斛 15 g,川牛膝 15 g,炙甘草 6 g。

【按】　该病属紫癜中较典型的肝木克土,以致脾失健运,中焦失司,继而气血生化乏源,久而化瘀,血溢脉外之证。病情进展中虚滞并现,虚见统摄无力,血不循经,可见皮肤瘀斑瘀点,虚见固摄无能,乏力食少便溏,滞则见腹胀。故黄振翘在辨证中着眼于脾肾之根本外,尤重视调肝的运用。"土得木则达",初诊时黄芪、党参、白术与柴胡、白芍、佛手并用,意在柔肝健脾,并加用桑寄生、杜仲等补肾之品,取意"乙癸同源",滋水涵木。川芎为血中气药,使得虚瘀之气行而不瘀。二诊时患者稍有作咳,则辅以金沸草理气降逆,不伤阴精,且健脾同时加入猪茯苓之药,意取健脾行气利水。三诊、四诊主标本兼顾,益气养阴,化瘀宁络。

案 13

宋某,女,60 岁。

初诊(1999 年 8 月 18 日)

反复皮肤瘀斑 16 年。1983 年因痔血查血常规提示血小板计数轻度低下,$80×10^9/L$,痔血保守治疗,出血不止,遂予手术治疗,手术后仍出血不止,且血小板计数降至 $50×10^9/L$,后予止血等药物后出血好转。随访数年,血小板无变化,未行进一步诊治。1988 年查血小板仍无回升趋势,外院行骨穿,提示巨核细胞全片 2 只,血小板散在少见,故考虑诊断为特发性血小板减少性紫癜。曾服用泼尼松,静脉使用长春新碱,疗效不明显,血小板计数始终进行性下降,1989 年至今自觉仍可见皮肤瘀斑瘀点。此次为求中医治疗至岳阳医院血液科门诊。辅助检查:1999 年 8 月 17 日血常规示血小板计数 $8×10^9/L$,血红蛋白及白细胞正常。刻下:皮肤瘀斑瘀点时隐时现,无口腔鼻腔出血,乏力,口干,纳差,时有胃脘嘈杂,大便较干,急躁易怒,两胁时有掣痛,无恶心,夜寐尚可。舌干红,苔少,脉弦细。

中医诊断:紫癜;西医诊断:特发性血小板减少性紫癜。

证属肝肾不足,阴虚火旺,肝火内扰。治拟滋阴凉血。处方:知柏地黄丸,二至丸合清中汤加减。

知母 10 g,黄柏 15 g,熟地黄 15 g,山茱萸 6 g,牡丹皮 15 g,山药 20 g,茯苓 15 g,泽泻 10 g,墨旱莲 30 g,女贞子 20 g,侧柏炭 10 g,茜草根 10 g,大黄 3 g(后下),黄连 6 g,栀子 10 g,川楝子 9 g,半夏 10 g。

二诊

服药 2 周后口干、胃脘嘈杂好转,大便通畅,两胁掣痛明显改善,血小板计数升至 $10×10^9/L$。

后原方出入,减用大黄、栀子,予滋阴凉血之剂维持,至 2 个月后血小板计数上升至$(20\sim25)\times10^9$/L波动,较稳定,出血已吸收,无新发出血症状。

【按】 特发性血小板减少性紫癜在中医中病属紫癜,血证。黄振翘诊治此病常从肝肾不足,肝火上扰角度出发。疗效显著,较多患者未使用激素或激素无效者能收到出血止,血小板稳定上升之效,上升至正常且稳定者亦不乏其人。

肾为先天之本,藏精主骨生髓。《血证论》云:"凡病血者……无不由于水亏,水亏则火盛。"阴不摄阳,火热内盛,迫血妄行,灼伤脉络。火盛日久亦导致肾水不足。且"水病则累血,血病则累气,气分之水阴不足,则阳气乘阴而干血,阴分之血液不足,则津液不下而病气……血生于心火而下藏于肝,气生于肾水而上主于肺",很明确地阐述了气血水及肝肾之间的关系。

黄振翘认为,火热之邪之所以导致出血主要因为感受风热之邪,内犯肝脏,损伤血络,饮食过于温热辛辣导致胃火上炎,湿热内生而肝木之火邪上逆,或木失调达,郁而为火,或初感寒邪,伏而化火。若机体存在肾阴亏虚,阴精亏虚不能制阳,火动于上,水火失于既济,阴虚火旺。药毒损伤肝肾,导致肝血不足,阴血亏虚,火热上炎,均可导致血络损伤,出血不止。

该患者出血症状并不明显,但病程迁延日久,且诸药无效,故可属难治性特发性血小板减少性紫癜。其乏力、口干、纳差可知其久病肾水亏虚之象,胃脘嘈杂及易怒胁痛等肝火内扰,伤及脾胃之象明显,故补益肾水之剂为主,兼以降火之药清降肝火,通便之药使肝火从下消而起到宁络止血之效。

知柏地黄汤合二至丸为滋补肾水,清泻相火常用之剂。此处清中汤为清散胃火之剂。患者胃脘嘈杂,大便干结,黄连、栀子均为清散肝胃之火的佳剂。黄连,苦寒,归心、肝、胃、大肠经。泻火,解毒,治时行热毒,热胜心烦。《本草新编》云其:"止吐利吞酸,解口渴,治火眼,安心,止梦遗,定狂躁,除痞满。"《本草正义》认为:"黄连……苦先入心,清涤血热,故血家诸病,如吐衄溲血,便血淋浊,痔漏崩带等证,及痈疡、斑疹、丹毒,并皆仰于此。"故在肝火犯胃,肝火扰心的血证患者中,黄连是一味良药,其有釜底抽薪之作用。

患者服药后肝胃之火象消,出血减少,纳差改善,大便通畅,血证患者的治疗中"顾护脾胃"是尽人皆知的,其散火清肝亦是顾护脾胃之常需之法。故能肾水滋生,正常饮食,脾胃运化趋于正常,故血生。"病发而不足,标而本之,先治其标,后治其本……间者并行,甚者独行。"治疗过程中,有阴虚但伴有实邪的患者,需首先加强清解实邪之力,使邪去正安。黄振翘在治疗血证疾病时较为重视清热泻火一法,其用药之轻重,时间之长短随病情有所不同,但其认为出血患者的火邪问题是相当常见的,临床需及时精细的辨别。其火在肝,在肾,在心,在脾,出血及病情进展方面均有不同。火消,阴血方能回复。

案 14

陈某,男,29 岁。

初诊(2006 年 4 月 17 日)

鼻衄伴皮肤瘀点反复 20 余年。患者幼时尚健。9 岁时发现鼻衄,血小板计数 7×10^9/L,考虑特发性血小板减少性紫癜。予泼尼松、地塞米松等不规则治疗,有所上升,后未予随访。2003 年至上海交通大学医学院附属瑞金医院查血小板计数 5×10^9/L,予环孢素、泼尼松 1 个月后停药,未复查。至 2005 年 11 月齿衄,皮肤紫癜,伴有上呼吸道感染,查血小板计数 5×10^9/L,为进一步诊治,予当地医院基础代谢提示特发性血小板减少性紫癜,予注射用甲泼尼龙琥珀酸钠、长春新碱、环磷酰胺等治疗,血小板计数曾升至正常,又逐步下降。2005 年 12 月转至岳阳医院,住院予甲强龙中药治疗,好转后出院。现血小板再次下降,鼻衄,齿衄,及皮肤紫癜明显,至岳阳医院门诊。辅助检查:2006 年 4 月 10 日血常规:血红蛋白 120 g/L,血小板计数 12×10^9/L。刻下:纳可,二便调,口干黏腻,胸脘痞闷,夜寐不安,齿衄,鼻衄反复,皮肤时有瘀斑瘀点。舌红,苔黄腻,脉弦滑。

中医诊断:紫癜;西医诊断:特发性血小板减少性紫癜。

证属湿热内蕴,邪伏血分证。治拟清热利湿,凉血止血。处方:连朴饮加减。

白术 15 g,厚朴 10 g,石菖蒲 10 g,茯苓 20 g,黄芩 15 g,蒲公英 30 g,半夏 10 g,焦栀子 10 g,牡丹皮 15 g,白芍 20 g,藿香 15 g,黄连 6 g,小蓟 15 g,凤尾草 20 g,薏苡仁 30 g,生甘草 6 g,炙甘草 6 g。

合用宁血络片、青黛治血片。

二诊(2006 年 4 月 25 日)

无新发出血,胃脘痞满好转,但周身酸楚,舌红,苔黄腻,脉弦滑。

处方:上方加滑石 15 g。

三诊(2006 年 5 月 11 日)

周身酸楚好转,瘀点吸收。但再次发生外感,咳嗽,无咯痰,无咯血,发热,纳可。舌淡红,苔薄腻,脉弦。查血常规,血小板计数上升至 $21 \times 10^9/L$,出血已明显好转。

上方加炒黄芩 15 g、虎杖根 15 g、炙麻黄 6 g、前胡 10 g、杏仁 10 g、桔梗 10 g、浙贝母 10 g、鱼腥草 30 g。

四诊(2006 年 5 月 22 日)

上方后咳嗽止,痰消。

遂予淡渗利湿之剂出入 1 个月。血小板计数复查稳定,始终未见新发出血。

【按】 出血一症,古代由来治法较多,是为较难治的疾病。吴澄曰:夫血者,水火合德而生,其形象天一之水,其色法地二之火,取水之精以为体,合火之神以为用,人赖以有生。其出入升降,濡润宣通者,由气使然也。水火之异常均可导致气血运行的紊乱而加重出血。

黄振翘认为,治病必求其本,强调治疗本病以健脾补肾、益气养阴、调肝泻火为治疗法则。健脾益气,滋阴填精,平衡阴阳,调达肝木以治其本;降气泻火,止血散瘀治其标。本病属中医学血证、紫斑、肌衄等病证范畴。认为本病是由于外感风热毒邪,损伤脉络,阴分受损,迫血妄行;或内伤脾肾,气不摄血,阳不摄阴,以致血溢脉外而成血证。

本案患者外感湿邪,湿邪内聚,可以生热,可以妨碍脾胃运化功能,可以导致疾病缠绵不愈。因出血辨证时血热证较易为医者所接受,而不易完全从辨证角度处方。黄振翘对出血疾病较多强调其内伤伏火,导致伏火的病理因素,湿邪是很重要的部分。故治疗时若存在湿邪之碍,则必须予以首要治疗。且可见发病过程中,患者易感受外邪,易迁延不愈,易发生多种变证。本例起效在于他的辨证精当,始终以化湿祛邪为首务。

薛生白云,中气实则病在阳明,中气虚则病在太阴。该患者素体尚健,外感风寒之邪后邪从热化,病变偏于阳明之胃,发为湿热并重之症。湿热之邪久病可耗伤阴液,深入营分,血分出现动风出血之症。故湿热之证在久病,易为外感所加重的患者中不容忽视。

连朴饮方出自《霍乱论》,功能清热燥湿,理气化浊。主治湿热蕴伏之霍乱。脾胃升降失常,变生诸症。既能清热,又可燥湿,对湿温病湿热并重之证可用。患者口干黏腻,胸脘痞闷,夜寐不安,齿衄,鼻衄反复,舌红,苔黄腻,脉弦滑表现为湿热并重。二诊时的周身酸楚亦与湿邪困扰有关,进一步化湿治疗后出血亦有改善,血小板计数上升。

滑石一味,功效是多方面的。滑石性味甘淡,寒。入胃,膀胱经。功能清热,渗湿,利窍。《本草纲目》描述其能疗黄疸,水肿,脚气,吐血衄血,金疮出血,诸疮肿毒。故用于湿热证之出血是较为的合适的。湿邪一去,则风邪,热邪皆势单力孤,诸症遂解。血象亦能平稳上升。

案 15

谭某,男,29 岁。

初诊(2004 年 12 月 21 日)

反复皮肤瘀斑瘀点伴齿衄 10 余年,加重半月。患者既往幼儿时即有血小板减少史,平素血小板维持于$(60\sim70)\times10^9$/L。近 10 年来,患者反复躯干四肢皮肤瘀斑瘀点,伴齿衄,2003 年 9 月,外院查血小板计数 12×10^9/L,PAIg:PAIgG 104.2 ng/10^7 血小板,PAIgA 38.10 ng/10^7 血小板,PAIgM 55.10 ng/10^7 血小板。骨髓细胞学:骨髓增生活跃,粒红比下降,巨核细胞系增生减低,颗粒巨 1 只,裸核 4 只,成熟延迟,考虑为特发性血小板减少性紫癜。外院予泼尼松,每日 60 mg 口服,后递减为每日 10 mg 口服,曾予达那唑 2 次,疗效不显,血小板计数最高维持于$(20\sim30)\times10^9$/L。后患者口服中药,血小板计数渐有回升,基本稳定于$(70\sim80)\times10^9$/L,瘀斑瘀点吸收。12 月 8 日左右,患者自觉右下腹痛明显,外院考虑为阑尾炎,时测血常规、血小板计数正常,遂予阑尾炎手术。术后患者血小板计数呈进行性下降趋势,同时皮肤瘀斑瘀点增多。辅助检查:2004 年 12 月 21 日血常规:血小板计数 12×10^9/L,余正常。刻诊:四肢散在多发紫癜,无头痛头晕及视物缺损,无发热,口干,盗汗,腰酸,纳可,二调,寐尚安。舌脉:舌暗,苔薄腻,脉细数。

诊断:中医诊断:紫癜;西医诊断:特发性血小板减少性紫癜。

证属热毒炽盛。治拟泻火解毒,凉血止血。处方:犀角地黄汤合泻心汤加减。

水牛角 15 g(先煎),生地黄 15 g,炒赤芍 12 g,炒白芍 12 g,茜草根 15 g,生槐花 30 g,炒牡丹皮 12 g,生地榆 30 g,白茅根 15 g,茜草 30 g,炒黄芩 15 g,蒲公英 15 g,陈皮 10 g,茯苓 12 g,金银花 15 g,生黄芪 15 g,生薏苡仁 15 g,藿香 5 g,大青叶 15 g。

112

二诊(2005 年 1 月 4 日)

四肢瘀斑瘀点基本消退,纳可,血常规提示血小板计数恢复至 $64×10^9$/L,大便尚调,寐尚安。舌紫暗,苔薄腻,脉虚细数。处方:

水牛角 15 g(先煎),生地黄 15 g,炒赤芍 12 g,炒白芍 12 g,茜草根 15 g,生槐花 30 g,炒牡丹皮 12 g,生地榆 30 g,白茅根 15 g,茜草 30 g,炒黄芩 15 g,蒲公英 15 g,陈皮 10 g,茯苓 12 g,金银花 15 g,生黄芪 30 g,生薏苡仁 15 g,藿香 5 g,大青叶 15 g。

三诊(2005 年 1 月 18 日)

四肢皮肤瘀斑瘀点消退,余无特殊不适,症情平稳,血小板计数上升至 $84×10^9$/L,二便调,纳可,大便调,夜寐可。舌紫暗,苔薄腻,脉虚细数。处方:

水牛角 15 g,生地黄 15 g,炒赤芍 12 g,炒白芍 12 g,茜草根 15 g,生槐花 30 g,炒牡丹皮 12 g,生地榆 30 g,白茅根 15 g,茜草 30 g,炒黄芩 15 g,蒲公英 15 g,陈皮 10 g,茯苓 12 g,金银花 15 g,生黄芪 30 g,生薏苡仁 15 g,藿香 5 g,大青叶 15 g。

四诊(2005 年 3 月 15 日)

无出血症状,症情平稳,无特殊不适,血小板计数维持于 $88×10^9$/L,二便调,纳可,大便调,夜寐可。舌紫暗红,苔薄,脉虚细数。处方:

水牛角 15 g(先煎),生地黄 15 g,炒赤芍 12 g,炒白芍 12 g,茜草根 15 g,生槐花 30 g,炒牡丹皮 12 g,生地榆 30 g,白茅根 15 g,茜草 30 g,炒黄芩 15 g,蒲公英 15 g,陈皮 10 g,生黄芪 30 g,党参 15 g,熟地黄 15 g,北沙参 15 g,板蓝根 15 g。

【按】 黄振翘认为紫癜表现为出血急症时,应以泻火止血治标为先。该患者禀赋不足,脾肾亏虚,素体阳热内盛,火伤血络,曾有出血史,虽经调摄用药,曾有所控制,此次复发因阑尾炎诱发,加之手术再伤气血,正虚毒盛,因此出现血小板骤降、口渴、紫癜密发等热毒炽盛之象,故治法以泻火解毒、凉血止血为要,方用犀角地黄汤合泻心汤加减施治,同时考虑其肠痈术后,瘀湿内结于腹,加予薏苡仁、藿香祛瘀化湿;二诊时血热紫癜证有所控制,且血小板计数明显上升,继予上法,至三诊黄芪量渐加,以求益气生血、扶正祛邪之功;至四诊时,患者血热之象已基本控制,考虑病势渐稳,予党参、熟地黄等健脾养血,力重治本。中医治疗紫癜,虽多从脾肾立法,但临证用药,尚需具体分析,灵活变通。黄振翘对于该病擅用黄芪、大青叶二味。黄芪甘温,益气摄血;大青叶苦寒,入血清热。两者同用,益气而不助火,清火而不伤中,无论虚实,在辨证的基础上加用二味,对于控制出血及病情反复均有疗效,而本虚标实用之尤宜。

案16

王某,女,55岁。

初诊(2003年7月28日)

反复皮肤瘀点瘀斑8月余。患者于2002年11月出现双下肢皮肤瘀点瘀斑,当时未引起重视。一直没有系统诊治,2003年3月患者出现急性腹痛,遂入常州当地医院,行结肠镜检查示直肠出血,治疗10余日后好转,后查血常规示:血小板计数$40×10^9$/L。皮肤瘀点瘀斑增多,牙龈出血,伴乏力、倦怠、盗汗明显,遂转入该院血液科,行骨穿检查示:骨髓有核细胞增生活跃,巨核细胞成熟障碍,产板核少见。诊断为特发性血小板减少性紫癜,予静脉滴注人免疫球蛋白,血小板未见明显上升,口服泼尼松,反复输注血小板等,亦疗效欠佳,血小板呈进行性下降,且由于口服泼尼松导致患者出现期前收缩明显等副作用,皮肤瘀点瘀斑控制不佳,牙龈时有出血。2003年7月23日血常规示血小板计数$6×10^9$/L。遂来岳阳医院要求中西医结合治疗。辅助检查:2003年7月26日血常规示白细胞计数$7.6×10^9$/L,血红蛋白109 g/L,血小板计数$8×10^9$/L。刻诊:面色萎黄,乏力倦怠,腰酸,口干,手足心热,盗汗,夜眠较差,四肢皮肤散在瘀点、瘀斑。舌淡胖,苔薄白,脉结代。

中医诊断:紫癜;西医诊断:特发性血小板减少性紫癜。

证属脾虚伤络。治拟健脾宁络。处方:

黄芪15 g,生地黄15 g,熟地黄15 g,党参15 g,山药12 g,山茱萸10 g,茯苓12 g,炒黄柏10 g,炒知母6 g,炒牡丹皮15 g,炒黄芩15 g,丹参15 g,砂仁3 g,当归15 g,炙甘草5 g,炒白术10 g,仙鹤草30 g,大枣15 g。

二诊(2003年8月9日)

患者服药之后,精神较前好转,但有皮肤瘀点瘀斑。中脘不适,舌脉同前,复查血常规:白细胞计数$5.9×10^9$/L,血红蛋白114 g/L,血小板计数$10×10^9$/L。处方:

黄芪15 g,生地黄15 g,熟地黄15 g,党参15 g,山药12 g,山茱萸10 g,茯苓

12 g,炒黄柏 10 g,炒知母 6 g,炒牡丹皮 15 g,炒黄芩 15 g,丹参 15 g,砂仁 3 g,当归 15 g,炙甘草 5 g,炒白术 10 g,仙鹤草 30 g,大枣 15 g,前胡 15 g,蒲公英 30 g,紫苏梗 10 g,台乌药 10 g。

三诊(2003 年 8 月 30 日)

无新发出血点,乏力咳嗽,苔薄黄,脉弦。血常规:白细胞计数 6.0×10^9/L,血红蛋白 120 g/L,血小板计数 18×10^9/L。处方:

黄芪 15 g,生地黄 15 g,熟地黄 15 g,党参 15 g,山药 12 g,山茱萸 10 g,茯苓 12 g,炒黄柏 10 g,炒知母 6 g,炒牡丹皮 15 g,炒黄芩 15 g,丹参 15 g,砂仁 3 g,当归 15 g,炙甘草 5 g,炒白术 10 g,仙鹤草 30 g,大枣 15 g,巴戟天 12 g,菟丝子 12 g,墨旱莲 15 g,光杏仁 10 g,前胡 20 g,草河车 30 g,鱼腥草 30 g,金银花 15 g,金荞麦 30 g,败酱草 30 g。

四诊(2003 年 9 月 27 日)

近二日腹泻,无明显出血倾向,血小板上升,血常规:白细胞计数 6.2×10^9/L,血红蛋白 120 g/L,血小板计数 30×10^9/L。守法用药。处方:

黄芪 15 g,生地黄 15 g,熟地黄 15 g,党参 15 g,山药 12 g,山茱萸 10 g,茯苓 12 g,炒黄柏 10 g,炒知母 6 g,炒牡丹皮 15 g,炒黄芩 15 g,丹参 15 g,砂仁 3 g,当归 15 g,炙甘草 5 g,炒白术 10 g,仙鹤草 30 g,大枣 15 g,藿香梗 10 g,黄连 5 g,广木香 5 g,紫菀 15 g,马齿苋 15 g,陈皮 5 g。

用此方剂加减调治 3 年余,血小板计数升为正常,后无反复。后随访 2008 年 3 月 26 日血小板计数为 171×10^9/L。

【按】　患者为老年女性,脏腑亏损,气血不足,尤以脾气亏虚为主,故出现一派阴阳气血均不足的虚象,摄血无权的出血情况,故治以健脾益气,泻火宁络。方中黄芪、太子参、白术、茯苓、山药健脾补气生血;炒牡丹皮、黄柏泻火宁络止血,少佐木香、陈皮、砂仁等理脾以助运化,防止滋腻碍胃。正如罗赤诚所说:"于参、术、归、芪诸药中,佐以陈皮、香、砂一二味以治之。不可独攻,不可但补,不可先攻后补,唯应攻补相兼。"全方共奏健脾益气,泻火宁络止血之功。

案 17

李某,女,60 岁。

初诊(2004 年 7 月 22 日)

反复皮肤瘀点瘀斑 7 年余,加重 2 周。患者 1997 年无明显原因,出现皮肤瘀点瘀斑,时轻时重,一直未引起重视。后 2001 年底皮肤瘀点瘀斑增多,伴乏力、倦怠,去某医院检查血常规示:白细胞计数 4.3×10^9/L,血红蛋白 113 g/L,血小板计数 10×10^9/L。基础代谢:骨髓有核细胞增生活跃,巨核细胞成熟障碍。PAIg 示 PAIgG 345 ng/10^7 血小板,PAIgM 102 ng/10^7 血小板,PAIgA 59 ng/10^7 血小板。结合其他检查诊断为特发性血小板减少性紫癜。曾予泼尼松 50 mg、达那唑等治疗。治疗后血小板计数上升至 11×10^9/L 左右,皮肤瘀点瘀斑消失,后泼尼松减量后血小板持续下降,屡发屡治,经年不愈。先后去上海交通大学医学院附属瑞金医院多次住院治疗,曾用大剂量人免疫球蛋白,注射用甲泼尼龙琥珀酸钠、达那唑、干扰素等治疗,疗效不持久。停药后一般 15～30 d 血小板即开始下降,患者平素血小板波动在 $(6～20) \times 10^9$/L。为预防出血,患者长年服用泼尼松每日 10 mg,并多次静脉滴注大剂量人免疫球蛋白,疗效欠佳,为进一步治疗,来岳阳医院就诊。2007 年 7 月 22 日血常规:白细胞计数 6.6×10^9/L,血红蛋白 109 g/L,血小板计数 6×10^9/L。刻诊:乏力倦怠,四肢皮肤散在瘀点、瘀斑,腰酸,口干,手足心热,中脘及左胁胀满,嗳气,平素易感冒,形体肥胖,纳可,眠差。小便调,便溏,日行 2～3 次。舌红,苔少,苔根黄腻,脉细弦。

中医诊断:紫癜;西医诊断:特发性血小板减少性紫癜。

证属脾肾阴虚。治拟健脾滋肾,活血止血。处方:

党参 15 g,炒白术 15 g,茯苓 15 g,陈皮 10 g,藿香梗 12 g,广木香 5 g,墨旱莲 15 g,生葛根 15 g,黄连 5 g,乌梅 12 g,佛手片 12 g,紫苏梗 10 g,制香附 10 g,枸杞子 12 g,炒杜仲 15 g,怀牛膝 15 g,生槐花 30 g,吴茱萸 3 g,炙甘草 5 g,麦冬 12 g,炒牡丹皮 12 g,丹参 12 g,茜草 15 g,炒黄柏 12 g。

二诊(2007 年 8 月 6 日)

患者服药之后,精神较前好转,但有皮肤瘀点瘀斑。腹泻,水样,心悸,汗多,纳差,舌脉同前,复查血常规:白细胞计数 5.9×10^9/L,血红蛋白 114 g/L,血小板计数 16×10^9/L。处方:

黄芪 30 g,党参 15 g,炒白术 15 g,炙远志 5 g,炒枣仁 15 g,茯苓 12 g,猪苓 15 g,广木香 5 g,黄连 15 g,大枣 15 g,防风 10 g,炒牡丹皮 10 g,乌梅 12 g,炙甘草 10 g,仙鹤草 30 g,陈皮 10 g。

三诊(2007 年 8 月 20 日)

左下肢肿胀,偶有鼻衄,夜间少寐,舌红而干,苔薄脉弦。血常规:白细胞计

数 $5.8\times10^9/L$,血红蛋白 120 g/L,血小板计数 $32\times10^9/L$。处方:

黄芪 15 g,党参 15 g,炒白术 10 g,柴胡 10 g,佛手片 15 g,炒赤芍 10 g,炒白芍 10 g,北沙参 15 g,丹参 15 g,当归 15 g,五味子 5 g,生龙骨 15 g,生牡蛎 15 g,桑寄生 15 g,炒杜仲 15 g,炒蒲黄 15 g(包煎),青皮 5 g,陈皮 5 g,炙甘草 5 g,麦冬 15 g,蒲公英 30 g。

四诊(2003 年 9 月 27 日)

无明显出血倾向,血小板上升,血常规:白细胞计数 $6.2\times10^9/L$,血红蛋白 128 g/L,血小板计数 $48\times10^9/L$。守法用药。处方:

党参 15 g,炒白术 15 g,茯苓 15 g,陈皮 10 g,藿香梗 12 g,广木香 5 g,墨旱莲 15 g,生葛根 15 g,黄连 5 g,乌梅 12 g,丹参 12 g,茜草 15 g,制香附 10 g,枸杞子 12 g,炒杜仲 15 g,怀牛膝 15 g,生槐花 30 g,吴茱萸 3 g,炙甘草 5 g,麦冬 12 g,炒牡丹皮 12 g。

用此方化裁治疗 2 年余,血小板计数升至接近正常,出血等诸症无反复。后随访 2010 年 3 月 26 日血小板计数为 $92\times10^9/L$。

【按】 患者患病日久,加之屡次治疗,经过诸如激素、干扰素等治疗,有报道认为激素类药物的作用类似于中药中温阳药物作用,导致患者脾肾阴虚明显,病情愈加缠绵难愈,故应治以健脾补肾,活血止血。方中黄芪、茯苓、白术、山药、甘草益气健脾,以益生血之源。墨旱莲、牛膝、枸杞子、杜仲、山药滋补肾阴,填精益髓以生血,炒牡丹皮、仙鹤草、丹参、茜草凉血活血,清血中伏火而不留瘀。黄振翘在临床用药时善于结合现代药理研究成果,在辨证论治基础上随证加减应用一些对于血液病有效的中药。据药理研究证明黄芪、白术、生地黄、熟地黄等能提高机体的免疫力;仙鹤草、茜草、三七等能缩短凝血时间,使微血管收缩,并使血小板增加;黄柏对血小板有保护作用,使其不易破碎;黄振翘经常应用此类药物,在临床中确实收到了较好的效果。

案 18

王某,男,30 岁。

初诊(2006 年 4 月 11 日)

反复鼻衄、皮肤瘀点瘀斑 20 年余。患者 9 岁时鼻衄,血小板计数 $28\times10^9/L$,诊断"特发性血小板减少性紫癜",曾予激素治疗,有一定疗效,但减量后血小板下降明显。2003 年至上海交通大学医学院附属瑞金医院查血小板计数 5×10⁹/L，予环孢素、激素治疗，效差。2005 年 11 月齿衄、皮肤紫癜，血小板计数 5×10⁹/L，先后注射用甲泼尼龙琥珀酸钠、长春新碱及环磷酰胺治疗，效差，反复皮肤出现瘀点、瘀斑，且伴乏力、倦怠，患者平素血小板波动在(5~40)×10⁹/L，为预防出血，患者一直服用泼尼松 10 mg/d 等治疗，但控制不佳，为求进一步治疗而来岳阳医院。辅助检查：(2006 年 4 月 10 日)血常规：白细胞计数 8.1×10⁹/L，血红蛋白 111 g/L，血小板计数 12×10⁹/L。刻诊：神疲乏力，腰酸，口干，盗汗，胸膈烦热，纳谷较差，夜眠较差，四肢皮肤散在瘀点、瘀斑，纳可，小便可，大便干。舌红，苔黄腻，脉弦滑数。

中医诊断：紫癜；医诊断：特发性血小板减少性紫癜。

证属脾肾阴亏，湿热内蕴；治拟补益脾肾、清泄湿热。处方：

黄芪 30 g，党参 15 g，炒白术 15 g，生地黄、熟地黄各 15 g，墨旱莲 20 g，熟女贞 15 g，茯苓 15 g，炒黄芩 10 g，蒲公英 30 g，炒牡丹皮 15 g，生白芍 15 g，藿香 10 g，黄连 3 g，小蓟草 30 g，凤尾草 15 g，生薏苡仁 15 g，生甘草、炙甘草各 5 g。

二诊(2006 年 4 月 25 日)

无鼻衄，近日大便鲜血，舌红，苔薄黄，脉弦细。血常规：白细胞计数 6.2×10⁹/L，血红蛋白 120 g/L，血小板计数 12×10⁹/L。处方：

生地黄、熟地黄各 15 g，麦冬 15 g，北沙参 30 g，水牛角 30 g(先煎)，生槐花 30 g，白及 12 g，炒牡丹皮 10 g，生白芍 30 g，荆芥炭 10 g，炒黄芩 30 g，生侧柏 15 g，乌梅 20 g，牛耳大黄 30 g，炙鳖甲 9 g，炙龟甲 9 g，炒黄柏 10 g，炙甘草 10 g，黄芪 15 g，太子参 15 g，茜草炭 15 g，陈皮 5 g，茯苓 15 g。

三诊(2006 年 5 月 23 日)

近日咳嗽，无出血症状，浑身酸楚 2 d，舌红苔黄腻，脉弦滑，复查血常规：白细胞计数 7.2×10⁹/L，血红蛋白 116 g/L，血小板计数 20×10⁹/L。处方：

黄芪 30 g，党参 15 g，炒白术 15 g，生地黄、熟地黄各 15 g，墨旱莲 20 g，熟女贞子 15 g，茯苓 15 g，炒黄芩 15 g，蒲公英 30 g，炒牡丹皮 15 g，生白芍 15 g，藿香 10 g，黄连 3 g，小蓟草 30 g，凤尾草 15 g，生薏苡仁 15 g，生甘草、炙甘草各 5 g，虎杖根 12 g，麻黄 5 g，桔梗 5 g，鱼腥草 30 g。

四诊(2006 年 5 月 30 日)

咳除，咯痰，无鼻衄齿衄等出血倾向，再从前法，血常规：白细胞计数 4.8×

$10^9/L$,血红蛋白 145 g/L,血小板计数 $30 \times 10^9/L$。处方:

黄芪 30 g,党参 15 g,炒白术 15 g,生地黄、熟地黄各 15 g,墨旱莲 20 g,熟女贞 15 g,茯苓 15 g,炒黄芩 15 g,蒲公英 30 g,炒牡丹皮 15 g,生白芍 15 g,藿香 10 g,黄连 3 g,小蓟草 30 g,凤尾草 15 g,生薏苡仁 15 g,生甘草、炙甘草各 5 g,虎杖根 12 g,生竹茹 10 g。

考虑患者脾肾亏虚日久,非一日所能收功,宜徐图缓进,以上方加减服用近 3 年,各种临床症状逐步改善,基本消失,2009 年 3 月 11 日患者血常规:白细胞计数 $3.4 \times 10^9/L$,血红蛋白 144 g/L,血小板计数 $75 \times 10^9/L$。后随访 2010 年 8 月 20 日血小板计数为 $101 \times 10^9/L$。

【按】 该例患者病程较长,已迁延 20 年之久,结合四诊,舌红苔黄腻,脉弦滑数,病延日久,脾肾阴亏、湿热内蕴、邪伏血分,治拟补益脾肾,清泄伏邪。血小板本属阴血,是血细胞的组成成分,而人体血的生成又与脾肾两脏气化功能关系最为密切,脾虚既可导致统血无权,又因生血之源枯竭而致气虚血少,复因感受外邪或五志之火内生,以致血中伏火,燔灼于内,势必伤及血络,血逸外漏;肾虚则精血衰少,阴虚火旺,灼伤脉络则扰血妄行。针对本例患者,脾肾亏虚兼夹湿热中阻,黄振翘虚实兼顾,标本同治,健脾益肾的同时采取清利湿热法,予黄连、牡丹皮、生地黄等以清热利湿、泻火止血。二诊时大便鲜血,舌红,苔薄黄,脉弦细。当分标本缓急,出现出血急症,当以止血治标为先。黄振翘根据唐容川"知血生于火,火主于心,则知泻心即是泻火,泻火即是止血"之说,取仲景泻心汤之意,变通运用,故收到良好止血效果。三诊时出现外感风寒之邪,治疗从前法合用宣泄清化。取得满意疗效。

案 19

陈某,女,34 岁。

初诊(2010 年 11 月 8 日)

反复皮肤瘀点瘀斑伴月经量多 4 年余。患者平素体弱易感,2004 年 10 月起在无明显诱因下出现皮肤瘀点瘀斑,伴有月经量多,多次查血常规示血小板减少,PAIg 增高,骨髓检查示巨核细胞成熟障碍,诊断为特发性血小板减少性紫癜。先后去多家三级医院住院治疗,曾用泼尼松、达那唑、大剂量人免疫球蛋白等治疗后症状缓解,血小板计数有所上升,但停药或减量后血小板计数又下降,屡发屡治,经年不愈,血小板计数波动在 $(6 \sim 20) \times 10^9/L$,为预防出血,长年服用泼尼松每日 10 mg。血常规：白细胞计数 8.6×10^9/L，血红蛋白 134 g/L，血小板计数 5×10^9/L。刻诊：神疲乏力，四肢肌衄，时有齿衄，腰膝酸软，手足心热，平素月经量多，纳可口干，身热盗汗，心烦不眠。满月脸容，面部痤疮。舌质暗红，苔薄黄微腻，脉细数。

中医诊断：紫癜；西医诊断：特发性血小板减少性紫癜。

证属脾肾亏虚，血热伤络。治拟健脾滋肾，凉血止血。处方：

生黄芪 30 g，党参 20 g，生白术 30 g，茯苓 50 g，女贞子 15 g，生山药 20 g，陈皮 10 g，山茱萸 12 g，熟地黄 30 g，五味子 10 g，麦冬 15 g，炒枳壳 5 g，川牛膝 15 g，杜仲 15 g，泽泻 15 g，益母草 30 g，仙鹤草 30 g，黄连 5 g，炒黄柏 6 g，车前子 15 g（包煎），炒牡丹皮 10 g，虎杖 15 g，酸枣仁 30 g，合欢皮 15 g，炙甘草 6 g，蒲公英 30 g。

二诊（2010 年 11 月 22 日）

服药 14 剂，肌衄齿衄减少，自觉精神改善，腰膝酸软减轻，仍有盗汗，夜眠未安，纳可便调，舌质偏红，苔薄腻，脉细略数。查血常规：白细胞计数 8.4×10^9/L，血红蛋白 132 g/L，血小板计数 26×10^9/L。血热伤络渐退，脾肾两虚未复，再拟前法，重在扶正。泼尼松减量为每日 5 mg。处方：

生黄芪 15 g，党参 15 g，生白术 30 g，茯苓 20 g，女贞子 15 g，生山药 20 g，陈皮 10 g，山茱萸 12 g，炒牡丹皮 10 g，丹参 15 g，虎杖 15 g，炙甘草 6 g，蒲公英 30 g，酸枣仁 15 g，熟地黄 30 g，制何首乌 20 g，五味子 10 g，麦冬 15 g，炒枳壳 5 g，川牛膝 15 g，杜仲 15 g，仙鹤草 30 g，黄连 5 g，炒黄柏 6 g，白豆蔻 3 g（后下），生地黄 15 g，车前子 15 g（包煎）。

三诊（2010 年 12 月 13 日）

肌衄齿衄已平，神疲腰酸好转，身热盗汗也减，心烦不眠改善，纳可口干便调，舌质偏红，苔薄，脉细略数。血常规：白细胞计数 7.7×10^9/L，血红蛋白 135 g/L，血小板计数 43×10^9/L。脾肾亏损始复，血热之势转缓。再宗前法，击鼓再进。处方：

生黄芪 20 g，党参 15 g，生白术 30 g，茯苓 20 g，女贞子 15 g，生山药 20 g，陈皮 10 g，山茱萸 12 g，炒牡丹皮 15 g，景天三七 15 g，仙鹤草 30 g，连翘 15 g，虎杖 15 g，生地黄 15 g，熟地黄 30 g，制何首乌 20 g，炒枳壳 5 g，淫羊藿 12 g，杜仲 15 g，黄连 5 g，炒黄柏 6 g，豆蔻 3 g（后下），炙甘草 6 g。

四诊(2011 年 1 月 17 日)

药后诸羔均安,此次月经来潮,量较前减少,舌质淡红,苔薄,脉细。血常规:白细胞计数 $7.1×10^9$/L,血红蛋白 130 g/L,血小板计数 $79×10^9$/L。前方既效,守法再进,以善其后,停用泼尼松。处方:

生黄芪 20 g,党参 15 g,生白术 15 g,生白芍 15 g,茯苓 15 g,女贞子 15 g,生山药 20 g,炒枳壳 6 g,山茱萸 12 g,炒牡丹皮 15 g,虎杖 15 g,景天三七 15 g,连翘 15 g,仙鹤草 30 g,生地黄 15 g,熟地黄 30 g,制何首乌 20 g,淫羊藿 15 g,杜仲 15 g,黄连 5 g,炒黄柏 6 g,卷柏 15 g,白豆蔻 3 g(后下),炙甘草 6 g。

再以上方随证加减治疗 5 月余,面容恢复如常,血小板计数上升至 $90×10^9$/L。

2011 年 7 月 16 日查血常规:白细胞计数 $6.8×10^9$/L,血红蛋白 132 g/L,血小板计数 $164×10^9$/L。随访未见反复。

【按】 本例患者病延四载,迭经肾上腺皮质激素、达那唑等西药治疗未效,且呈现多种毒副反应,并以衄血、便血、月经量多等出血症状为主。《灵枢·百病始生》曰"阳络伤则血外溢,血外溢则衄血,阴络伤则血内溢,血内溢则后血",而衄血、后血的病机是由于脾肾亏损、血热伤络,正如《景岳全书·血证》说"血本阴精,不宜动也,而动则为病。血主营气,不宜损也,而损则为病。盖动者多由于火,火盛则逼血妄行,损者多由于气,气伤则血无以存",因此治当健脾滋肾,凉血宁络。方中黄芪、党参、白术、山药、甘草健脾益气,以养营生血;熟地黄、生地黄、女贞子滋补肾阴,填精益髓,以化生阴血,淫羊藿补肾助阳,乃从阳引阴之意;炒牡丹皮、仙鹤草、虎杖凉血止血散瘀,意在止血不留瘀;炒黄柏合牡丹皮清血中伏火而宁血络。全方针对特发性血小板减少性紫癜脾肾亏虚为本、火伤血络为标的病机特点,从健脾滋肾入手,结合泻火散瘀药物,旨在扶正固本,调理气火,补虚而不壅滞,泻火而不伤正。二诊时患者血热伤络渐退、出血减轻,乃加强健脾益肾,既助益气摄血,又合滋阴凉血。俟三诊患者血热势缓络和、出血平息,再宗"缓则治本"之训,着重健脾益肾、固本调治,以资气血生化之源,从而促其症状缓解、体质改善、血象恢复。值得一提是本案的治疗用药中,黄芪、牡丹皮两味是治疗特发性血小板减少性紫癜的要药,黄芪甘温益气摄血,牡丹皮苦寒入血清热,两者同用,益气而不助火,清火而不伤中,共奏益气摄血、泻火止血之功,无论虚实,在辨证的基础上加用两味药物,对于控制出血、预防复发和升提血小板均有一定的疗效,而本虚标实者用之尤宜。仙鹤草与虎杖根的配伍较为合理,仙鹤草能收敛止血,虎杖活血散瘀,二者相伍,一收一散,相得益彰,止血而不留瘀,行血而不妄溢,最合止血消瘀之意。综观本案治疗过程,辨证切中病机,施治掌握标本,方药多寡适宜,因而使四年痼疾,治疗半年告愈,体现了中医药治疗的特色优势。

案 20

肖某,男,24 岁。

初诊(2016 年 1 月 8 日)

反复鼻衄齿衄 20 余年。患者 4 岁时出现鼻衄,偶有齿衄,治疗过程中出现晕厥,后发现二系下降(具体不详),曾应用维生素 C、维生素 K、肌苷片等治疗,但反复还是有齿衄。至 2006 年鼻衄不止,查血小板计数为 15×10^9/L,在上海市第六人民医院给予泼尼松、达那唑、环孢素 A 治疗 2 年余均无明显疗效,从 2007 年开始在上海中医药大学附属龙华医院服用中药至今,血小板波动较大,曾达到正常,但近 2 个月来血小板计数维持在 10×10^9/L,牙龈渗血,齿龈红肿,遗精,腰痛,夜寐易醒,动则心慌,脑后发胀,口臭明显,反复口腔溃疡,胃脘灼热,易饥饿,大便先干后溏,鼻干,眼睛酸涩,动则易汗,下肢发凉,小便淋漓不尽,咳嗽时作,黄痰,咽喉干痒疼痛,鼻涕,舌红胖大,苔薄黄,脉弦大滑数。2016 年 1 月 8 日血常规示白细胞计数为 10.0×10^9/L,血红蛋白 124 g/L,血小板计数 5×10^9/L,中性粒细胞百分率 78.3%。

中医诊断:血证;西医诊断:血小板减少症,待查。

证属肾阴亏虚,心肝火旺,下虚上盛,五脏俱损,湿热蕴结。治拟清降滋阴。处方:大补阴丸加味。

熟地黄 30 g,炒知母 10 g,炒黄柏 10 g,炙龟甲 9 g,沉香颗粒 2 g,砂仁 6 g,甘草 5 g,紫苏梗 10 g,薄荷 3 g(后下),焦栀子 6 g,红藤 30 g,黄菊花 10 g,桑叶 10 g。

4 剂,水煎服。

二诊

患者牙龈红肿,口臭明显,鼻干,咽痛,黄痰减少,痰色转白,牙龈出血,下肢出血点,舌苔灰黄腻,脉同前。

上方去砂仁、沉香，加生地黄 30 g、麦冬 15 g、生栀子 10 g、炒白扁豆 12 g、生薏苡仁 15 g、生牡蛎 30 g、丝瓜络 6 g、龙齿 15 g、蛇莓 30 g、炒牡丹皮 10 g、茯苓 15 g、泽泻 12 g、黄连 6 g、代赭石 15 g、石膏 15 g、柴胡 3 g、升麻 6 g、旋覆花 10 g、蒲公英 30 g、墨旱莲 30 g、夏枯草 15 g。14 剂，水煎服。

三诊

患者齿衄减少，眼睛干涩减轻，晨起咽喉不适，口唇热感，流黄脓涕，腰酸减轻，舌红胖大，苔根黄腻，脉弦数无力。

上方去代赭石，旋覆花，加石斛 12 g、水牛角 30 g、炒白术 10 g、党参 10 g、炒白芍 10 g。21 剂，水煎服，日 1 剂。

【按】　黄振翘分析该患者病机为下元火盛，肾元不足，气火上冲，阴虚肝旺，自幼起病，相火旺盛，损于血脉，伤及五脏，导致鼻干、鼻衄、齿衄、口腔溃疡，眼睛干涩，咽喉疼痛等肺胃热盛之象，治疗应用清上滋下法，调治肝肾，清泻相火，在补益肝肾同时泻火，平肝潜阳。因患者病情迁延深重，有郁火，肝旺日久伤阴，损及肾阴，痰瘀热病理产物形成，所以要标本兼顾，既要补益肝肾又要宁络止血，平肝降逆，处方中肝肾阴液亏虚，木火旺，克脾土，出现大便次数较多，故在补益肝肾、清肝泻火同时兼顾脾胃，肝木旺是主要环节，克脾土，脾土生湿，配合参苓白术调节脾胃。在柔肝祛火基础上用党参、炒白芍、茯苓、扁豆等既和胃又能祛脾胃之湿，故可见效。但补气药不可多用，易于助火。该患者病程较长，辗转多家医院诊治，治疗难度较大，平素结合饮食情绪管理，不适宜恼怒，不宜过食辛辣油腻，重在中药坚持治疗，方可见效。

六、再生障碍性贫血

案 1

柴某，男，57 岁。

初诊（2005 年 10 月 26 日）

患者 2005 年 9 月因痰中带血查血常规示三系减少，经骨髓涂片及活检检查，确诊为再生障碍性贫血，予抗胸腺细胞球蛋白一个疗程后使用雄激素（安雄）、环孢素、糖皮质激素（泼尼松）治疗，并间断输红细胞、血小板对症支持。刻下：动则心悸，皮肤散在出血点，舌淡暗红，苔薄黄腻，脉弦大滑数。血常规：白细胞计数 2.6×10⁹/L(使用粒细胞集落刺激因子后),血红蛋白 62 g/L(输红细胞悬液后),血小板计数 20×10⁹/L(输血小板悬液后)。

中医诊断:髓劳;西医诊断:再生障碍性贫血。

证属脾肾阴虚,肝火伤络。治拟健脾滋肾,清肝凉血。处方:

生黄芪 15 g,党参 15 g,炒白术 10 g,生地黄 15 g,熟地黄 15 g,炒牡丹皮 10 g,水牛角 30 g(先煎),墨旱莲 15 g,熟女贞子 15 g,生白芍 15 g,蒲公英 15 g,麦冬 15 g,陈皮 5 g,紫苏梗 10 g,生甘草 5 g,炙甘草 5 g,茯苓 12 g,怀山药 15 g。

上方加减治疗半年,并逐步减撤泼尼松、环孢素,直至停用。

二诊(2006 年 3 月 6 日)

血常规:白细胞计数 1.82×10⁹/L,血红蛋白 48 g/L,血小板计数 11×10⁹/L。舌淡苔薄腻淡黄,脉弦滑数。调整处方如下:

生黄芪 30 g,党参 15 g,炒白术 15 g,生地黄 15 g,熟地黄 15 g,炒牡丹皮 15 g,水牛角 30 g(先煎),墨旱莲 30 g,熟女贞子 30 g,生白芍 15 g,蒲公英 30 g,麦冬 15 g,陈皮 10 g,紫苏梗 10 g,生甘草 5 g,炙甘草 5 g,茯苓 15 g,怀山药 15 g,当归 15 g,景天三七 30 g,菟丝子 30 g,淫羊藿 20 g,制何首乌 15 g,仙鹤草 30 g。

三诊(2006 年 6 月 19 日)

血常规:白细胞计数 1.82×10⁹/L,血红蛋白 61 g/L,血小板计数 11×10⁹/L。心悸,齿衄。舌淡红,苔薄,脉弦大滑数。

上方加小蓟草 30 g、干白茅根 30 g、黄连 5 g、巴戟天 12 g、茜草炭 15 g、煅龙骨 30 g(先煎)、煅牡蛎 30 g(先煎)。

四诊(2006 年 9 月 11 日)

血常规:白细胞计数 3.2×10⁹/L,血红蛋白 110 g/L,血小板计数 32×10⁹/L。

守方继服。

五诊(2007 年 4 月 30 日)

血常规:白细胞计数 4.1×10⁹/L,血红蛋白 126 g/L,血小板计数 105×10⁹/L。

中药巩固治疗 2 年。

六诊(2009 年 10 月 12 日)

血常规:白细胞计数 $4.4×10^9$/L,血红蛋白 143 g/L,血小板计数 $203×10^9$/L。

【按】 再生障碍性贫血的治疗当以调治脾肾为主,同时重视治肝泻火。本患证属脾肾阴虚、肝火伤络,健脾滋肾、清肝凉血则贯穿治疗始终。具体处方时,健脾勿忘理气,滋肾勿忘温肾,清肝勿忘柔肝,凉血勿忘祛瘀。还要结合西药使用情况调整中药用量,减少药毒损害。

案 2

王某,男,44 岁。

初诊(2006 年 4 月 24 日)

患者头晕乏力伴肌衄齿衄 5 月余,外周血三系减少,骨穿检查诊断为再生障碍性贫血。予免疫抑制剂(CsA)、安雄等治疗未效,血象持续下降。血常规:白细胞计数 $2.3×10^9$/L,血红蛋白 62 g/L,血小板计数 $23×10^9$/L。刻下:面色萎黄,唇甲色淡,肌肤甲错,头晕乏力,心悸气短,动则尤甚,腰酸膝软,手足心热,口干欲饮,胃纳不佳,二便尚可,双侧下肢肌肤瘀点瘀斑,舌质暗有瘀点,苔薄,脉沉细涩。

中医诊断:髓劳;西医诊断:再生障碍性贫血。

证属脾肾亏损,瘀血阻络。治拟健脾益肾,祛瘀止血。处方:

生黄芪 15 g,太子参 20 g,炒牡丹皮 12 g,炒白术 12 g,熟地黄 15 g,当归 12 g,山药 20 g,生地黄 15 g,茯苓 15 g,山茱萸 10 g,制半夏 6 g,炙鳖甲 15 g,白豆蔻 6 g(后下),仙鹤草 15 g,补骨脂 15 g,炒枳壳 12 g,景天三七 15 g,鸡血藤,丹参 15 g,炙甘草 6 g。

二诊(2006 年 6 月 19 日)

患者服药 3 周,精神较前好转,但仍见神疲乏力,短气懒言,纳谷未振,常自汗出,舌质淡,苔薄,脉细弱。血常规:白细胞计数 $4.1×10^9$/L,血红蛋白 78 g/L,血小板计数 $22×10^9$/L。

上方加陈皮 10 g、木香 5 g,去熟地黄、鳖甲。

三诊(2007 年 3 月 26 日)

以此方加减化裁服药 8 月余,诸恙均平,血象稳步上升。血常规:白细胞计

数 $4.9 \times 10^9/L$，血红蛋白 144 g/L，血小板计数 $72 \times 10^9/L$。

四诊（2007 年 7 月 30 日）

血常规：白细胞计数 $5.5 \times 10^9/L$，血红蛋白 151 g/L，血小板计数 $95 \times 10^9/L$。

【按】 再生障碍性贫血属虚劳血虚病，病程较长，"久病入络，髓海瘀阻"，部分患者除了存在虚损、出血的证候外，还有瘀血内停，即因虚致瘀。《血证论》说："此血在身，不能加于好血，而反阻新血之化机，故凡血证总以去瘀为要。"因此，再生障碍性贫血患者在健脾补肾的基础上，可佐以活血养血药物，如三七、当归、丹参、鸡血藤之属，有利于生血、止血。

案 3

徐某，男，20 岁。

初诊（2007 年 11 月 26 日）

患者 2007 年 9 月起反复鼻衄、发热伴头晕，11 月 9 日外院查全血细胞减少，骨穿示再生障碍性贫血，予止血、输血等治疗后转岳阳医院。11 月 21 日血常规：白细胞计数 $3.0 \times 10^9/L$，血红蛋白 69 g/L（输红细胞悬液后），血小板计数 $37 \times 10^9/L$（输血小板悬液后）。刻下：无明显不适，舌红胖而干，苔薄脉弦。

中医诊断：虚劳髓枯；西医诊断：再生障碍性贫血。

证属肝肾失调，肝火偏旺。治拟滋肾泻肝。处方：

生地黄、熟地黄各 15 g，生白芍 15 g，炒牡丹皮 15 g，茜草根 15 g，黄连 5 g，蒲公英 30 g，墨旱莲 15 g，熟女贞子 15 g，水牛角 30 g（先煎），紫苏梗 5 g。

二诊（2008 年 3 月 3 日）

血常规：白细胞计数 $3.8 \times 10^9/L$，血红蛋白 84 g/L，血小板计数 $38 \times 10^9/L$。舌红胖，苔薄黄腻，脉细。调整处方如下：

生地黄、熟地黄各 15 g，生白芍 15 g，炒牡丹皮 15 g，茜草根 30 g，黄连 5 g，蒲公英 30 g，墨旱莲 30 g，熟女贞子 30 g，水牛角 30 g（先煎），紫苏梗 5 g，制何首乌 15 g，菟丝子 15 g，淫羊藿 15 g，生黄芪 15 g，党参 15 g，炒白术 10 g。

三诊（2008 年 5 月 26 日）

右耳流脓，苔薄黄，脉细无力。血常规：白细胞计数 $7.8 \times 10^9/L$，血红蛋白 118 g/L，血小板计数 $53 \times 10^9/L$。

上方改生白芍 20 g、炒牡丹皮 20 g,加金银花 15 g、龙胆草 5 g、炒黄芩 10 g、柴胡 5 g。

四诊(2008 年 11 月 24 日)

血常规:白细胞计数 8.2×10^9/L,血红蛋白 139 g/L,血小板计数 147×10^9/L。守方继服 1 年。其间多次查血常规正常。

五诊(2009 年 11 月 9 日)

血常规:白细胞计数 7.8×10^9/L,血红蛋白 148 g/L,血小板计数 141×10^9/L。

【按】 本患者年轻,病初脾气未虚,治疗以滋肾泻肝为主。服药既久,中焦力有不逮,则兼予健脾益气。病程中曾罹患耳部感染,属湿热,则酌予清热利湿药物。

案 4

唐某,女,61 岁。

初诊(2009 年 9 月 14 日)

患者 2006 年出现贫血、出血,未诊治。2009 年 7 月症状加重,骨穿示再生障碍性贫血。血常规:白细胞计数 2.3×10^9/L,血红蛋白 37 g/L,血小板计数 5×10^9/L。刻下:发热 2 d,体温 39℃,鼻塞,乏力明显,喘息,动则尤甚,纳少,口唇干燥,便秘,下肢紫癜。舌淡红而干,苔黄腻,脉弦细数,按之无力。

中医诊断:髓劳;西医诊断:再生障碍性贫血。

证属髓枯血热。治拟疏风清热,解毒凉血。处方:

桑叶 10 g,荆芥 10 g,薄荷 3 g,柴胡 10 g,生栀子 10 g,炒黄芩 10 g,炒牡丹皮 10 g,金银花 15 g,生地黄 20 g,水牛角 30 g,白芍 12 g,玄参 15 g,大青叶 15 g,炒枳壳 5 g,黄连 3 g,甘草 5 g,生黄芪 15 g,太子参 15 g。

二诊(2009 年 9 月 28 日)

服上方 3 剂后体温平,自觉症状改善。舌淡苔薄黄腻,脉弦滑。血常规:白细胞计数 3.5×10^9/L,血红蛋白 59 g/L(输红细胞悬液后),血小板计数 42×10^9/L(输血小板悬液后)。风热已除,改予健脾滋肾,清肝凉血。处方:

生黄芪 15 g,太子参 15 g,炒白术 10 g,茯苓 15 g,水牛角 30 g,生白芍 15 g,炒牡丹皮 10 g,炒黄芩 12 g,生地黄 15 g,墨旱莲 30 g,熟女贞子 30 g,黄连 5 g,

北沙参15g,陈皮5g,炒枳壳5g,藿香梗10g,生甘草、炙甘草各10g,萆草30g。

三诊(2009年11月23日)

大便溏,日行3次。舌淡红而干,苔薄黄腻,脉弦细滑数。血常规:白细胞计数4.2×10⁹/L,血红蛋白67g/L,血小板计数23×10⁹/L。

上方去炒枳壳,改炒白术为12g、藿香梗改为藿香10g,加木香5g、山药15g,熟地黄15g。

【按】 患者初诊时,证属髓枯血热,急则治其标,予疏邪解毒、凉血止血,佐以扶正,待外邪渐去,再拟健脾益肾,扶正为主。《脾胃论·脾胃盛衰》谓"肝木旺,则挟火势无所畏惧而妄行也……为邪不一,皆风热不得升长,而木火过于有形之中也"。因有木旺土虚,肝火伏热,肝血不足,阴不制阳,应以制木扶土为治,益气健脾、滋肾养阴,治本生血而同时调达肝木、滋水清肝、补肾养肝以达到补肾泻肝、兼调脾胃、化生阴精之功。本患由于方药对证,获效甚捷。

案5

张某,女,36岁。

初诊(2007年4月23日)

患者半年来自觉神疲乏力,1个月前查血常规示白细胞、血小板减少,至长海医院行骨髓涂片及骨髓活检检查,明确诊断为再生障碍性贫血,建议中医药治疗。就诊时神疲乏力,腰膝酸软,时有口干欲饮,中脘不适,食欲不振,大便溏薄,日行2次,舌淡红,苔薄黄微腻,脉细弱。2007年4月20日血常规:白细胞计数2.7×10⁹/L,血红蛋白116g/L,血小板计数68×10⁹/L,中性粒细胞百分率63.3%。

中医诊断:髓劳病;西医诊断:再生障碍性贫血。

证属脾肾亏虚,中焦失运。治拟健脾益肾,助运和中。处方:香砂六君子汤(《时方歌括》)合左金丸(《丹溪心法》)加减。

太子参20g,白术、白芍各12g,制半夏6g,陈皮6g,茯苓15g,木香6g,川黄连3g,吴茱萸3g,炒黄芩12g,白豆蔻6g(后下),炙防风6g,桑寄生20g,杜仲15g,生山楂15g,炒牡丹皮10g,谷芽、麦芽各15g,炙甘草6g。

7剂,每日1剂,水煎服。

另:茜蓟生血片5粒/次,每日3次,口服;香连片3粒/次,每日3次,口服。

二诊(2007年4月30日)

偶有低热,劳后神疲,胃脘不适,纳少口干,时有泛酸,便稀,日行2次,舌淡红苔薄黄,脉沉细。血常规:白细胞计数$2.7×10^9$/L,血红蛋白108 g/L,血小板计数$93×10^9$/L。脾肾亏损始复,中焦失运仍存。再拟健脾益肾,理气助运。

前方加山药20 g、八月札12 g。14剂。

三诊(2007年5月14日)

低热已平,精神改善,胃脘转舒,纳谷进步,神疲好转,舌淡红,苔薄白,脉细。脾肾亏虚、中焦失运有所恢复。复拟健脾益肾、助运和中。

上方去谷麦芽,加川断肉15 g、生黄芪20 g、炒黄柏10 g。

四诊(2007年5月28日)

药后诸症消失,唯近日口腔溃疡,舌红苔薄白,脉细。血常规:白细胞计数$3.2×10^9$/L,血红蛋白112 g/L,血小板计数$98×10^9$/L。脾肾仍亏,内有蕴热。治拟健脾益肾,清热解毒。

5月14日方去生山楂,改生黄芪30 g、炒黄柏12 g、山药30 g,加蒲公英15 g、炒知母10 g。14剂。

此后以本方随证加减治疗2年余,多次复查血常规示血红蛋白正常,白细胞计数持续$3.0×10^9$/L以上,血小板计数$80×10^9$/L以上。

【按】 脾肾亏虚乃髓劳病发病之本。肾主骨生髓,藏精化血,对人体气血化生至关重要。本患者则以脾虚为主,脾失健运,故见纳谷少进,大便溏薄,胃脘不适;腰为肾府,肾主骨,肾精亏虚,故见腰膝酸软。治当健脾补肾,助运和中。方中太子参、茯苓、白术、甘草甘温以健脾升提脾气;以陈皮、半夏、木香、白豆蔻、黄连、吴茱萸燥湿理气助运,和胃降逆;桑寄生、杜仲培补肾元;山楂、谷麦芽消食健胃,炒黄芩、炒牡丹皮清热凉血活血。综观全方标本兼顾,气血并调,补通得当,因而见效。

案6

蒋某,男,22岁。

初诊(2008年6月2日)

2006年3月患儿因乏力、气急气促,皮肤瘀斑,至苏州大学附属医院就诊,骨穿示再生障碍性贫血，予十一酸睾酮、利可君、输血等治疗，血象未见明显改善而来医院。血常规：白细胞计数 $2.2×10^9$/L，血红蛋白 40 g/L，血小板计数 $12×10^9$/L。刻下：晨起头晕乏力，气急，偶尔鼻衄，皮肤瘀点瘀斑，纳可，眠可，常自汗出，盗汗明显，大便调，小便黄，舌淡苔少，脉浮数。

中医诊断：髓劳病；西医诊断：再生障碍性贫血。

证属脾肾阴虚，血热妄行，气虚不摄。治拟健脾滋肾，清肝凉血。处方：当归补血汤（《内外伤辨惑论》）合大补元煎（《景岳全书》）加减。

生黄芪 20 g，当归 12 g，太子参 20 g，生白术 12 g，生白芍 12 g，生地黄、熟地黄各 15 g，炒牡丹皮 12 g，山茱萸 12 g，生山药 20 g，炒黄柏 12 g，黄连 3 g，炒栀子 6 g，水牛角 30 g（先煎），淫羊藿 10 g，仙鹤草 30 g，景天三七 15 g，菟丝子 10 g，大枣 15 g，蒲公英 15 g，茯苓 15 g，紫苏梗 6 g，生甘草、炙甘草各 10 g。

14 剂。

另：茜蓟生血片 4 粒/次，每日 3 次，口服；葎虎补肾生血合剂 20 ml/次，每日 3 次，口服。

二诊（2008 年 6 月 16 日）

药后证减，时有便溏，舌淡苔薄，脉细数。血常规：白细胞计数 $2.6×10^9$/L，血红蛋白 60 g/L（输血后），血小板计数 $18×10^9$/L。脾肾气阴渐生，肝火伏热未平。再拟健脾益肾，泻肝清热。

前方去蒲公英，改菟丝子 20 g，山药 30 g，加龙胆草 6 g、藿香 10 g。14 剂。

三诊（2008 年 6 月 30 日）

药后汗出正常，乏力改善，纳可口干，便溏好转，舌淡红苔薄白，脉细。血常规：白细胞计数 $3.6×10^9$/L，血红蛋白 56 g/L，血小板计数 $38×10^9$/L。伏火渐清，正虚渐复，气血已有生化之机。再予健脾滋肾，调养气血。

上方改大枣 20 g、制半夏 10 g。14 剂。

四诊（2008 年 7 月 14 日）

药后诸症几平，纳可口干，喉间有痰，舌淡红，苔薄，脉细缓。血常规：白细胞计数 $3.8×10^9$/L，血红蛋白 66 g/L，血小板计数 $44×10^9$/L。脾肾亏损渐复，气血生化有源。守法再进。

前方加制何首乌 20 g、炒赤芍 12 g。14 剂。

此后以原方随症加减治疗 2 年。2009 年 8 月 17 日血常规：白细胞计数

$5.2 \times 10^9/\mathrm{L}$,血红蛋白 121 g/L,血小板计数 $78 \times 10^9/\mathrm{L}$。

【按】 再生障碍性贫血属于中医学"髓劳""血证"等范畴,系在外感六淫、内伤七情、饮食劳倦、药物毒邪等因素作用下,伤及脏腑阴阳所致。因肾为先天之本,主骨藏精生髓,脾为后天之本,为气血生化之源,因此脾肾亏虚是髓劳诸虚之本,而肝火伏热则是导致或加重髓劳脾肾亏虚的重要因素。本患者初诊时,出血情况比较明显,故在补脾益肾治本的基础上,注重清泄肝火,控制出血,药用水牛角、牡丹皮、景天三七、仙鹤草等以清热凉血止血,其中炒牡丹皮既可清热,又可凉血祛瘀,无论病证属虚属实,皆可应用。芍药、甘草合用,意在苦甘化阴,滋水涵木。

案 7

黄某,女,17 岁。

初诊(2008 年 5 月 12 日)

患者于 2007 年 8 月出现皮肤瘀点,伴头晕乏力、面色萎黄、神疲心悸,经查血象及骨髓,诊断为再生障碍性贫血。予十一酸睾酮、环孢素等治疗 6 月余,症状未见明显改善。刻下:神疲乏力,面色萎黄,口唇色淡,心悸气短,纳差寐可,小便尚调,大便溏薄,舌质淡,苔薄白,脉细数。血白细胞计数 $2.3 \times 10^9/\mathrm{L}$,血红蛋白 61 g/L,血小板计数 $11 \times 10^9/\mathrm{L}$。

中医诊断:髓劳病;西医诊断:再生障碍性贫血。

证属脾肾亏虚,气不摄血。治拟健脾补肾,益气养血。处方:当归补血汤(《内外伤辨惑论》)合大补元煎(《景岳全书》)加减。

生黄芪 30 g,当归 12 g,太子参 30 g,熟地黄 15 g,炒牡丹皮 12 g,山茱萸 10 g,女贞子 20 g,怀山药 20 g,菟丝子 20 g,白豆蔻 6 g(后下),制半夏 12 g,茯苓 15 g,炒白术 12 g,炒白芍 12 g,炒枳壳 6 g,生甘草、炙甘草各 6 g。

14 剂。

二诊(2008 年 5 月 26 日)

药后肌肤瘀点、瘀斑减少,精神好转,神疲乏力减轻,动则心悸短气,自汗,自觉发热,腰膝酸软,纳可便调,舌质淡,苔薄黄,脉沉细。脾肾亏损始复,气血渐有生机,血热势减未清。仍予健脾补肾,清泄虚热。

前方加炒黄柏 12 g。14 剂。

三诊(2008 年 6 月 9 日)

肌肤瘀点、瘀斑明显消退,身热已平,精神转佳,神疲改善,偶有心悸,纳可眠安,舌淡红,苔薄,脉细有力。血常规:白细胞计数 $2.9 \times 10^9/L$,血红蛋白 88 g/L,血小板计数 $25 \times 10^9/L$。虚热已清,正虚渐复,气血已有生化之机。再予健脾补肾,调养气血。

原方加枸杞子 15 g、淫羊藿 15 g。

四诊(2008 年 6 月 23 日)

药后诸症平,舌淡红,苔薄,脉细缓。血白细胞计数 $3.7 \times 10^9/L$,血红蛋白 101 g/L,血小板计数 $57 \times 10^9/L$。脾肾亏损已复,气血生化有源。再予前方随证加减治疗。

2009 年 12 月 14 日查白细胞计数 $4.3 \times 10^9/L$,血红蛋白 120 g/L,血小板计数 $83 \times 10^9/L$。

【按】 患者先天禀赋不足,后天失于调养,复因感受内外毒邪,导致本虚标实而以本虚为主。本虚乃脾肾亏虚,治以健脾补肾、益气养血。方中黄芪、茯苓、白术、甘草甘温以健脾气助脾阳,太子参、山药等甘平滋脾阴,重在补脾元升提脾气。以熟地黄、女贞子滋补肾阴,配以山茱萸、白芍养血和肝,佐以白豆蔻、炒枳壳、制半夏等健脾助运,使补而不滞。

案 8

陈某,男,41 岁。

初诊(2007 年 8 月 20 日)

患者于 2006 年 6 月出现皮肤瘀点瘀斑,牙龈渗血,查血细胞减少,经骨髓涂片及骨髓活检诊断为"再生障碍性贫血"。给予环孢素 A、抗胸腺细胞球蛋白、人免疫球蛋白等治疗疗效不佳,血小板计数最低时达 $4 \times 10^9/L$。血常规:白细胞计数 $1.4 \times 10^9/L$,血红蛋白 48 g/L,血小板计数 $14 \times 10^9/L$。刻下:少神倦怠,面色苍白,唇甲色淡,午后低热,皮肤瘀点、瘀斑,颧红,头晕乏力,心悸气短,动则益甚,齿鼻衄血,胃纳呆滞,大便溏薄,舌质淡,苔薄腻,脉细数。

中医诊断:髓劳病;西医诊断:再生障碍性贫血。

证属脾肾亏损,阴血无源,虚热内生,热伤血络。治拟健脾益肾,泻火宁络。处方:大补元煎(《景岳全书》)加减。

黄芪 15 g,党参 15 g,炒牡丹皮 12 g,白术 12 g,熟地黄 15 g,何首乌 12 g,当归 12 g,山药 15 g,生地黄 15 g,茯苓 15 g,山茱萸 12 g,白芍 12 g,制半夏 6 g,菟

丝子 15 g，景天三七 15 g，仙鹤草 12 g，补骨脂 15 g，炒枳壳 6 g，炙甘草 6 g。

二诊（2007 年 9 月 3 日）

肌肤瘀点大部吸收，精神较前好转，午后已无发热，鼻衄、齿衄减轻，仍见神疲乏力，短气懒言，便溏，常自汗出，纳谷未振，舌脉同前。复查血常规：白细胞计数 2×10^9/L，血红蛋白 46 g/L，血小板计数 16×10^9/L。脾肾亏损，中焦不运。当先健脾助运，以培生化之源。

原方去熟地黄、山茱萸，加白豆蔻 3 g（后下），谷芽、麦芽各 15 g。14 剂。

三诊（2007 年 9 月 17 日）

诸症皆有改善，纳谷进步，精神转佳，面色欠华，肌肤瘀点瘀斑逐渐消退，鼻齿衄平，大便转调，气促减轻，汗出减少，舌淡、苔薄，脉细弱。复查血白细胞计数 2.8×10^9/L，血红蛋白 54 g/L，血小板计数 28×10^9/L。脾胃始转运化，水谷之气得充，气血生化有源。健脾益肾，调养精血，佐以助运活血，使邪去不伤正，血止不留瘀。调整处方：

黄芪 20 g，炒牡丹皮 12 g，太子参 20 g，茯苓 15 g，炒白芍 12 g，制半夏 6 g，制何首乌 20 g，白豆蔻 6 g（后下），紫苏梗 6 g，菟丝子 20 g，女贞子 15 g，白术 12 g，山药 20 g，全当归 12 g，景天三七 15 g，生甘草、炙甘草各 6 g。

四诊（2007 年 10 月 8 日）

药后诸症大为改善，精神日渐好转，肢体未见瘀点瘀斑，面色渐见红润，毛发已见光泽，偶有头晕，气促不著，自汗也平，纳可寐安，二便自调，舌淡红、苔薄，脉细有力。血白细胞计数 4.7$\times 10^9$/L，血红蛋白 85 g/L，血小板计数 42×10^9/L。脾肾亏损已复，气血生化有源。续予健脾补肾以固本，少佐活血理气以治标。

上方去生山楂 15 g，加巴戟天 15 g，补骨脂 15 g。

后以上方随症加减化裁，共服药 24 月余，诸证渐平，病情稳定，血象稳步上升。

【按】 患者初诊时，出血情况较明显，故在补脾益肾治本的基础上，注重泻火宁络以治标，控制出血，药用牡丹皮、生地黄、景天三七、茜草、仙鹤草等以清热凉血止血。二诊时出血控制，但纳谷未振，故在健脾益肾、活血生血基础上加入的白豆蔻、谷麦芽等助运和中药物，并去碍胃之品熟地黄、山茱萸。待脾胃健运，纳谷得振之后，再予着重健脾补肾以固本，少佐活血理气以治标。

案 9

陈某,男,29 岁。

初诊(2008 年 4 月 28 日)

患者于 2007 年 12 月自觉乏力明显,查血象及骨穿等检查诊断为再生障碍性贫血,予输血及输血小板治疗,血象未见明显改善。血常规:白细胞计数 $2.0×10^9$/L,血红蛋白 44 g/L,血小板计数 $16×10^9$/L。刻下:头晕乏力,鼻衄,皮肤瘀点瘀斑,纳眠可,盗汗,大便调,小便黄,舌淡苔少,脉细数。

中医诊断:髓劳病;西医诊断:再生障碍性贫血。

证属脾肾阴虚,热扰血络。治拟健脾滋肾,益气摄血,凉血宁络。处方:当归补血汤(《内外伤辨惑论》)合大补元煎(《景岳全书》)加减。

生黄芪 30 g,全当归 12 g,太子参 20 g,生白术 12 g,生白芍 12 g,生地黄、熟地黄各 15 g,炒牡丹皮 12 g,山茱萸 12 g,怀山药 20 g,炒黄柏 12 g,淫羊藿 15 g,仙鹤草 30 g,景天三七 15 g,菟丝子 20 g,蒲公英 15 g,制半夏 12 g,茯苓 15 g,炒枳壳 6 g,生甘草、炙甘草各 6 g。

14 剂。

二诊(2008 年 5 月 12 日)

药后诸症同前,舌淡苔薄,脉细数。再拟健脾益肾,益气凉血。

前方去蒲公英,改菟丝子 15 g,山药 30 g,加炙防风 6 g。

三诊(2008 年 5 月 26 日)

药后自觉证候好转,纳可口干,舌淡红苔薄白,脉细。血常规:白细胞计数 $2.7×10^9$/L,血红蛋白 46 g/L,血小板计数 $17×10^9$/L。虚热渐清,正虚渐复,再予健脾滋肾、调养气血。

上方改白芍 15 g,加黄连 3 g。

四诊(2008 年 6 月 9 日)

无自觉不适,纳可口干,舌淡红,苔薄,脉细缓。血白细胞计数 $3.3×10^9$/L,血红蛋白 58 g/L,血小板计数 $18×10^9$/L。病情稳定,守法再进。

前方加蒲公英 15 g,改菟丝子 30 g。

此后以原方随症加减治疗。2010 年 3 月 7 日查血白细胞计数 $3.9×10^9$/L,血红蛋白 116 g/L,血小板计数 $92×10^9$/L。

【按】 本患者初诊时虚损症状比较明显,虚者补之,故治以健脾滋肾,益气摄血,在补益之中加入制半夏、炒枳壳,理气和胃助运,使得补而毋滞;同时,滋肾填精之中加淫羊藿、菟丝子等温补肾阳之品,取阴阳互根、阳中求阴之义。此外,在补脾益肾治本的基础上,注重泻火宁络以治标,控制出血。在常规治疗效果不明显的情况下,加用清热解毒、清肝泻火之品,常可收功。生黄芪、女贞子有调节免疫作用,景天三七、仙鹤草、炒防风、炒枳壳等有升高血小板的作用,制何首乌有类似糖皮质激素的功用。

案10

陆某,女,13岁。

初诊(2008年10月13日)

患者于5个月前无明显诱因四肢出现瘀点,伴头晕乏力、心悸,且日渐加重,检查血象及骨髓,诊断为再生障碍性贫血。予十一酸睾酮、环孢菌素等治疗。目前仍服环孢素100 mg,每日2次,十一酸睾酮每日80 mg。刻下:神疲乏力,面色萎黄,口唇色淡,心悸气短,纳差寐可,小便尚调,大便溏薄,舌质淡,苔薄白,脉细数。血常规:白细胞计数$2.7×10^9$/L,血红蛋白62 g/L,血小板计数$18×10^9$/L。

中医诊断:髓劳病;西医诊断:再生障碍性贫血。

证属脾肾亏损,气血无源。治拟健脾补肾,益气养血。处方:当归补血汤(《内外伤辨惑论》)合大补元煎(《景岳全书》)加减。

生黄芪15 g,全当归12 g,太子参30 g,熟地黄15 g,炒牡丹皮12 g,山茱萸12 g,女贞子30 g,怀山药20 g,菟丝子20 g,白豆蔻6 g(后下),制半夏6 g,茯苓15 g,炒白术12 g,炒白芍12 g,炒枳壳5 g,生甘草、炙甘草各6 g。

14剂。

二诊(2008年10月27日)

药后肌肤瘀点、瘀斑症状较前减少,精神好转,神疲乏力减轻,活动后短气,自汗,自觉发热,腰膝酸软,纳可便调,舌质淡,苔薄黄,脉沉细。前方见效,再拟前法,兼清虚热。

前方加炒黄柏12 g。14剂。

三诊(2008年11月10日)

身热已平,精神转佳,神疲改善,偶有心悸,纳可眠安,舌淡红,苔薄,脉细有

力。血常规：白细胞计数 3.3×10⁹/L,血红蛋白 78 g/L,血小板计数 29×
10⁹/L。虚热已清,正虚渐复,再予健脾补肾,调养气血。

原方加补骨脂 15 g、巴戟天 15 g。

四诊(2008 年 11 月 24 日)

无不适,舌淡红,苔薄,脉细缓。血常规：白细胞计数 3.6×10⁹/L,血红蛋白
95 g/L,血小板计数 39×10⁹/L。再予原方随症加减。

经治一年余,血象逐渐上升,2010 年 2 月 22 日查白细胞计数 4.6×10⁹/L,
血红蛋白 121 g/L,血小板计数 87×10⁹/L。

【按】 "脾为后天之本",中土不健,清气不升,故出现头晕;脾弱不运,水谷
精微不能濡养全身,故出现面色萎黄、神疲乏力;脾气不足,则统血无权,故患者
出现皮肤瘀点瘀斑,口腔内有血疱。"肾为先天之本",主骨生髓,藏精化血。今
患者脾肾亏虚,气血生化乏源,最终导致气血两虚。治以健脾补肾,益气养血。
健脾气助脾阳,重在补脾元升提脾气;滋肾阴养血和肝,需注意补而不滞,补通
得当。

案 11

郑某,男,48 岁。

初诊(2008 年 2 月 18 日)

患者 2007 年 11 月诊断为再生障碍性贫血,予环孢素 A、十一酸睾酮等治
疗,效不佳。血常规：白细胞计数 1.6×10⁹/L,血红蛋白 55 g/L,血小板计数
23×10⁹/L。刻下：面色苍白,唇甲色淡,午后低热,少神倦怠,皮肤瘀点,头晕乏
力,心悸气短,腰酸肢软,纳呆,大便溏,舌质淡,苔薄腻,脉细数。

中医诊断：髓劳病;西医诊断：再生障碍性贫血。

证属脾肾亏损,热伤血络。治拟健脾益肾,泻火宁络。处方：大补元煎(《景
岳全书》)加减。

黄芪 15 g,党参 15 g,牡丹皮 12 g,白术 12 g,熟地黄 15 g,何首乌 12 g,当归
12 g,山药 30 g,生地黄 20 g,茯苓 15 g,山茱萸 12 g,白芍 12 g,制半夏 10 g,菟
丝子 15 g,景天三七 30 g,仙鹤草 30 g,补骨脂 15 g,紫苏梗 6 g,炙甘草 6 g,藿香
10 g,黄连 3 g,木香 6 g。

14 剂。

二诊(2008 年 3 月 3 日)

药后肌肤瘀点吸收,精神好转,午后无发热,仍见神疲乏力,纳差,大便稍溏,舌脉同前。血常规:白细胞计数 $2.6×10^9$/L,血红蛋白 53 g/L,血小板计数 $21×10^9$/L。脾肾亏损,中焦不运,当先健脾助运,以培生化之源。

原方去熟地黄,加砂仁 3 g(后下),谷芽、麦芽各 15 g。

三诊(2008 年 3 月 17 日)

诸症均有改善,纳谷进步,精神转佳,面色欠华,肌肤瘀点瘀斑消退,大便转调,汗出减少,舌淡,苔薄,脉细弱。复查血白细胞计数 $2.6×10^9$/L,血红蛋白 58 g/L,血小板计数 $29×10^9$/L。水谷之气得充,气血生化有源,再拟健脾益肾,调养精血,佐以助运活血,使邪去不伤正,血止不留瘀。

上方改黄芪 20 g,加炒赤芍 12 g、鸡血藤 15 g。

四诊(2008 年 3 月 31 日)

药后精神进一步好转,无出血,纳可寐安,二便自调,舌淡红,苔薄,脉细有力。血白细胞计数 $4.3×10^9$/L,血红蛋白 76 g/L,血小板计数 $35×10^9$/L。续予健脾补肾,理气活血。

上方加巴戟天 15 g。

后以此方随症加减化裁,共服药 10 月余,血象稳步上升。2008 年 12 月 29 日血常规:白细胞计数 $4.3×10^9$/L,血红蛋白 115 g/L,血小板计数 $82×10^9$/L。

【按】 生地黄既能滋阴清热凉血,又能化瘀止血,尤对鼻衄、肌衄有良效,大便溏时可重用山药,并伍藿香、黄连、木香。

案 12

王某,男,42 岁。

初诊(2008 年 8 月 4 日)

患者于 2006 年 4 月出现神疲乏力,查外周血三系减少,骨穿检查示再生障碍性贫血。予抗胸腺细胞球蛋白、十一酸睾酮等疗效不著,血象持续下降。血常规:白细胞计数 $1.9×10^9$/L,血红蛋白 62 g/L,血小板计数 $9×10^9$/L。刻下:神疲乏力,面色苍白无华,唇甲色淡,四肢皮肤瘀点瘀斑,头晕腰酸,心悸气短,手足心热,胃纳不馨,口干眠差,大便溏薄,舌质淡,苔薄,脉细数。

中医诊断:髓劳病;西医诊断:再生障碍性贫血。

证属脾肾亏损,精血不足。治拟健脾益肾,调养精血。处方:归脾汤(《济生方》)合左归丸(《景岳全书》)加减。

生黄芪 15 g,党参 15 g,牡丹皮 12 g,白术、白芍各 12 g,熟地黄 15 g,山茱萸 12 g,制何首乌 20 g,当归 12 g,山药 20 g,生地黄 15 g,仙鹤草 30 g,补骨脂 15 g,制半夏 10 g,炒枳壳 12 g,茯苓 15 g,景天三七 30 g,炙甘草 6 g。

14 剂。

二诊(2008 年 8 月 18 日)

患者服药之后肌衄减少,舌质淡,苔薄,脉细。血常规:白细胞计数 2.2×10^9/L,血红蛋白 68 g/L,血小板计数 19×10^9/L。肾亏始复,气虚不固,再拟前法,掺入益气固表。

原方改黄芪 40 g、炒枳壳 15 g,加炙防风 6 g。

三诊(2008 年 9 月 1 日)

诸症改善,肌衄退,纳可口干,大便转调,舌淡,苔薄,脉细弱。血常规:白细胞计数 2.9×10^9/L,血红蛋白 82 g/L,血小板计数 38×10^9/L。再予前方。

治疗 10 月余,血象稳步上升。2009 年 7 月 13 日血白细胞计数 4.2×10^9/L,血红蛋白 108 g/L,血小板计数 87×10^9/L。

【按】 患者证属脾肾亏损,精血不足。羔由先天禀赋不足,加之后天失养而致。脾肾亏损,气血不足,气虚则清阳不展,血虚则脑失所养,故而出现头晕神疲,遇劳加重,少神,面色苍白无华,唇甲色淡,脾胃亏虚,气血生化乏源,无以荣养四肢而见周身乏力,心血不足,不能养心而见心悸。肾阴不足,肾为腰之府,肾虚精亏则腰酸口干,阴虚生热,可见手足心热、脉细数等,水不济火,以致心火内动,扰动心神,而见心悸而烦,不得安寐。方以归脾汤合左归丸加减,以求健脾补肾以治其本,值得一提的是在滋补肾阴药物中加用少量补骨脂等温补肾阳之品,切合张介宾所云:"善补阳者,必于阴中求阳,则阳得阴助而生化无穷;善补阴者,必于阳中求阴,则阴得阳升而泉源不竭。"

案 13

周某,女,40 岁。

初诊(2008 年 2 月 25 日)

患者确诊再生障碍性贫血 5 月余,予环孢素 A、十一酸睾酮等治疗中。刻下:面色萎黄,唇甲色淡,肌肤甲错,头晕乏力,心悸气短,动则尤甚,腰酸膝软,手足心热,口干欲饮,胃纳不佳,二便尚可,双侧下肢肌肤瘀点瘀斑,舌质暗有瘀点,苔薄,脉沉细涩。血常规:白细胞计数 $3.49×10^9$/L,血红蛋白 62 g/L,血小板计数 $23×10^9$/L。

中医诊断:髓劳病;西医诊断:再生障碍性贫血。

证属脾肾亏损,瘀血阻络。治拟健脾益肾,祛瘀止血。处方:左归丸(《景岳全书》)加减。

黄芪15 g,太子参20 g,炒牡丹皮12 g,白术12 g,熟地黄15 g,当归12 g,山药20 g,生地黄15 g,茯苓15 g,山茱萸10 g,制半夏12 g,炙鳖甲15 g,白豆蔻6 g(后下),仙鹤草15 g,补骨脂15 g,炒枳壳12 g,景天三七15 g,鸡血藤15 g,丹参15 g,炙甘草6 g。

21剂。

二诊(2008年3月17日)

患者服药3周,精神较前好转,面色较有光泽,但仍见神疲乏力,短气懒言,纳谷未振,常自汗出,舌质淡,苔薄,脉细弱。血常规:白细胞计数 $5.57×10^9$/L,血红蛋白85 g/L,血小板计数 $22×10^9$/L。肾亏始复,脾胃未运,当予健运脾胃,以资生化之源。

原方加广陈皮6 g、广木香6 g、生山楂15 g,暂去熟地黄、鳖甲碍胃之品,所谓"胃气一绝,百药难施"之戒。

三诊(2008年3月31日)

药后诸症改善,患者面色转润,肌肤瘀斑消退,未见新鲜出血,纳谷进步,口干好转,神疲不著,自汗也平,二便自调,舌质淡红,苔薄,脉细缓。复查血常规:白细胞计数 $4.8×10^9$/L,血红蛋白106 g/L,血小板计数 $34×10^9$/L。脾胃转运,再拟前法。

原方改黄芪30 g,加菟丝子20 g。14剂。

后以此方加减化裁服药9月余,诸恙均平,血象稳步上升。2009年1月12日血常规:白细胞计数 $4.9×10^9$/L,血红蛋白144 g/L,血小板计数 $95×10^9$/L。

【按】 再生障碍性贫血属虚劳,病程较长,"久病入络,髓海瘀阻",就像本例患者除了存在虚损、出血的证候外,还有淤血内停的表现,如肌肤甲错、皮下瘀点瘀斑、衄血不止、舌质暗有瘀点,脉沉细而涩等。再生障碍性贫血的基本病机是脾肾亏虚,脾虚则统摄无权,出血成瘀,肾虚则精血不足,不仅影响骨髓造血,而且还因血虚阴耗导致虚热内生,扰血妄行,血溢脉外,离经之血蓄积体内,便成瘀血。《血证论》说:"此血在身,不能加于好血,而反阻新血之化机,故凡血证总以去瘀为要。"瘀血还会导致脏腑组织得不到营养物质的正常濡养温煦,从而加重脏腑虚损,形成因虚致瘀、由瘀致虚的恶性循环,使再生障碍性贫血病情进一步加重,缠绵难愈。此种情况"瘀血不去,则新血不生",还会使出血更加不止。因此活血养血,活血止血,祛除瘀血,有利于新血的生成,突破了"出血性疾病不用或慎用活血药"的传统理论。考虑到再生障碍性贫血患者血小板低下且易见出血倾向的特点,在用活血药时多用三七、当归、丹参、鸡血藤之类,使活血不妄溢,止血不留瘀。一般不用三棱、莪术等破血之品。如果是因虚致瘀,使用活血药如景天三七、当归、丹参等,还需与健脾补肾药黄芪、白术、生地黄、熟地黄等扶正药合用,以使祛瘀不伤正,扶正不留瘀。

案 14

杨某,男,26 岁。

初诊(2008 年 9 月 8 日)

头晕乏力 1 年余,多次检查全血细胞下降,骨穿诊断为再生障碍性贫血,辗转各地治疗未效。血常规:白细胞计数 2.4×10^9/L,血红蛋白 65 g/L,血小板计数 20×10^9/L。刻下:面色萎黄,头晕乏力,神疲倦怠,常自汗出,身热不扬,皮肤痤疮,胸膈烦热,纳谷较差,夜眠欠安,大便不畅,下肢肌肤瘀点瘀斑,舌质红,苔薄腻微黄,脉细数。

中医诊断:髓劳病;西医诊断:再生障碍性贫血。

证属脾肾两亏,湿热中阻。治似健脾益肾,清利湿热。处方:大补元煎(《景岳全书》)合香砂六君子汤(《时方歌括》)加减。

黄芪 20 g,太子参 20 g,牡丹皮 12 g,白术 12 g,川黄连 3 g,当归 12 g,菟丝子 15 g,生地黄 15 g,白花蛇舌草 15 g,制何首乌 20 g,广木香 6 g,制半夏 15 g,广陈皮 6 g,白豆蔻 6 g(后下),仙鹤草 20 g,茯苓 15 g,生大黄 6 g,炒黄柏 15 g,炙甘草 6 g。

14 剂。

二诊(2008 年 9 月 22 日)

服药 14 剂,精神好转,汗出、身热、胸膈烦热等症明显好转,皮肤痤疮减轻,瘀点瘀斑消失,仍见神疲乏力,胁肋略痛,胃脘不适,纳谷较少,舌质淡红,苔薄白,脉弦细。复查血常规:白细胞计数 2.3×10^9/L,血红蛋白 75 g/L,血小板计数 21×10^9/L。患者湿热之邪已去大半,中焦脾胃亏虚未复,肝木乘脾犯胃。治拟健脾益肾,和胃抑肝。

故予原方加炒白芍 12 g、炙防风 6 g,改炒黄柏 12 g,去白花蛇舌草,继服 28 剂。

三诊(2008 年 10 月 20 日)

诸症改善,近日感受外邪,出现发热、咽痛、鼻塞流涕等症。查血常规:白细胞计数 2.5×10^9/L,血红蛋白 86 g/L,血小板计数 20×10^9/L。"邪之所凑,其气必虚",患者正气本虚,复感外邪,故当标本兼治。治以健脾和胃,疏散外邪。

原方加炙麻黄 6 g、光杏仁 10 g、桔梗 6 g、连翘 15 g、荆芥 6 g、防风 6 g。7 剂。

四诊(2008 年 10 月 27 日)

外感症状消失,未见新鲜出血,面色亦较前有光泽,时有头晕乏力,腰膝酸软,心悸气促,纳眠可,舌质淡红,苔薄白,脉沉细。血常规:白细胞计数 3.7×10^9/L,血红蛋白 91 g/L,血小板计数 30×10^9/L。考虑患者脾肾两亏,精血不足,正虚日久,非一日所能收功,宜徐图缓进,再拟健脾补肾,调养精血。原方加减服用近一年,精神逐步改善,诸症渐平。

2009 年 8 月 24 日复查血常规:白细胞计数 3.5×10^9/L,血红蛋白 150 g/L,血小板计数 120×10^9/L,骨髓象基本缓解。

【按】 在临床诊疗过程中,再生障碍性贫血病情错综复杂,病机及临床表现并不拘于一端,本例患者由于病程较长,体质本虚,又感受湿邪,脾虚不运,终致入里化热,故患者除了存在脾肾亏虚、气血不足等虚弱之象,湿热中阻的情况比较明显。根据辨证论治的基本原理,提出除了"健脾补肾以固本、泻火止血以治标、活血化瘀以生新"外,尚需"采用变法以求功"。针对本例患者,脾肾亏虚兼夹湿热中阻,治疗虚实兼顾,标本同治,在健脾益肾的同时采取清利湿热法,予黄连、牡丹皮、生地黄、白花蛇舌草等以清热利湿、泻火止血。另外指出黄芪、鳖甲两味是治疗再生障碍性贫血的要药,黄芪甘温益气摄血,鳖甲咸寒入肾填精,两者同用,益气而不助火,滋阴而不伤中,共奏益气摄血、滋阴养精之功,无论阴阳虚损,在辨证的基础上加用上两味药物,对于控制出血,预防复发和升高外周血象均有一定的疗效。

案 15

夏某,女,52 岁。

初诊(2008 年 6 月 16 日)

齿龈反复出血 1 年,皮肤瘀点瘀斑,全血细胞减少,经骨髓象确诊为再生障碍性贫血。白细胞计数 $2.2 \times 10^9/L$,血红蛋白 53 g/L,血小板计数 $7 \times 10^9/L$。近 1 周来咽痛咳嗽,面色萎黄,舌淡暗红,苔黄腻,脉细数,按之无力。

中医诊断:髓劳病;西医诊断:再生障碍性贫血。

证属脾肾亏损,复感风热,邪恋不去,更伤阴精。治拟调治脾肾,兼清风热。处方:大补元煎(《景岳全书》)合银翘散(《温病条辨》)加减。

生黄芪 15 g,党参 15 g,枸杞子 15 g,山茱萸 12 g,巴戟天 12 g,菟丝子 15 g,淫羊藿 12 g,补骨脂 10 g,草河车 30 g,金银花 15 g,连翘 12 g,生地黄 12 g,荆芥 6 g,防风 6 g,生侧柏 15 g,炒黄芩 10 g,炒白术 10 g,前胡 15 g,陈皮 10 g,炙甘草 5 g。

二诊(2008 年 6 月 16 日)

虚劳感邪,风热未净,伏热引发,血红蛋白下降 44 g/L,此乃余邪不清,伤其肾精,舌暗红略干苔薄黄腻,脉弦细数。治当从前法扶正调理脾肾,祛邪清泄风木,以防动血耗血,疏风清热,调达肝木为重要环节。

原方加桑叶 10 g。

三诊(2008 年 6 月 30 日)

咽痛咳嗽已平,近日便泄呈水样,腹痛,痛后泻作,汗多,神疲乏力,舌紫暗红,苔黄腻,脉弦细滑数。脾肾亏损,风动木旺,克犯脾土,湿热内蕴。治拟健脾补肾,制肝清利。处方:

生黄芪、炙黄芪各 15 g,党参 15 g,炒白术 10 g,山茱萸 12 g,菟丝子 15 g,淫羊藿 12 g,补骨脂 10 g,生葛根 15 g,荆芥炭 10 g,墨旱莲 15 g,炒生地黄 12 g,白芍炭 10 g,炒黄芩 10 g,陈皮 10 g,炙甘草 5 g,黄连 5 g,广木香 5 g。

四诊(2008 年 7 月 14 日)

便泄已止,精神改善,齿龈未作,紫癜消退,舌淡胖边有齿痕苔薄黄,脉细滑数,尺脉弱。脾肾亏虚,阴虚及阳,阴阳失调,木火偏旺,再从健脾补肾,调治阴阳,兼清肝泻火。

前方去黄芩、葛根、木香、荆芥,加黄柏 10 g、煅龙骨 30 g、煅牡蛎 30 g、炒牡丹皮 12 g、砂仁 10 g、枸杞子 15 g。

经过 2 个月调治,诸症均安,白细胞计数 3.2×10^9/L,血红蛋白 81 g/L,血小板计数 27×10^9/L。

【按】《内经》曰"风客淫气,精乃亡。邪伤肝",风伤肝木,内耗精气,无论因虚致病或因毒致虚,皆由风动邪实,风伤肝木,肝火损精,内耗精气,导致虚劳。在疾病发展过程中,本虚标实(肾精亏虚,肝火伏热)、寒热错杂,每有感染发热、出血诸症。外感风(寒、热)邪,则引动伏火,损伤阴精,以致血象波动、外周血细胞计数下降,引起病情日益加重,骨髓造血功能难复。风邪为甚或急者治当以急则治其标,疏风清热泻风火之邪,泻肝解郁清肝火伏热;又需防外邪引发伏热耗损阴精,予以顾护精气,调理脾肾治本,方中随症参入银翘散、桑菊饮、荆防败毒散、白虎汤之品,冀期控制感染、发热、出血及改善全身虚衰症状以阻止疾病发展,促其血象稳定。

案 16

陈某,女,26 岁。

初诊(2009 年 1 月 5 日)

反复鼻衄、月经量多 2 年伴发热、肌衄 2 周。骨髓象提示再生障碍性贫血。症见面色苍白,鼻衄,齿衄,肌肤瘀点瘀斑,咽痛发热,纳谷少进,舌质淡,苔薄,脉细数而浮。外周血象:白细胞计数 2.2×10^9/L,血红蛋白 54 g/L,血小板计数 16×10^9/L。

中医诊断:髓劳病;西医诊断:再生障碍性贫血。

证属脾肾亏虚,精血衰耗,外邪乘虚入侵,邪热灼伤血络。治拟急则治其标,疏邪解毒,凉血止血,佐以扶正。处方:银翘散(《温病条辨》)合犀角地黄汤(《千金方》)加减。

金银花 15 g,连翘 15 g,大青叶 20 g,炒牡丹皮 10 g,水牛角 30 g,炒赤芍 12 g,生地黄 20 g,太子参 20 g,柴胡 10 g,黄芩 15 g,炒枳壳 6 g,薄荷 3 g,蒲公英 20 g,炙甘草 6 g。

二诊

服药 1 周,发热已退,鼻衄好转,月经量少,头晕耳鸣,腰酸膝软,心烦易怒,神疲乏力,纳谷少进。舌淡红而干,苔薄黄,脉弦细数。外邪渐去,脾肾亏虚,精血不足,肝火伏热。治拟健脾益肾,泻肝凉血,柔肝补阴。处方:

熟地黄 15 g,生地黄 15 g,女贞子 20 g,补骨脂 15 g,淫羊藿 12 g,水牛角 30 g,牡丹皮 15 g,大青叶 15 g,枸杞子 15 g,白芍 12 g,茜草 15 g,制半夏 12 g,紫苏梗 10 g,炙甘草 10 g。

三诊

衄血已平,精神改善,纳谷进步,舌淡红,苔薄,脉细稍弦。肝火伏热渐清,脾肾亏虚渐复,再予前方加减治疗半年后,白细胞计数 3.6×10^9/L,血红蛋白 104 g/L,血小板计数 56×10^9/L。

【按】《脾胃论·脾胃盛衰》谓"肝木旺,则挟火势无所畏惧而妄行也……为邪不一,皆风热不得升长,而木火过于有形之中也"。再生障碍性贫血患者阴虚内热或外感实热,均伏于少阴,伤及血分,引动相火,肾精亏损,肝木火旺,乘于脾土,脾气虚失于统摄,使血不归经,溢于脉外,可致各种出血病证。而反复感染、出血,又必将损及肝肾之阴,以致热毒内伏,阴虚血热。急则治其标,疏邪解毒,凉血止血,佐以扶正,待外邪渐去,再拟健脾益肾,扶正为主。因有木旺土虚,肝火伏热,肝血不足,阴不制阳,应以制木扶土为治,益气健脾、滋肾养阴,治本生血而同时调达肝木、滋水清肝、补肾养肝以达到补肾泻肝、兼调脾胃、化生阴精之功。若遇血虚症状加重,并有出血诸症,当辨肝火伏热内动,仍当宗以前法,若妄用益气温阳、健脾滋肾以图生精益髓、提升血象,易致补阳热更炽,滋阴血不生,反耗灼真阴而动血出血。

案 17

操某,男,16 岁。

初诊(2009 年 9 月 21 日)

乏力、面色苍白 1 年余,发病时查血常规示全血细胞减少,骨髓涂片和活检确诊为再生障碍性贫血。就诊时面色苍白,周身乏力,活动尤甚,自觉口干,眠欠安,大便结,肌肤瘀点瘀斑,舌质红,苔薄腻微黄,脉细数。血常规:白细胞计数 2.1×10^9/L,血红蛋白 58 g/L(输血后),血小板计数 11×10^9/L。

中医诊断:髓劳病;西医诊断:再生障碍性贫血。

证属脾肾两亏,肝火偏旺。治拟健脾益肾,清泻肝火。处方:

生黄芪 30 g,党参 30 g,炒白术 15 g,生地黄 12 g,熟地黄 12 g,墨旱莲 12 g,

生白芍 10 g,麦冬 15 g,北沙参 15 g,茯苓 12 g,水牛角片 30 g(先煎),炒牡丹皮 10 g,白茅根 15 g,槐花 12 g,蒲公英 12 g,黄连 3 g,菟丝子 15 g,淫羊藿 10 g,陈皮 5 g,炙甘草 5 g,山茱萸 12 g,茜草 10 g,补骨脂 12 g,当归 15 g,何首乌 10 g,制半夏 10 g,炒赤芍 15 g,女贞子 30 g,珍珠母 30 g(先煎),酸枣仁 20 g。

28 剂。

二诊(2009 年 10 月 19 日)

服药 28 剂,瘀点瘀斑消失,口干好转,睡眠正常,食欲佳,大便畅,仍有神疲乏力,舌质红,苔薄白,脉弦细。复查血常规:白细胞计数 $2.4×10^9$/L,血红蛋白 68 g/L(输血后),血小板计数 $11×10^9$/L。

原方去珍珠母、酸枣仁,继服 28 剂。

三诊(2009 年 11 月 16 日)

服药 2 月,面色较前有光泽,输血时间延长。时有头晕乏力,腰膝酸软,心悸气促,纳眠可,舌质淡红,苔薄白,脉沉细。仍拟健脾补肾,清肝泻火,守方继服。

原方加减服用 1 年余,摆脱输血,精神改善,诸症悉平。2011 年 1 月 10 日复查血常规:白细胞计数 $3.4×10^9$/L,血红蛋白 121 g/L,血小板计数 $32×10^9$/L。仍在继续治疗中。

【按】 本例再生障碍性贫血,病在肝、脾、肾三脏,治当健脾、益肾、泻肝。健脾宜清轻升扬,重在益气;补肾宜阴阳并补,生发肾气,化生精血;泻肝火意在调补脾肾,可使木火不乘脾土、不盗母气。治疗原则确定后,守方服药,终可获效。

案 18

陈某,男,14 岁。

初诊(2010 年 10 月 25 日)

确诊再生障碍性贫血 2 年,间断输血支持。白细胞计数 $1.8×10^9$/L,血红蛋白 53 g/L,血小板计数 $6×10^9$/L。刻下:面色萎黄,乏力,胃部胀满,舌淡胖,苔薄白,脉细数,按之无力。

中医诊断:髓劳病;西医诊断:再生障碍性贫血。

证属脾肾亏损,精血亏虚。治拟调治脾肾,生精养血。处方:

党参 15 g,生黄芪 15 g,墨旱莲 30 g,当归 20 g,何首乌 20 g,熟地黄 15 g,生白芍 15 g,菟丝子 15 g,黄连 5 g,大枣 15 g,陈皮 5 g,炙甘草 5 g,水牛角片 30 g(先煎),蒲公英 30 g,淫羊藿 15 g,女贞子 60 g,虎杖 15 g,炒白术 15 g,生甘草

6 g,茯苓 12 g,葎草 30 g,炒黄柏 5 g,枸杞子 15 g,白茅根 30 g,山茱萸 15 g,巴戟天 15 g,鸡血藤 15 g,杜仲 15 g,仙鹤草 30 g,炒牡丹皮 15 g,阿胶丁 9 g,炒枳壳 5 g,赤芍 10 g,佛手 5 g,补骨脂 30 g。

14 剂。

另：造血再生片 5 片,每日 3 次,口服。

二诊(2010 年 11 月 29 日)

仍乏力,近 1 周咽部不适,咳嗽,声重浊,咳痰不畅,舌质淡,苔薄黄,脉沉细。证属脾肾亏虚,兼感风热。治以健脾补肾,疏风清热。

上方去阿胶丁,改虎杖 30 g、鸡血藤 30 g,加蜜炙麻黄 10 g、杏仁 10 g、桑叶 10 g、羌活 5 g、前胡 15 g、金银花 15 g、连翘 15 g、石膏 30 g、桔梗 10 g、红藤 30 g、败酱草 30 g。

14 剂。

银翘片 4 片,口服,每日 3 次;金荞麦片 4 片,口服,每日 3 次。

三诊(2010 年 12 月 13 日)

咽部不适消失,咳嗽平,仍神疲乏力,舌淡胖,苔薄腻,脉弦细数。证属脾肾亏损,精血不足,仍拟调治脾肾,生精养血之治。

予 10 月 25 日方。14 剂。

【按】 在再生障碍性贫血病程中,每有感染证候。当兼见风热为患而无发热,兼症不甚重时,仍需顾护精气,调理脾肾治本,兼以疏散风热,主方中随症参入银翘散、桑菊饮、三拗汤之属。若无意外,调治脾肾之本治需贯穿始终。

案 19

陈某,男,44 岁。

初诊(2010 年 11 月 8 日)

患者再生障碍性贫血病史 6 年,经服中药治疗 3 年,病情明显好转。近 3 年不规则服用中药。血常规：白细胞计数 4.9×10^9/L,血红蛋白 122 g/L,血小板计数 43×10^9/L。刻下：无明显不适,家属诉情绪易激动,纳眠可,二便调,舌偏红,苔薄白,脉弦细。

中医诊断：髓劳病;西医诊断：再生障碍性贫血。

证属脾肾亏虚,肝木失条。治拟补益脾肾,疏肝条肝。处方：

党参 15 g,紫苏梗 10 g,生山药 15 g,萆草 30 g,山茱萸 12 g,茜草 15 g,仙鹤草 30 g,水牛角片 30 g(先煎),白茅根 30 g,生甘草 10 g,炙甘草 10 g,生地黄 30 g,熟地黄 15 g,炒白术 6 g,蒲公英 15 g,黄连 10 g,枸杞子 15 g,墨旱莲 30 g,炒牡丹皮 30 g,生白芍 30 g,女贞子 30 g,玄参 12 g,茯苓 12 g,炒赤芍 30 g,生地榆 30 g,金银花 30 g,陈皮 10 g,赤芍 15 g,柴胡 5 g,生黄芩 15 g,炒黄柏 10 g,北沙参 30 g,麦冬 15 g,佛手 5 g,制香附 5 g。

14 剂。

另:宁血络片 5 片,口服,每日 3 次。

【按】 此例患者在白细胞、血红蛋白升至正常后,血小板虽亦明显上升但却未能升至正常,一则因患者自我感觉良好,二则提升血小板药几弗能逮,病家遂自行不规则服药,旨在要求维持现状。根据患者病情,结合患者意愿,在健脾补肾基础上,重视滋肝体,达肝用,间断服用,虽不作明显提升血小板之想,但维持现状,保证患者正常工作与生活,则如反掌矣。

案 20

傅某,男,22 岁。

初诊(2010 年 11 月 1 日)

再生障碍性贫血病史 3 年,经治病情好转。血常规:白细胞计数 6.1×10^9/L,血红蛋白 132 g/L,血小板计数 51×10^9/L。刻下:无不适,舌质淡红,苔薄白,脉沉细。

中医诊断:虚劳病;西医诊断:再生障碍性贫血。

证属脾肾两虚,精血乏源。治拟健脾补肾,调养精血。处方:

生黄芪 30 g,党参 30 g,炒白术 30 g,熟地黄 20 g,当归 10 g,杜仲 15 g,蒲公英 30 g,山茱萸 15 g,淫羊藿 20 g,菟丝子 30 g,茜草 15 g,枸杞子 15 g,陈皮 5 g,紫苏梗 10 g,生甘草 10 g,炙甘草 10 g,炒牡丹皮 15 g,茯苓 15 g,麦冬 15 g,水牛角片 30 g(先煎),炒白芍 30 g,黄连 10 g,补骨脂 15 g,何首乌 15 g,仙茅 15 g,墨旱莲 30 g,女贞子 30 g,仙鹤草 30 g,巴戟天 20 g,生山药 30 g,炙黄芪 15 g,白茅根 30 g,草河车 15 g,萆草 40 g,炒白扁豆 15 g,炒防风 10 g,炒赤芍 10 g,丹参 10 g,豆蔻 6 g(后下),香橼 5 g,五味子 5 g,黄柏炭 5 g。

14 剂。

仙茅补肾生血合剂 15 ml,口服,每日 3 次;造血再生片 5 片,口服,每日 3 次。

二诊(2010 年 11 月 15 日)

药后无殊,守法再进。

原方继服。

【按】 再生障碍性贫血本治主要是健脾补肾,一方之中应包括健脾益气、滋补肾阴、温补肾阳;既用补法,随之亦需用行气散滞、活血化瘀、清热燥湿诸品。大多患者因阴阳气血水火失调明显而不能尽用上述诸法,总以某一方法为主。而本患者诸法尽施,注意寒热、补泻平衡即可无他虑矣。

案 21

何某,女,26 岁。

初诊(2010 年 11 月 1 日)

再生障碍性贫血病史 3 年。血常规:白细胞计数 2.9×10^9/L,血红蛋白 89 g/L,血小板计数 23×10^9/L。刻下:面色萎黄,唇甲色淡,头晕乏力,心悸气短,动则尤甚,腰酸膝软,手足心热,口干欲饮,胃纳可,眠稍差,大便结,舌质淡,苔薄,脉沉细。

中医诊断:紫癜;西医诊断:再生障碍性贫血。

证属脾肾阴虚,精血不足。治拟健脾滋肾,生精养血。处方:

生黄芪 15 g,党参 15 g,炒白术 15 g,生地黄 15 g,熟地黄 15 g,瓜蒌仁 15 g,丹参 15 g,酸枣仁 30 g,柴胡 10 g,炒枳壳 10 g,炒白芍 15 g,茯神 15 g,制半夏 10 g,炒黄芩 10 g,炙甘草 5 g,麦冬 15 g,炒黄柏 10 g,炒知母 10 g,龟甲 9 g。

14 剂。

二诊(2011 年 11 月 15 日)

近日纳少,眠差,舌质淡,苔薄,脉沉细数。证属脾阴不足,虚火上炎,治以甘淡健脾,柔润益阴。调整处方如下。

生黄芪 15 g,党参 10 g,炒白术 10 g,生山药 12 g,茯苓 12 g,生薏苡仁 12 g,六曲 12 g,淡竹叶 10 g,茯神 12 g,莲子心 12 g,丹参 10 g,炒赤芍 10 g,黄连 3 g,草河车 15 g,桔梗 5 g,生甘草 5 g,陈皮 5 g,炒枳壳 5 g。

14 剂。

三诊(2011 年 11 月 29 日)

自觉乏力改善,睡眠好转,纳谷进步,舌质淡,苔薄,脉沉细数。转膏方治疗。

【按】 脾阴虚存在争议。本例患者证属脾阴不足。唐容川《血证论》:"调治脾胃,须分阴阳,李东垣后,重脾胃者,但知宜补脾阳,而不知滋养脾阴,脾阳不足,水谷固不化,脾阴不足,水谷仍不化也。譬如釜中煮饭,釜底无火固不熟,釜中无水亦不熟也。"

案 22

黄某,男,16 岁。

初诊(2009 年 9 月 21 日)

乏力、面色苍白 1 年余。2008 年 7 月患者自觉神疲乏力,活动后加重,并逐渐出现面色苍白,查血常规示白细胞、血红蛋白、血小板均减少,至长海医院行骨髓涂片及骨髓活检检查,明确诊断为再生障碍性贫血,予雄性激素十一酸睾丸酮胶丸治疗,效差,间断输血支持。辅助检查:白细胞计数 2.1×10^9/L,血红蛋白 58 g/L(输红细胞悬液 400 ml 后 1 周),血小板计数 11×10^9/L。刻诊:周身乏力,活动后尤甚,面色苍白,肌肤瘀点瘀斑,自觉口干,眠欠安,大便结。舌质淡胖,苔薄腻微黄,脉弦细数。

中医诊断:髓劳病;西医诊断:慢性再生障碍性贫血。

证属脾肾两亏,肝火偏旺。治拟健脾益肾,清泻肝火。处方:

生黄芪 15 g,党参 10 g,炒白术 15 g,生地黄 12 g,熟地黄 12 g,女贞子 15 g,墨旱莲 15 g,菟丝子 15 g,淫羊藿 10 g,山茱萸 12 g,补骨脂 12 g,当归 15 g,制何首乌 10 g,生白芍 10 g,麦冬 15 g,北沙参 15 g,茯苓 12 g,水牛角片 30 g(先煎),炒赤芍 15 g,炒牡丹皮 12 g,白茅根 15 g,茜草 10 g,槐花 12 g,蒲公英 12 g,黄连 3 g,陈皮 5 g,制半夏 10 g,珍珠母 30 g(先煎),酸枣仁 20 g,炙甘草 5 g。

二诊(2009 年 10 月 19 日)

服药 28 剂,瘀点瘀斑消失,口干好转,睡眠正常,食欲转佳,大便畅,仍有神疲乏力,舌质淡红,苔薄白微腻,脉弦细略数。复查血常规:白细胞计数 2.4×10^9/L,血红蛋白 68 g/L(输红细胞悬液 400 ml 后 3 d),血小板计数 13×10^9/L。处方:

生黄芪 20 g,党参 15 g,炒白术 15 g,生地黄 15 g,熟地黄 15 g,女贞子 20 g,

墨旱莲 20 g,菟丝子 15 g,淫羊藿 10 g,山茱萸 12 g,补骨脂 12 g,当归 12 g,制何首乌 15 g,生白芍 12 g,麦冬 15 g,北沙参 15 g,茯苓 15 g,水牛角片 30 g(先煎),炒赤芍 15 g,炒牡丹皮 12 g,白茅根 15 g,茜草 15 g,槐花 12 g,蒲公英 15 g,黄连 3 g,陈皮 5 g,制半夏 10 g,炙甘草 5 g。

三诊(2009 年 11 月 16 日)

服药 2 月,面色较前有光泽,输血时间明显延长,无出血证候。活动后仍感乏力,腰膝酸软,心悸气促,纳眠可,舌质淡红,苔薄白,脉沉细。处方:

生黄芪 30 g,当归 12 g,党参 15 g,炒白术 15 g,生白芍 15 g,茯苓 15 g,熟地黄 15 g,山茱萸 12 g,山药 15 g,女贞子 30 g,墨旱莲 30 g,菟丝子 15 g,淫羊藿 10 g,补骨脂 12 g,制何首乌 20 g,杜仲 15 g,生地黄 15 g,麦冬 15 g,炒赤芍 15 g,炒牡丹皮 12 g,仙鹤草 30 g,景天三七 15 g,炒栀子 6 g,紫苏梗 6 g,炙甘草 5 g。

上方加减服用 1 年余,摆脱输血,精神改善,诸症悉平。2011 年 3 月 15 日复查血常规白细胞计数 3.6×10^9/L,血红蛋白 121 g /L,血小板计数 68×10^9/L。

【按】 再生障碍性贫血属于中医学"髓劳""血证"等范畴,系在外感六淫、内伤七情、饮食劳倦、药物毒邪等因素作用下,伤及脏腑阴阳所致。因肾为先天之本,主骨藏精生髓,脾为后天之本,为气血生化之源,因此脾肾亏虚是髓劳诸虚之本,而肝火伏热则是导致或加重髓劳脾肾亏虚的重要因素。因此,再生障碍性贫血的治疗当以健脾、益肾、泻肝为要。健脾宜清轻升扬,重在益气;补肾宜阴阳并补,生发肾气,化生精血;泻肝火意在调补脾肾,可使木火不乘脾土、不盗母气。治疗原则确定后,守方服药,终可获效。

本例患者初诊时肌肤存在瘀点瘀斑,但尚未达到"髓枯血热,迫血妄行"的严重程度,因此采用了"健脾益肾以固本,清肝凉血以治标"的标本兼治之治疗方法。方中黄芪、党参、白术、甘草等健脾益气,培补中焦脾土,促进化源生血,且加强脾主统血之功能,防止出血;制何首乌、熟地黄、菟丝子、墨旱莲、女贞子等益肾育阴,促进阴血即血小板的升提,更配以当归、白芍养血和血,共同组成了本方的主干部分,即健脾益肾生血。在补脾益肾治本的基础上,注重清泻肝火,控制出血,药用水牛角、炒牡丹皮、生地黄、白茅根等以清热凉血止血,其中炒牡丹皮既可清热,又可凉血祛瘀,无论病证属虚属实,皆可应用。全方寓泻于补,寓补于泻,阴中求阳,阳中求阴,共奏健脾补肾生血、清肝凉血止血之功。由于方合病机,血象稳步上升。

案 23

黄某,男,28 岁。

初诊(2005 年 10 月 26 日)

神疲乏力 3 年余,伴反复皮肤瘀点瘀斑。患者 2002 年 3 月起劳累之后自觉神疲乏力,伴有皮肤瘀点瘀斑,当地医院就诊查血常规示三系减少,经骨髓等检查确诊为再生障碍性贫血,予免疫抑制剂环孢素、雄性激素十一酸睾酮及输血等治疗 2 年余,血象未见明显改善而求治中医。辅助检查:白细胞计数 $2.2 \times 10^9/L$,血红蛋白 50 g/L,血小板计数 $12 \times 10^9/L$。刻下:面色苍白,神疲乏力,头晕目眩,动辄气急,皮肤瘀点瘀斑,偶尔鼻衄,纳可眠安,自汗常出,盗汗明显,大便日行,小溲色黄。舌质淡胖,苔薄微腻,脉沉细弱。

中医诊断:髓劳病;西医诊断:慢性再生障碍性贫血。

证属脾肾亏损,精血乏源。治拟调治脾肾,生精养血。处方:

党参 15 g,生黄芪 15 g,女贞子 60 g,墨旱莲 30 g,当归 20 g,制何首乌 20 g,熟地黄 15 g,菟丝子 15 g,淫羊藿 15 g,补骨脂 30 g,山茱萸 15 g,巴戟天 15 g,枸杞子 15 g,杜仲 15 g,炒白术 15 g,茯苓 12 g,生白芍 15 g,炒牡丹皮 15 g,水牛角片 30 g(先煎),赤芍 10 g,蒲公英 30 g,虎杖 15 g,萹草 30 g,炒黄柏 5 g,鸡血藤 15 g,仙鹤草 30 g,白茅根 30 g,阿胶丁 9 g(烊化),炒枳壳 5 g,佛手 5 g,陈皮 5 g,黄连 5 g,大枣 15 g,炙甘草 5 g,生甘草 5 g。

二诊

仍乏力,近 1 周咽部不适,咳嗽,声重浊,咳痰不畅,舌质淡暗,苔薄黄,脉沉细数。证属脾肾亏虚,兼感风热,治以健脾补肾,疏风清热。处方:

党参 15 g,生黄芪 15 g,女贞子 60 g,墨旱莲 30 g,当归 20 g,制何首乌 20 g,熟地黄 15 g,菟丝子 15 g,淫羊藿 15 g,补骨脂 30 g,山茱萸 15 g,巴戟天 15 g,枸杞子 15 g,杜仲 15 g,炒白术 15 g,茯苓 12 g,生白芍 15 g,炒牡丹皮 15 g,水牛角片 30 g(先煎),赤芍 10 g,蒲公英 30 g,虎杖 30 g,萹草 30 g,炒黄柏 5 g,鸡血藤 30 g,仙鹤草 30 g,白茅根 30 g,炒枳壳 5 g,佛手 5 g,陈皮 5 g,黄连 5 g,大枣 15 g,炙甘草 5 g,生甘草 6 g,蜜炙麻黄 10 g,杏仁 10 g,桑叶 10 g,羌活 5 g,前胡

15 g,金银花 15 g,连翘 15 g,石膏 30 g,桔梗 10 g,红藤 30 g,败酱草 30 g。

银翘片 4 粒,口服,每日 3 次;金荞麦片 4 粒,口服,每日 3 次。

三诊(2010 年 12 月 13 日)

咽部不适消失,咳嗽平,仍神疲乏力,舌淡胖,苔薄腻,脉沉细数。证属脾肾亏损,精血不足。仍拟调治脾肾,生精养血之治。处方:

生黄芪 30 g,当归 12 g,党参 15 g,生白术 12 g,生白芍 12 g,生地黄 15 g,熟地黄 15 g,炒牡丹皮 15 g,山茱萸 12 g,怀山药 20 g,炒杜仲 15 g,景天三七 15 g,炒赤芍 12 g,鸡血藤 15 g,丹参 15 g,虎杖 15 g,水牛角片 30 g(先煎),葎草 30 g,炒黄柏 5 g,仙鹤草 30 g,白茅根 30 g,阿胶丁 9 g(烊化),佛手 5 g,陈皮 5 g,制半夏 12 g,茯苓 15 g,炒枳壳 5 g,炙甘草 5 g,生甘草 5 g。

上方加减服用 2 年余,疾病痊愈。2007 年 11 月 6 日复查血常规:白细胞计数 5.2×10^9/L,血红蛋白 136 g/L,血小板计数 128×10^9/L。骨髓象正常。

【按】 再生障碍性贫血的基本病变是肝脾肾诸脏亏损,气血生化无源,髓虚精血不复。健脾补肾柔肝、扶正固本益精是治疗再生障碍性贫血的重要方法。但其病变缠绵原因之一系由正气亏虚,不能抵御外邪,邪毒乘虚入侵,进一步耗伤正气,影响气血的化生。因此,再生障碍性贫血多是正虚邪实或本虚标实并现的复合证候,祛邪也是再生障碍性贫血治疗过程中不可或缺的治疗方法。在临证施治时需注意扶正固本而勿忘祛邪。慢性再生障碍性贫血复感外邪,以感染发热出血为主者,常用金银花、连翘、大青叶、蒲公英、水牛角、生地黄、牡丹皮、羚羊角、甘草等清热解毒凉血药物。

例如本例患者,在病程中曾出现感染证候。当兼见风热为患而无发热,兼症不甚重时,仍需顾护精气,调理脾肾治本,兼以疏散风热,主方中随证参入银翘散、桑菊饮、三拗汤之属。若无意外,调治脾肾之本治需贯穿始终。

案 24

唐某,女,61 岁。

初诊(2009 年 9 月 14 日)

乏力 3 年余,加重伴齿衄 2 个月,发热 2 d。患者 2006 年出现头晕、乏力、面色苍白等贫血证候及齿龈渗血等出血症状,一直未予诊治。2009 年 7 月乏力症状明显加重,动则喘息,面色苍白,反复齿龈出血,当地医院查血常规示三系明显减少,骨髓涂片示"有核细胞增生明显减低,粒系、红系、巨核细胞系均增生减低",骨髓活检示"造血组织增生重度低下",明确诊断重型再生障碍性贫血Ⅱ型,予十一酸睾丸酮胶丸口服,反复输注红细胞悬液及血小板悬液对症支持。2 d前无明显诱因出现发热,体温最高 39.6℃,无咳嗽咽痛,外院予抗感染治疗后家属求治于中医。辅助检查:血常规白细胞计数 $1.6×10^9$/L(中性粒细胞 $0.4×10^9$/L),血红蛋白 37 g/L,血小板计数 $5×10^9$/L。刻下:发热,体温 39.0℃,鼻塞,无明显恶寒,乏力明显,喘息,动则尤甚,纳少,口唇干燥,便秘,下肢紫癜,齿龈渗血。舌淡胖而干,苔黄腻,脉弦细数,按之无力。

中医诊断:急髓劳;西医诊断:重症再生障碍性贫血Ⅱ型。

证属髓枯血热。治拟疏风清热,解毒凉血。处方:

桑叶 10 g,荆芥 10 g,薄荷 3 g,柴胡 10 g,生栀子 10 g,炒黄芩 10 g,炒牡丹皮 10 g,金银花 15 g,生地黄 20 g,水牛角 30 g(先煎),羚羊角粉 0.6 g(分吞),白芍 12 g,玄参 15 g,大青叶 15 g,炒枳壳 5 g,黄连 3 g,甘草 5 g,生黄芪 15 g,太子参 15 g。

二诊(2009 年 9 月 21 日)

服上方 3 剂后体温平,鼻塞消失,经予输注红细胞悬液及血小板悬液后乏力好转,齿龈渗血减轻,食欲稍增加,仍口干,大便转溏,舌淡胖苔薄黄腻,脉弦细小滑。血常规:白细胞计数 $2.1×10^9$/L,血红蛋白 59 g/L(输红细胞悬液 400 ml后 5 d),血小板计数 $42×10^9$/L(输血小板悬液 200 ml 后 1 d)。风热已除,改予健脾滋肾,清肝凉血。处方:

生黄芪 15 g,太子参 15 g,炒白术 10 g,茯苓 15 g,水牛角 30 g(先煎),生白芍 15 g,炒牡丹皮 10 g,炒黄芩 12 g,生地黄 15 g,墨旱莲 30 g,熟女贞子 30 g,黄连 5 g,北沙参 15 g,陈皮 5 g,炒枳壳 5 g,藿香梗 10 g,生甘草 10 g,炙甘草 10 g,萆草 30 g。

三诊(2009 年 11 月 23 日)

大便溏薄,日行 3 次,乏力好转,齿龈渗血几愈,输血时间明显延长。舌淡红而干,苔薄黄腻,脉弦细滑数。血常规:白细胞计数 $2.8×10^9$/L,血红蛋白 67 g/L(输红细胞悬液 400 ml 后 8 d),血小板计数 $23×10^9$/L。处方:

生黄芪 15 g,太子参 15 g,炒白术 10 g,茯苓 15 g,水牛角 30 g(先煎),生白芍 15 g,炒牡丹皮 10 g,炒黄芩 12 g,生地黄 15 g,墨旱莲 30 g,熟女贞子 30 g,黄连 5 g,北沙参 15 g,陈皮 5 g,藿香 10 g,木香 5 g,炒山药 15 g,熟地黄 15 g,生甘草 10 g,炙甘草 10 g,葎草 30 g。

上方加减服用 1 年后脱离输血,临床症状基本消失。服药 2 年后白细胞计数、血红蛋白恢复正常,血小板计数持续 50×10^9/L 以上。2011 年 11 月 15 日复查血常规白细胞计数 4.6×10^9/L,血红蛋白 123 g/L,血小板计数 61×10^9/L。

【按】 再生障碍性贫血在临床上分为急性(重症Ⅰ型和重症Ⅱ型)和慢性两型,分属中医学的"急劳"和"虚劳"范畴。急性再生障碍性贫血起病急,病程短,贫血进行性加重,多伴有严重出血和感染,预后较差。慢性再生障碍性贫血发病较缓,病程较长,多为轻中度贫血,出血及感染较轻,预后相对较好。治疗再生障碍性贫血首先必须掌握标本缓急,根据"急则治其标,缓则治其本"的原则进行治疗。"急则治其标"就是在感受外邪而表现出血、发热时,速投清热解毒、凉血止血之剂,如金银花、连翘、羚羊角、生地黄、水牛角、牡丹皮、大青叶之类,以迅速控制病情,防治病情恶化。并需结合西医输血、抗感染、激素等治疗。"缓则治其本"就是在无明显出血、发热时,采取健脾、补肾、养肝类方药,以资助先天、后天生化之源和藏血之所。如黄芪、党参、白术、白芍、熟地黄、补骨脂、鹿角、阿胶、巴戟天、枸杞子等。

本患者初诊时,证属髓枯血热,急则治其标,予疏邪解毒,凉血止血,佐以扶正,待外邪渐去,再拟健脾益肾,扶正为主。因有木旺土虚,肝火伏热,肝血不足,阴不制阳,应以制木扶土为治,益气健脾,滋肾养阴,治本生血并同时调达肝木,滋水清肝,补肾养肝以达到补肾泻肝、兼调脾胃、化生阴精之功。由于方药对证,获效甚捷。

案 25

傅某,男,26 岁。

初诊(2010 年 11 月 1 日)

乏力 4 年余。患者平素体弱多病,2005 年 9 月起劳累之后自觉神疲乏力,后因痰中带血查血常规示三系减少,经骨髓涂片及活检检查,确诊为再生障碍性贫血,予抗人胸腺细胞球蛋白一个疗程后使用雄激素(十一酸睾酮)、环孢素胶囊、糖皮质激素(泼尼松)治疗,并间断输红细胞、血小板对症支持等治疗 3 年余,血象未见明显改善而求治中医。血常规：白细胞计数 $2.1\times10^9/L$,血红蛋白 $52\,g/L$,血小板计数 $12\times10^9/L$。刻下：面色苍白,神疲乏力,头晕目眩,动辄气急,皮肤瘀点瘀斑,偶尔鼻衄,纳可眠安,自汗常出,盗汗明显,大便日行,小溲色黄。舌质暗有瘀点,苔薄,脉沉细涩。

中医诊断：髓劳病；西医诊断：慢性再生障碍性贫血。

证属脾肾两虚,瘀血内停。治拟健脾补肾,祛瘀止血。处方：

生黄芪30 g,炙黄芪15 g,党参30 g,炒白术30 g,熟地黄20 g,当归10 g,杜仲15 g,补骨脂15 g,制何首乌15 g,巴戟天20 g,仙茅15 g,墨旱莲30 g,女贞子30 g,山茱萸15 g,淫羊藿20 g,菟丝子30 g,枸杞子15 g,炒牡丹皮15 g,茯苓15 g,麦冬15 g,水牛角片30 g(先煎),炒白芍30 g,炒赤芍10 g,丹参10 g,景天三七15 g,黄连10 g,黄柏炭5 g,仙鹤草30 g,茜草15 g,生山药30 g,白茅根30 g,草河车15 g,蒲公英30 g,萹草40 g,炒白扁豆15 g,炒防风10 g,白豆蔻6 g(后下),香橼5 g,陈皮5 g,紫苏梗10 g,五味子5 g,生甘草10 g,炙甘草10 g。

二诊(2010 年 11 月 15 日)

前方服药2周,神疲头晕好转,肌肤瘀点瘀斑减退,鼻衄未作,时有便溏,舌淡暗有瘀点,苔薄,脉沉细涩。血常规：白细胞计数 $3.3\times10^9/L$,血红蛋白 $58\,g/L$,血小板计数 $26\times10^9/L$。脾肾气阴渐生,瘀血始化未平,再拟前法。处方：

生黄芪30 g,炙黄芪15 g,党参30 g,炒白术30 g,熟地黄20 g,炒当归6 g,炒杜仲15 g,补骨脂15 g,制何首乌15 g,巴戟天20 g,仙茅15 g,墨旱莲30 g,女贞子30 g,山茱萸12 g,淫羊藿20 g,菟丝子15 g,枸杞子15 g,炒牡丹皮15 g,茯苓15 g,炒山药30 g,炒白芍30 g,炒赤芍12 g,丹参15 g,景天三七15 g,黄连10 g,黄柏炭5 g,仙鹤草30 g,茜草15 g,白茅根30 g,草河车15 g,蒲公英30 g,萹草40 g,炒白扁豆15 g,炒防风10 g,豆蔻6 g(后下),香橼5 g,陈皮5 g,紫苏梗10 g,生甘草5 g,炙甘草5 g,藿香12 g。

三诊(2010 年 12 月 13 日)

药后头晕已平,肌肤瘀点瘀斑消退,劳后易倦,纳可口干,大便成形,小溲淡黄,舌淡暗,苔薄,脉细略涩。血常规：白细胞计数 $3.9\times10^9/L$,血红蛋白 $76\,g/L$,血小板计数 $37\times10^9/L$。瘀血渐化,正虚渐复,气血已有生化之机,再予健脾益肾,调气和营。处方：

生黄芪20 g,炙黄芪20 g,党参30 g,炒白术30 g,熟地黄20 g,炒当归10 g,

炒杜仲 15 g,补骨脂 15 g,制何首乌 15 g,巴戟天 20 g,仙茅 15 g,墨旱莲 30 g,女贞子 30 g,山茱萸 12 g,淫羊藿 20 g,菟丝子 15 g,枸杞子 15 g,炒牡丹皮 15 g,茯苓 15 g,炒山药 30 g,炒白芍 30 g,炒赤芍 12 g,丹参 15 g,景天三七 15 g,黄连 6 g,仙鹤草 30 g,葎草 40 g,白豆蔻 6 g(后下),苏梗 10 g,生甘草 5 g,炙甘草 5 g,制半夏 6 g。

四诊(2011 年 1 月 10 日)

诸恙均平,精神改善,纳可便调,舌淡暗,苔薄,脉细。血常规:白细胞计数 4.2×10^9/L,血红蛋白 112 g/L,血小板计数 82$\times 10^9$/L。停积瘀血已化,脾肾亏损渐复、气血生化有源。前方既效,守法再进,以善其后。

此后再以原方随证加减治疗,2011 年 8 月 12 日查血常规:白细胞计数 5.1×10^9/L,血红蛋白 131 g/L,血小板计数 125$\times 10^9$/L。复查骨髓象基本缓解,随访至今病情一直稳定。

【按】 慢性再生障碍性贫血属于中医学"虚劳""血证""髓劳"等范畴,《素问·生气通天论篇》曰:"骨髓坚固,气血皆从。"若先天不足,后天失调,或外感六淫、内伤七情、饮食不节、劳倦过度、药物毒邪、久病不复等因素均可伤及脏腑阴阳,尤其是脾肾之脏,肾虚无以主骨藏精生髓,脾虚无以生长生化气血,引起虚损劳伤,此乃"骨髓劳损,气血不从"。本例患者病逾四载,屡经西药治疗无效。恙由先天禀赋不足,后天失于调养,致使脾肾亏损,气血生化乏源,脾虚则统摄无权、出血成瘀,或气虚血脉鼓动无力,血虚脉络空虚,血行不畅、脉络痹阻而发生瘀血内停;肾虚则精血不足,不仅影响骨髓造血,而且还因血虚阴耗则虚热内生、扰血妄行,阳虚气损则统血无权、血溢脉外,离经之血蓄积体内,便成瘀血,正如《血证论》所说:"离经之血虽清血,清血亦是瘀血。"瘀血久留不去,可致髓海瘀阻,影响骨髓造血,所谓"瘀血不去,新血不生"之理。瘀血久留不去,可使脏腑组织得不到营养物质的正常濡养温煦,又可加重脏腑虚损,虚损又会加重血瘀形成。这种因虚致瘀,由瘀致虚的恶性循环,使再生障碍性贫血病情进一步加重,久致髓海瘀阻,新血无以化生,出血更加不止。对此本虚标实的病变,治疗上单用补虚则瘀血不去、新血不生,仅用活血易伤正气或加重出血,治当健脾补肾与活血化瘀同用,标本兼治,相辅相成。由于再生障碍性贫血患者血小板低下,易见出血倾向,使用活血药当选用丹参、三七、当归、鸡血藤之类,活血不妄溢,止血不留瘀,一般不宜使用三棱、莪术等破血之品,以免耗血动血、产生变证。因此本例患者的发病机制可以概括为脾肾亏损为本、瘀血内停为标。脾肾亏损为再生障碍性贫血瘀血内停的根本基础,瘀血内停是脾肾亏损的病理产物,又是再生障碍性贫血、出血和发热证候的致病因素。在临床表现上,大多再生障碍性贫血患者常见正虚邪实诸候并现为特征,但由于病种不同,病程长短有异,体质强弱有别,发病年龄不一,临床又每见以本虚为主或以标实为重。临证时只要抓住虚损为本、火热为标、瘀血为变之纲要,治疗时就能执简驭繁。

案 26

黄某,男,48 岁。

初诊(2014 年 4 月 11 日)

反复淋巴结肿大 3 年余。患者自 2013 年 4 月发热、口腔黏膜出血,4 月 11 日查血常规白细胞计数为 0.72×10^9/L,血红蛋白 88 g/L,血小板计数 2×10^9/L。遂于复旦大学附属中山医院住院诊治,行骨髓涂片增生低下,全片未见巨核细胞,淋巴细胞比例升高,考虑诊断为重型再生障碍性贫血,给予抗感染、输血小板及人免疫球蛋白治疗好转后出院。后因血小板再次下降住上海市第一人民医院治疗,其间应用抗感染、输红细胞及血小板支持治疗,并给予血小板生成素、白介素-11、粒细胞集落刺激因子、环孢素软胶囊 75 mg,每日 3 次,十一酸睾酮 40 mg,每日 3 次。2014 年 3 月 14 日血常规示白细胞计数 2.25×10^9/L,血红蛋白 73 g/L,血小板计数 31×10^9/L。至今仍服用环孢素软胶囊和十一酸睾酮。刻下:口干明显,胃纳可,二便调。舌质红而干,苔薄白,脉弦细。

中医诊断:虚劳病;西医诊断:重型再生障碍性贫血。

证属肝肾不足,精血亏损,热毒内伏。治拟温肾助阳,益气养精,清解余毒。处方:左归丸加减。

生地黄 15 g,熟地黄 15 g,炒知母 10 g,当归 10 g,炒白芍 15 g,炒白术 15 g,炒黄柏 10 g,炒牡丹皮 10 g,黄连 6 g,枸杞子 15 g,山茱萸 6 g,制何首乌 15 g,女贞子 30 g,泽泻 15 g。

21 剂。

经过 2 年的中药调治,至 2016 年 3 月 4 日复诊时患者血常规为白细胞计数为 3.44×10^9/L,红细胞计数 3.98×10^{12}/L,血红蛋白 128 g/L,血小板计数 112×10^9/L,血象已经基本正常,自觉无任何不适,舌质淡略红,舌苔根薄黄。

【按】 本病重型再生障碍性贫血,患者发热、出血起病,比较凶险,西医给予输血及血小板等治疗,应用免疫抑制剂环孢素治疗。重型再生障碍性贫血,起病急骤,发热伴有出血,患者舌质干红,口干明显,脉弦细,辨证其本虚标实。本为精气亏损,标为温热邪毒,治标则根据"热者寒之",火行于内。治拟苦辛之味,选黄连、黄柏、知母、泽泻取之苦泄之功,治本则根据"虚则补之",用生地黄、熟地黄、白芍、当归、枸杞子、制何首乌、山茱萸、女贞子滋阴养血,固精填髓,使气血有复新之机。泻火养阴法不仅苦泄辛散,清透气热,并能安络止血,养阴制火,鼓舞精血。

七、骨髓增生异常综合征

案 1

夏某,女,62 岁。

初诊(2015 年 12 月 18 日)

头晕乏力半年。患者自 2015 年 6 月无明显诱因下头晕乏力,于上海交通大学医学院附属瑞金医院查血常规示白细胞计数 $1.87 \times 10^9/L$,血红蛋白 59 g/L,血小板计数 $181 \times 10^9/L$,中性粒细胞百分率 45.9%,同时查铁蛋白 469 ng/ml,血清红细胞生成素水平升高,叶酸、维生素 B_{12} 均正常,抗球蛋白试验阴性,行骨穿为:骨髓增生活跃,粒、红二系均可见病态造血,巨核细胞增生活跃,PML-RARα 基因阴性,染色体正常核型,给予输血治疗,并加用十一酸睾酮、维 A 酸、阿法骨化醇软胶囊、红细胞生成素 2 个月,经治疗白细胞升至正常,但血红蛋白无明显改善,12 月 10 日血常规示白细胞计数 $4.34 \times 10^9/L$,血红蛋白 50 g/L,血小板计数 $198 \times 10^9/L$,中性粒细胞百分率 60.3%。为进一步求治来岳阳医院门诊。刻下:头晕乏力,面色萎黄,时有耳鸣,胃纳可,二便调。舌胖,中灰黄腻苔,脉细弱。既往有高血压病史。

中医诊断:髓毒劳病;西医诊断:骨髓增生异常综合征-RCMD 型。

证属脾肾亏损,湿毒内蕴,邪气内伏,痰瘀交结。治拟补肾健脾,清解湿毒,化痰散瘀。处方:自拟方。

党参 15 g,黄芪 15 g,制半夏 10 g,茯苓 15 g,炙甘草 10 g,炒白术 12 g,陈皮 10 g,蒲公英 30 g,白花蛇舌草 30 g,当归 10 g,丹参 10 g,仙鹤草 30 g,熟地黄

15 g,麦冬 12 g,生姜 1 片,大枣 5 枚。

21 剂,每日 1 剂。嘱 3 周后来复诊。

二诊

输血时间延长至 40 d,乏力有所改善,面色萎黄带灰,舌淡胖,苔灰黄腻,脉沉细。

上方加黄芩 10 g、藿香 12 g、五味子 15 g、薏苡仁 15 g、炒白芍 12 g、炒枳壳 5 g、败酱草 30 g、制厚朴 5 g、黄连 5 g、半枝莲 30 g、大腹皮 10 g。28 剂,每日 1 剂。嘱 3 周后来复诊。

三诊(2016 年 2 月 19 日)

白细胞计数 4.3×10^9/L,血红蛋白 69 g/L,血小板计数 171×10^9/L。下肢乏力好转,舌暗红,苔黄腻,脉沉细。继续调治 2 月余,至 2016 年 5 月 27 日,白细胞计数为 4.68×10^9/L,血红蛋白 98 g/L,血小板计数 165×10^9/L,无乏力头晕等不适症状。

【按】 中医将本病归属于"髓毒劳",黄振翘认为此病病位在肾和脾。精髓亏乏,气血双亏,热毒内伏是主要病机。精髓亏乏,气血双亏为病之本,热毒内伏为其标。该患者头晕乏力起病,耳鸣,脉细弱,为正虚之象,但患者舌胖,中灰黄腻苔,反映出邪实存在,湿毒痰瘀互结,故方选党参、黄芪、制半夏、茯苓、炙甘草、炒白术、陈皮,组方黄芪异功散,健脾益气化湿;蒲公英和白花蛇舌草清热解毒;当归和丹参活血散瘀;仙鹤草一味,既可补虚又可解毒;熟地黄和麦冬滋补脾肾之阴;姜枣调和营卫气血。全方扶正祛邪兼顾。一诊患者血红蛋白上升,乏力减轻,继续按此遣方用药,增加解毒祛湿之力,加用行气化湿厚朴、大腹皮和芳香化湿的藿香,同时与黄芩、黄连燥湿解毒,白芍养阴血,加大扶正祛邪的力度,尤以祛邪为主,经调治患者乏力消失,血红蛋白稳步上升。

案 2

戴某,女,69 岁。

初诊(2007 年 11 月 2 日)

患者 2006 年 7 月起病,右下肢散在瘀斑,当时查血常规示血小板计数 18×10^9/L,白细胞计数及红细胞计数正常。骨髓涂片显示:巨核细胞系增生呈成熟延迟。当时诊断为"特发性血小板减少性紫癜",给予糖皮质激素及硫唑嘌呤治疗,但血小板上升不明显。2006年10月因发热、膝关节疼痛,咳嗽,头晕乏力,查血常规血红蛋白下降,最低64 g/L,抗球蛋白试验阳性,考虑合并溶血性贫血,诊断为"埃文斯综合征"。加量激素至每日30 mg及足量抗生素治疗,血红蛋白上升至正常,血小板计数维持在$(40\sim50)\times10^9$/L。但激素相关性副作用明显,反复真菌感染、继发性糖尿病等,故激素逐渐减量至停用。随之血小板也进行性下降,最低降至10×10^9/L以下。再次复查骨穿,骨髓涂片显示:有核细胞增生极度活跃,粒系增生明显活跃,原始细胞占5%,红、巨二系增生减低。粒、红二系均见明显病态造血。诊断为"骨髓增生异常综合征",予维A酸(后因白细胞进行性增高至30×10^9/L,治疗10 d后予终止)、十一酸睾酮,及输单采血小板、静脉注射人免疫球蛋白等治疗。出血症状稍改善,但血小板无明显上升。来诊前,有反复发热,咳嗽,腹痛,痰培养有白念珠菌、热带念珠菌、模仿葡萄球菌。既往高血压病史多年,继发性糖尿病,小脑病变、特发性震颤。2007年10月27日血常规:白细胞计数40.2×10^9/L,血红蛋白74 g/L,血小板计数6×10^9/L,幼稚红细胞2%。求诊主要问题为白细胞进行性增高、口腔血疱、下肢瘀斑、紫癜,呈淡紫色、紫红色;咳嗽少痰;手抖、盗汗、自汗、便溏。舌紫暗红,脉弦滑数。

中医诊断:髓毒劳;西医诊断:骨髓增生异常综合征(RCMD),肺部感染,腹腔感染,高血压病极高危。

证属肾阴亏损,血热肝旺。治拟滋阴泻肝,凉血止血。处方:大补阴丸、二至丸、犀角地黄汤等方化裁。

生地黄15 g,龟甲9 g,鳖甲9 g,知母10 g,炒黄柏10 g,墨旱莲30 g,女贞子15 g,木馒头15 g,茜草15 g,水牛角片30 g,炒牡丹皮15 g,北沙参15 g,炒黄芩10 g,白芍15 g,炒赤芍10 g,景天三七15 g,山海螺30 g,牛耳大黄15 g,青黛18 g,龙齿30 g,姜竹茹6 g,炒枳壳5 g,陈皮5 g,白花蛇舌草30 g,半枝莲30 g,黄芪15 g,六曲12 g。

二诊(2007年12月1日)

发热已退,皮肤瘀斑,乏力,纳差,无明显咳痰,胃脘不适伴恶心,头晕、耳鸣,盗汗,口渴,全身有不自主震颤,双手明显。舌淡暗,苔薄黄,脉弦数。查血常规:白细胞计数12.3×10^9/L,血红蛋白67 g/L,血小板计数6×10^9/L。证属热毒之邪衰减,气阴暗耗,正气未复。治拟滋阴清热,凉血止血。处方:

水牛角片30 g,生白芍151 g,牡丹皮炭10 g,炒黄芩15 g,白花蛇舌草30 g,

赤芍炭 10 g，龟甲 18 g，炙甘草 5 g，炒枳壳 5 g，北沙参 15 g，生地黄 20 g，蒲公英 30 g，凤尾草 15 g，石膏 9 g，茜草炭 15 g，竹茹 5 g。

【按】 初诊分析，本患者虽年逾花甲，病势缠绵 1 年余，但临床表现并非以虚为主。其皮肤瘀斑及口腔血疱呈紫红色，舌紫暗红，脉弦滑数，考虑血热肝旺；白细胞增高，粒系病态造血，进行性变化的客观检查指标，亦为热毒内伏之外延补充。邪气内盛，风阳上亢，耗伤真阴，故见手抖、盗汗；肾阴亏损，不能伏肝木，不能化生精血。气血虚，脾气虚，见大便溏薄；当前不宜升阳益气，易助火，宜滋养清解。

肝为风木之脏，相火内寄，体阴而用阳。患者素有肢瘈、头眩之疾，《内经》云："诸风掉眩，皆属于肝。"阴虚劳损，相火炽盛，动血致衄，此内热之火多由木失水涵，以致肝阳内炽，阳生风动，精不得藏，故选大补阴丸、二至丸类滋阴清肝，合犀角地黄汤凉血止血。此时，因邪实正不虚，故于前滋阴凉血之方中更加青黛、龙齿泻肝经火郁；白花蛇舌草、半枝莲、山海螺、牛耳大黄解毒除热。恐滋阴、凉血、解毒之品滞血、伤胃，故少佐竹茹、枳壳、陈皮理气行滞；黄芪扶正，六曲助运。

二诊分析，热毒之邪衰减，气阴暗耗，正气未复。阴虚不能荣养筋脉，故见震颤。虚火伤络，血溢脉外故见出血；中焦运化失司，见纳差、恶心；津不上乘，清窍失养，故见头晕、耳鸣；治疗上去掉苦寒泻热之芩、黛、知、柏之属，继续以犀角地黄汤滋阴清热、凉血止血，加龟甲、北沙参滋阴柔筋；牡丹皮、赤芍、茜草均炒炭，取其"去性存用"，既可防过于苦寒伤胃，又可防过寒血滞，不利于止血。本病发病与毒邪密切相关，故方中加入清热解毒之白花蛇舌草、凤尾草及蒲公英。

本案中黄振翘用药，除常用滋阴泻火、凉血止血药外，必酌加清热解毒之品。盖因本病现归于"髓毒劳"之范畴。"髓毒劳"虽未见于中医古籍，但高度概括了本病的病位、病性。从辨病的角度讲，毒邪贯穿于本病的整个病程。如初期多因感受风热、风寒之邪，或感药毒、漆毒等，邪毒侵袭骨髓，髓不化血发为本病。中期，外邪不去，或入里留恋，伏邪化热；后期，久虚成瘀而成瘀毒。故治疗上根据患病新久缓急，初期及中期常加入蒲公英、连翘、白花蛇舌草、凤尾草；而中后期常除前述之品外，可酌加半枝莲、牛耳大黄、蛇莓等化瘀清热之品。

案 3

许某，男，49 岁。

161

初诊（2009 年 5 月 7 日）

患者 2007 年底常规体检查血常规发现贫血（具体数值不详），无明显不适，未予特别重视。2008 年 5 月初无明显原因出现头晕乏力、胸闷心慌，无头痛，无明显出血情况，至上海市杨浦区中心医院就诊，查血常规示白细胞计数 $1.5 \times 10^9/L$，血红蛋白 45 g/L，血小板计数 $75 \times 10^9/L$，风湿系列抗体均阴性，乳酸脱氢酶正常，红细胞沉降率 50 mm/h。2007 年 5 月 12 日行骨髓细胞学检查，骨髓涂片显示：骨髓有核细胞增生明显活跃，粒、红、巨核系均可见病态造血，原始细胞占 6.4%，早幼粒细胞占 9.6%，中性中、晚幼粒细胞比例明显增高占 57.6%，淋巴细胞占 6.4%。铁染色：外铁（＋＋），内铁 49%（部分荷铁过多），提示骨髓增生异常综合征（MDS - RAEB）骨髓象。给予沙利度胺抑制血管新生，骨化三醇胶丸、维 A 酸诱导分化，间断输血支持等治疗；血象一度平稳。2008 年 10 月 9 日复查骨穿：骨髓有核细胞增生极度活跃，粒系增生极度活跃，红系、巨核系二系增生减低，原始细胞 8.5%，中幼粒细胞 36%，晚幼粒细胞 25%。2008 年 10 月开始半年内多次因感染、出血、贫血症状加重等症情住院治疗。2009 年 1 月起因反复发热，监测血常规提示白细胞进行性上升、血红蛋白及血小板进行性下降，输血次数较前频繁。2009 年 3 月 6 日血常规提示：原始细胞加幼稚细胞 20%，中幼粒细胞加晚幼粒细胞 39%，白细胞计数 $14 \times 10^9/L$，血小板计数 $21 \times 10^9/L$，血红蛋白 53 g/L。2009 年 3 月 30 再次行骨穿，骨髓涂片提示：骨髓有核细胞增生减低，粒系增生明显活跃，红、巨二系增生减少。粒系中原始细胞 11.5%，余无特殊改变。考虑原发病进展为骨髓增生异常综合征（MDS - RAEB Ⅱ）。既往 2 型糖尿病史 4 年余，反复痔疮出血病史。辅助检查：（2009 年 5 月 4 日）血常规示血红蛋白 57 g/L，血小板计数 $24 \times 10^9/L$，白细胞计数 $55.7 \times 10^9/L$；胸片：两肺感染；（2009 年 5 月 6 日）B 超：肝内回声改变，脾肿大，双侧颌下、双侧腹股沟、右侧颈旁淋巴结显示。求诊前 1 周以来，患者痔疮肿痛，出血量大，腰膝酸楚，时有头晕、心悸，活动后明显，咽痒口燥，鼻腔口腔渗血多，舌体有血疱，头面部皮肤可见少量痤疮，上溢少量脓液；无明显咳嗽咳痰，低热，胃纳不佳，小便调。舌淡红暗胖，苔薄黄，脉细数小弦。

中医诊断：髓毒劳；西医诊断：骨髓增生异常综合征（MDS - RAEB Ⅱ），2 型糖尿病，混合痔伴感染，肺部感染。

证属精气不足，邪毒（热毒）内侵。治拟清热解毒，化痰解瘀，益气养精，调治

脾胃。处方:

天冬 20 g,生地黄 20 g,生晒参 15 g,党参 15 g,炒黄柏 20 g,砂仁 6 g,炙甘草 6 g,生栀子 10 g,生黄芩 30 g,黄连 5 g,生白芍 15 g,炒赤芍 10 g,半枝莲 60 g,白花蛇舌草 30 g,墨旱莲 20 g,熟女贞子 30 g,生槐花 30 g,生地榆 15 g,柴胡 15 g,蛇莓 30 g。

二诊(2009 年 5 月 19 日)

午后低热,已无鼻腔及口腔渗血,舌体有血疱,无咳痰及咽痛,大便秘结,便后出血。纳眠一般,小便调。舌淡红,苔薄黄,脉沉细数。邪热渐退,正气随出血日久亦渐亏,邪正交争,故见往来寒热,午后低热;出血减少,便秘提示阴液亏耗,此时不宜久用苦寒清泻之品;以人参养荣丸、二至丸合小柴胡汤益气养阴加减。

太子参 24 g,生白芍 12 g,生白术 12 g,制半夏 15 g,生地黄 30 g,炒牡丹皮 12 g,白花蛇舌草 30 g,半枝莲 30 g,小蓟 15 g,何首乌 15 g,蒲公英 15 g,薏苡仁 30 g,连翘 15 g,仙鹤草 15 g,炒枳壳 10 g,炙甘草 6 g,墨旱莲 15 g,女贞子 15 g,水牛角 30 g,黄芩 15 g,槐米 15 g,柴胡 10 g。

【按】 一诊从临床表现上看,骨髓增生异常综合征初期多考虑正虚为主,邪热为辅,表现为发热、咳嗽、乏力、出血较急,邪实为主,正气尚足;中期因邪毒留恋,正气受戕,正气渐亏,表现为乏力、头晕、高热不退、出血反复等症,属正虚邪恋;容易向白血病转化,则考虑邪热伤正。多表现为发热不退,髓外浸润如脾脏增大、淋巴结增大、外周血及骨髓中有白血病细胞,由本虚转化为邪盛。如不能得到及时救治,则出现出血不止、极度乏力,甚至大汗淋漓、厥逆等亡阳、亡阴之症,表现为阴阳气血俱亏。辨证施治,初期需祛邪为主,扶正为辅;中期,培本与祛邪并重;后期,当大力固扶正气,少佐以祛邪,留得一分正气,便存得一分性命。患者目前虽存在本虚,精气不足,但也存在邪气内盛,表现为邪毒(热毒)内侵,邪毒伤正,伏入骨髓,骨髓受损,肾精亏虚,相火旺盛,肝气失调,脏腑亏损,在脾耗气,在肾伤精,邪毒盛而瘀血,脾虚生湿化痰,致病因素为热毒、痰瘀。目前患者正气尚存,治疗重点在于清热解毒,调节气血,化痰解瘀。兼顾护正气,益气养精,调治脾胃。方用三才封髓丹合黄连解毒汤加减。三才封髓丹有兼顾上、中、下三焦的滋补之力,大剂量炒黄柏可清心火,坚肾阴,砂仁入脾行滞,天冬、生地黄、人参起扶正祛邪之功;此方调治心肾,滋阴降火,但解毒清火之力不足,故合黄连解毒汤,可清三焦热盛之火毒。肝气失调,予柴胡、芍药疏肝柔肝,肛门热痛出血,属下焦湿热,除黄连解毒汤清利湿热外,榆花、地槐可治新久痔血。三才封髓丹,以药有天、地、人之名,而补亦在上、中、下之分,使天地位育参赞居中,故曰三才也。而黄连解毒汤中黄芩清肺热,泻上焦之火,黄连泻心火,泻中焦之火;黄柏泻下焦之火,栀子通泻三焦之火,与"三才"合用,补中有清,泻补兼施。临证遣方时还可以根据寒热虚实之变化,酌加相应之药味。本方中滋阴凉血尚加了二至丸;利湿泄热加了槐花散;同时辨病与辨证相结合,因本病高度怀疑转化为急性白血病,故方中加了半枝莲、白花蛇舌草、蛇莓清热解毒、抗肿瘤。

凡病久虚诸药不效者,勿忘益胃、补肾两途,血液诸病辨证尤其如是。脾虚运化失司,不能统血;肾虚不能化精,气血失之温煦鼓动,血溢脉外,留滞为瘀;或外感温热、毒邪,充斥内外,深入营血、骨髓,耗气伤血、动血,元阴元阳俱损,髓海空虚,虚、瘀、热、毒互为因果发为本病。常为标本虚实夹杂。故在辨证施治过程中,首先应注意培固脾肾,其次注意邪正盛衰的演变,气血阴阳虚实之间的转化。

案 4

李某,男,73 岁。

初诊(2016 年 4 月 22 日)

起病于 1 年前(2015 年 4 月 23 日),体检发现白细胞减少,血红蛋白及血小板正常。无锡当地医院检查血常规:血红蛋白 111 g/L,血小板计数 108×10^9/L,白细胞计数 2.2×10^9/L,中性粒细胞计数 0.9×10^9/L;至苏州医科大学检查骨髓:骨髓增生欠佳,粒系增生见核左移,红系增生正常,染色体正常。流式细胞学检查:1.7%幼稚细胞,为髓系表达。予维 A 酸、骨化三醇、叶酸等治疗,无明显效果。半年后(2015 年 9 月 7 日、9 月 11 日、9 月 16 日)做了 3 次骨穿,均提示原始细胞 5.5%,巨核细胞、血小板数量降低,红系增生一般。诊断为骨髓增生异常综合征(MDS-RAEB Ⅱ)。2015 年 9 月 16 日血常规:血红蛋白 94 g/L,血小板计数 94×10^9/L,白细胞计数 1.6×10^9/L;中性粒细胞计数 0.3×10^9/L,给予十一酸睾酮、中药等治疗,效果不佳。2016 年 4 月 21 日查血常规:血红蛋白 60 g/L,血小板计数 36×10^9/L,白细胞计数 1.5×10^9/L;中性粒细胞计数 0.2×10^9/L。自觉头晕,耳鸣,口腔溃疡,无发热恶寒,无出血症状,瘙痒时有,肋骨有压痛感。胃纳夜寐均一般,二便调。既往有脑梗死史(2013 年 11 月),曾长期在油漆厂工作,有毒有害物质接触史。舌体胖,舌质边红而干,舌苔根灰黄腻,有裂纹,脉细、虚、沉而无力。

中医诊断:髓毒劳;西医诊断:骨髓增生异常综合征(MDS-RAEBⅡ)。

证属脾肾已亏,气血两亏。治拟健脾补肾,补益气血,活血祛瘀。处方:

黄芪 30 g,生晒参 5 g,炒白术 15 g,生地黄 15 g,麦冬 15 g,玄参 15 g,黄柏 15 g,砂仁 3 g,石见穿 15 g,生黄芩 30 g,肉桂 6 g,茯苓 15 g,土茯苓 30 g,薏苡仁 30 g,栀子 5 g,炙甘草 10 g,生甘草 5 g,紫苏叶 5 g,丹参 15 g,炒白芍 12 g。

另用:败酱草 30 g,蒲公英 60 g,半枝莲 60 g 煎汤代水,熬前药。

药后,诸症有改善,守方意不变,随证加减服用 3 个月。

二诊(2016 年 5 月 13 日)

服药 10 日后腹泻 2 日之后恢复,现大便成形,日行 1～2 次,自觉手腿有力。舌红,苔薄微腻,中灰黄,脉沉细。

前药生地黄改炒生地黄,肉桂改 12 g,加黄连 9 g、木香 5 g。

三诊(2016 年 8 月 26 日)

因上周感冒后发热 38.7℃,外院予抗感染等治疗,第三日热退,但自觉有热,体温在 37.4～38℃,口腔溃疡再发,左侧牙痛,肿引左颊。皮肤见出血点。查血常规:血红蛋白 57 g/L,血小板计数 $13×10^9$/L,白细胞计数 $3×10^9$/L;中性粒细胞计数 $0.1×10^9$/L。

患者虽然一派邪热伤津动络之表现,然热势不高,且原有胸胁作痛,转为咽颊痛肿,可知邪从中焦而渐趋上焦,为邪之欲解是也,予银翘散透热转气为主,石膏、知母清中焦之余邪,太子参、石斛、二至丸养阴护精。处方:

大青叶 30 g,水牛角 30 g,生石膏 30 g,炒知母 12 g,淡竹叶 5 g,黄连 9 g,生地黄 15 g,牛蒡子 10 g,野菊花 10 g,黄芩 15 g,薄荷 3 g,金银花 15 g,连翘 15 g,女贞子 20 g,墨旱莲 20 g,炒枳壳 10 g,太子参 15 g,石斛 12 g,升麻 10 g,炙甘草 5 g。

另:白花蛇舌草 30 g、半枝莲 30 g、蒲公英 30 g、马齿苋 30 g 煎汤代水,煎前药。

四诊(2016 年 9 月 9 日)

发热、牙疼已除,皮肤出血点消退,动则心悸、气短、汗出。

前 4 月 22 日方加太子参 30 g、五味子 15 g、龙骨 30 g。

【按】 年逾七旬,脾肾已亏,气血两亏,加之既往感受之理化毒邪,伏久乘虚而发,直中骨髓,伤及肾精,导致精血化生无源,故见头晕耳鸣;阴虚精亏,津液不能上承、荣养,加之有毒邪伤髓,更伤阴精,而见火热之象,故见口腔溃疡、皮肤瘙痒;病久必瘀,故见肋骨压痛等瘀滞之象。治以三才封髓丹补益脾肾,黄芩、黄柏、栀子清热解毒,石见穿、丹参活血祛瘀,补中有泻,扶正祛邪。

血液病发病与感受漆毒有相关性,其潜伏期长至数十年,短至数周甚至数日,临床均有相应案例。然病或发或不发,与人之素体禀赋及机体虚实变化有关。一旦伏邪合新感乘虚而发,常有较高的传变性。本患重用清热解毒之败酱草、蒲公英、半枝莲,先煎汤代水,熬诸药,清热解毒之力增,而苦寒伤正之性减少,是黄振翘治疗邪热实而体不盛者的常用煎药服法。

案5

吴某,17 岁。

初诊(2014 年 8 月 1 日)

起病于 4 年前,2010 年 1 月 19 日因急性胃肠炎,查血常规:血红蛋白120 g/L,血小板计数 36×10⁹/L,白细胞计数 8.8×10⁹/L,遂行骨髓穿刺:未找到有核细胞。诊断为"再生障碍性贫血",给予环孢素、十一酸睾酮及中药治疗半年,血小板计数在 40×10⁹/L 左右。因出现肾功能损伤,环孢素开始减量。其间因反复发热,血小板计数降至 9×10⁹/L,多次使用静脉用人免疫球蛋白,最高达73×10⁹/L,应用半年,每月 1 次静脉注射人免疫球蛋白,白细胞及血红蛋白正常,血小板计数逐渐下降至 18×10⁹/L 左右。2012 年开始停服十一酸睾酮及环孢素,2012 年 11 月开始只服用中药,并间断使用静脉注射人免疫球蛋白。血小板计数在(8~42)×10⁹/L 波动。2014 年 4 月复查骨穿:增生活跃,巨核细胞减少。染色体正常。2014 年 5 月至天津血液病研究所再次复查骨穿(胸骨):增生活跃。全片巨核细胞 17 个,多核巨细胞 2 个,单圆核小巨核细胞 4 个,大单圆核小巨核细胞 1 个,多圆核小巨核细胞 6 个。加用环孢素每日 300 mg,泼尼松每日 100 mg,间断使用静脉注射人免疫球蛋白。血常规:血红蛋白 87 g/L,血小板计数 22×10⁹/L,白细胞计数 4.8×10⁹/L。就诊时体型肥胖,头晕,纳差,梦多,便干,口苦口干,下肢散在瘀斑,舌淡胖,边有齿痕,苔黄腻,黏涩,舌根黄腻明显,脉弦细涩。

中医诊断:髓毒劳;西医诊断:骨髓增生异常综合征。

证属脾肾亏虚,湿毒内蕴。治拟健脾益气,祛湿排毒。处方:

生黄芪30g,党参30g,炒白术15g,茯苓15g,熟地黄15g,当归15g,虎杖根30g,制半夏10g,陈皮12g,黄连12g,炒黄柏10g,炒川芎5g,肉桂6g,菟丝子30g,生栀子10g,益母草30g,龙胆草10g,柴胡5g,炒牡丹皮10g,鸡血藤30g,炙甘草5g,五味子10g,炒枳实5g,大腹皮10g,制川朴10g,生黄芩15g,炒白芍15g。

二诊(2014年9月5日)

乏力好转,口苦口干改善,肢体肿胀感改善,感冒咳嗽,流清涕;面色晦暗,喜饮冷水,手足心出冷汗,皮肤瘙痒,大便溏。舌淡红胖,苔薄黄腻,舌较干,脉弦滑数,重按不及。2014年8月21日骨髓活检检查:幼稚前体细胞异常定位可见,病态造血可见,未有纤维组织增生。符合增生减低型低危骨髓增生异常综合征(MDS-RCMD)骨髓病理象。面色晦暗,肾气不足;肾阳不足,湿浊内停;肾中虚寒,真寒假热,寒热夹杂。处方:

熟地黄15g,生地黄15g,麦冬15g,生麻黄5g,黄连12g,炒黄芩15g,肉桂6g,生石膏30g,牛蒡子10g,桔梗10g,前胡15g,生黄芪30g,党参15g,炒当归10g,炒牡丹皮10g,熟附块5g,陈皮10g,血余炭12g,茜草根15g,天冬15g,炒黄柏15g,砂仁3g,车前子10g,茯苓15g,炒白术15g,虎杖根15g,萆草15g,补骨脂15g,骨碎补10g,巴戟天15g。

另:蒲公英30g,半枝莲30g,白花蛇舌草30g,草河车30g,金银花30g,先煎汤代水,熬诸药。

【按】 患者肥胖体型,且易患胃肠炎,知其常有饮食不节,脾胃受损,气血化生乏源;中焦运化失司,升降失常,湿热蕴结,肝络失和,疏泄失职,湿热中阻,故见口苦口干,纳差,便干。湿性黏滞,与热相持,流连不去,故见舌苔黄腻,黏涩明显。究其所以然,实乃"肝为起病之源,胃为传病之所"而致。以金水六君子煎合四物汤健脾利湿,养血柔肝,并投以龙胆泻肝汤清热祛湿,益母草、大腹皮利水消肿。《经》云:阴平阳秘,精神乃治。本方于滋肾益精之品中先加入了肉桂、菟丝子以温补肾阳,二诊时肢冷厥逆、面晦便溏等虚寒之象未除,故加入附子、补骨脂、巴戟天固护肾阳。因阴阳本不相离,水火同居一室。人身阴阳二气,不可偏重。阳虚者,阴无所统摄,必随之而涸;阴虚者,阳无所依附,亦随之而亡。故《景岳全书》云:善治阴者,必于阳中求阴,则阴得阳升而泉源不竭。

案6

吉某,男,19岁。

初诊(1999年12月15日)

反复瘀斑瘀点半年。1999年6月因双下肢出血点,予当地医院查血常规,血小板计数 $36×10^9$/L,血红蛋白 90 g/L。遂行基础代谢:增生极度低下,巨核细胞全片未见,1999年7月19日上海长征医院骨穿有核细胞增生活跃,粒系增生低下,红系增生活跃伴部分核浆发育不平衡,巨核细胞系成熟障碍,活检示局部骨髓造血部分增生低下伴灶性增生。疑诊再生障碍性贫血,予泼尼松首剂每日4粒,1个月后有效白细胞上升至正常,1999年9月因血象再次下降至原水平,且贫血较前明显加重,于上海交通大学医学院附属瑞金医院再次行骨穿,骨髓:增生活跃,粒细胞比例倒置,红系可见双核,幼红,偶见巨幼样变,成熟红细胞形态大小不一,铁染色,外铁(+),内铁(-),巨系增生减低,血小板散在少见,外周血淋巴比例增高68%,活检提示造血细胞增生减低,疑诊骨髓增生异常综合征-低危型,外院予维A酸,复方皂矾丸治疗。血象仍无明显好转,白细胞计数在(2～3)$×10^9$/L,贫血有进行性加重趋势,血小板无上升趋势,血小板计数(10～20)$×10^9$/L,瘀斑瘀点仍有反复,伴有乏力,心悸,头晕症状反复,而至岳阳医院门诊就诊。辅助检查:1999年12月10日血常规示白细胞计数 2.1$×10^9$/L,血红蛋白 56 g/L,血小板计数 $12×10^9$/L。刻下:时有皮肤瘀斑瘀点,色暗,可自行消退,面色㿠白,头晕,乏力明显,纳可,二便调,略有恶心。舌暗红,齿痕,苔薄腻,脉虚弦。

中医诊断:虚劳;西医诊断:骨髓增生异常综合征(低增生型)。

证属脾气亏虚,络脉瘀阻,血络不宁。治拟健脾益气,化瘀止血。处方:归脾汤合十灰散加减。

绵黄芪 15 g,潞党参 30 g,生白术 15 g,生地黄、熟地黄各 15 g,墨旱莲 30 g,云茯苓 30 g,当归 15 g,茯苓 15 g,紫丹参 15 g,淫羊藿 10 g,仙鹤草 30 g,炒牡丹皮 15 g,棕榈炭 10 g,茜草根 20 g,陈皮 12 g,炙甘草 6 g,白茅根 30 g。

二诊

恶心改善,瘀斑瘀点吸收,但时见腰酸,下肢酸软。无畏寒恶热之症,舌淡红,齿痕,苔薄,脉细。处方:原方调整为圣愈汤合归肾丸加减。

黄芪 30 g,党参 30 g,生地黄、熟地黄各 20 g,当归 15 g,川芎 3 g,山药 30 g,山茱萸 10 g,茯苓 15 g,枸杞子 10 g,杜仲 15 g,菟丝子 15 g,杜仲 15 g,桑寄生 10 g,茜草 10 g,仙鹤草 30 g,甘草 6 g。

后出血,贫血的并发症较少,遂以此法持续治疗 3 个月后,血象明显好转,症情稳定,患者能胜任学校学业。

【按】 骨髓增生异常综合征是发生在多潜能干细胞阶段的异质性克隆性疾病,以造血细胞不可逆的数量,质量下降为特点。有造血衰竭或恶性转化两种转归。中医属于"虚劳、血虚、热劳"。在西医诊断中该病某些类型较易与再生障碍性贫血混淆,尤其是低增生性骨髓增生异常综合征。但究其中医治法,则仍需根据患者的病因、病机及不同病情发展阶段辨证而得。

《诸病源候论》诉:虚劳而热者,是阴气不足,阳气有余……劳伤则血气虚,使阴阳不和,互有胜弱故也。黄振翘在治疗骨髓增生异常综合征时主张分期分型与处方密切结合,需治标顾本。黄振翘认为骨髓增生异常综合征常见的证候特点为精髓不足,肝火伏热,热毒火盛,气阴两虚。认为本病以补虚为治疗原则,尤其低危患者,多以大补元煎类补气补血之剂为基调进行加减。

本案患者初诊时主要症状为出血及贫血症状,皮肤瘀斑瘀点,头晕,乏力明显,略有恶心。舌暗红,齿痕,苔薄腻,脉虚弦。因其原发病性质及乏力突出的症状,参以舌苔脉象,仍考虑该患者病机以虚为主。初诊时予归脾汤合十灰散,健脾摄血,宁络止血。《内经》云:"血有余则怒,不足则恐。血气未并,五脏安定,孙络外溢,则络有留血……视其血络,刺出其血,无令恶血得入于经,以成其疾。"此段明确表明了血不足而成瘀的病机。故补血为先,行血止血为治标。归脾汤健脾摄血,益气养血后方能摄血,防止恶血留经。同时用凉血宁络、化瘀止血之十灰散治疗反复瘀斑瘀点之症。陈棕榈又名百叶草,是黄振翘止血常用之药。其性苦涩平,功能收涩止血,对于活动性出血、淋漓不尽的反复出血疗效较确切。经治后出血止,渐见肾虚之症突出,遂开始以专行补益为治,方用圣愈汤合归肾丸加减。圣愈汤出自《兰室秘藏》,所治证属气血两虚。生地黄、当归、川芎补血滋阴,人参、黄芪益气,气血双补。气旺则血生,血旺则气有所附,喻嘉言论此方"虽曰阴虚,实未有不兼阳虚者,合用人参、黄芪,允为良法"。再生障碍性贫血或骨髓增生异常综合征反复出血,贫血,气血两虚,阴阳两虚不甚突出者此法此方甚合。而归肾丸出自《景岳全书》。系由左归丸、右归丸合方化裁而成。张介宾之左归丸育阴涵阳,侧重填充精血;右归丸扶阳配阴,侧重温肾壮阳。对于真阴虚而火不旺,真阳亏而寒不显著者,张介宾创制平补肾阴肾阳之归肾丸"为左归、右归二丸之次者也"。培左肾之元阴而精血自充,温右肾之元阳而肾阳自旺,以达平补肾阴肾阳之功。

临床上仅血象极差,但症情的寒热倾向不明显的再生障碍性贫血或骨髓增生异常综合征患者有不少,处方时极易拿捏不准补益的方向,往往有偏于阴或偏于阳之弊,导致药后症状反而增多,不少初学医者将之归结为补益之法所必然的结果,其实不然,中医之辨证精当非常重要,将辨证的疏漏归结于疾病或药物之因是需要避免的,平补阴阳在血液科疾病中是极为常见的治法。对血象改善的作用亦是显而易见的。

案 7

钟某,男,74 岁,退休。

初诊(2009 年 5 月 12 日)

头晕乏力半年。2002 年开始出现贫血,血红蛋白 97 g/L,未予重视。2009 年开始自觉头晕乏力,易疲劳。白细胞计数及血小板计数均正常,骨髓象示:骨髓增生异常综合征(RA)。白细胞计数 $3.0×10^9$/L,血红蛋白 90 g/L,血小板计数 $143×10^9$/L。刻下:自觉头晕乏力,下肢酸软,纳可便少,舌质淡,苔薄白,脉弦。既往有浅表性胃炎、胆石症、高血压,糖尿病史。

中医诊断:虚劳。西医诊断:骨髓增生异常综合征(RA)。

证属脾肾亏虚,精气不足。治拟健脾益气,补益肾精,少佐解毒化瘀之品。处方:黄芪异功散合六味地黄丸加减。

黄芪 15 g,太子参 15 g,炒白术 10 g,当归 10 g,熟地黄 15 g,山茱萸 10 g,茯苓 15 g,山药 15 g,陈皮 5 g,制半夏 10 g,大枣 10 g,白花蛇舌草 15 g,穿心莲 12 g,丹参 15 g,鸡血藤 15 g,炙甘草 5 g。

治疗随症加减。出现鼻塞、咳嗽、咳痰等感冒症状,中药拟宣肺化痰止咳,予银翘散加减。出现中脘作胀不适,口苦便溏,加用疏肝理气和胃之品,如紫苏梗、佛手、黄连、吴茱萸、砂仁等。若双侧下肢水肿,心悸少寐,则加强温阳利水,调肝养血,药用淫羊藿、仙茅、猪苓、泽泻、肉桂、生白芍、丹参等。若胆囊炎发作,口苦胁痛,择用柴胡、炒黄芩、金钱草、石韦、虎杖根等疏肝利胆,清化湿热,坚持服用中药至今,病情逐渐稳定,血象基本正常。复查骨髓象显示骨髓有核细胞增生活跃,红系病态造血,与发病之初的骨髓象对照基本无进展,目前予中药健脾益气,调补肝肾,治以祛瘀解毒之品,配合自制制剂造血再生片气血双补。

【按】 本病属中医"虚劳"范畴,证属脾肾两亏,精血不足,肝郁气滞,心阳不振。涉及心、肝、脾、肾四脏,以正气亏虚之本虚为主。且患者年事已高,合并疾病较多,治疗原则以重在扶正固本,健脾益气,补肾填精,调肝理气,振奋心阳,养血合营,结合中医辨证论治,该病多由邪毒内伏或瘀血内结导致,用药需兼顾祛邪,解毒化瘀。用药早期黄芪异功散合六味地黄丸加减,逐步加强温肾滋补之力,以八珍汤合右归饮加减,方中黄芪、党参、炒白术健脾益气,熟地黄、当归、白芍、川芎养血和营,淫羊藿、巴戟天、补骨脂、怀牛膝、炒杜仲、菟丝子等温阳补肾,制黄精、何首乌、枸杞子、山茱萸调补肝肾,补益精血,麦冬、北沙参清金制肝养胃以滋补肾阴,炒牡丹皮、丹参、炒赤芍凉血散瘀,蒲公英、白花蛇舌草、金钱草清热解毒化瘀,诸药并用,随症加减,从而改善症状,延长生存期,提高生活质量。

案8

王某,男,73岁。

初诊(2008年11月10日)

患者于就诊前3个月因乏力伴纳差、腹胀恶心,于当地医院查血常规示三系减少,骨髓检查示:骨髓增生异常综合征,予输血等对症治疗后建议中医药治疗。刻下:神疲乏力,面色萎黄,下肢散在瘀点,心悸气短,失眠多梦,纳差口干,腹胀,大便略稀,小便尚调,舌淡红,苔薄腻,脉细。

中医诊断:髓毒劳;西医诊断:骨髓增生异常综合征。

证属脾肾亏损,气不摄血,邪毒内蕴。治法:健脾补肾,清解邪毒。处方:当归补血汤(《内外伤辨惑论》)合六君子汤(《校注妇人良方》)加减。

生黄芪20 g,当归12 g,太子参20 g,炒白术12 g,炒白芍12 g,炒牡丹皮12 g,炒黄柏12 g,白花蛇舌草30 g,半枝莲15 g,小蓟草15 g,浙贝母12 g,生甘草、炙甘草各6 g,熟女贞20 g,菟丝子15 g,炒枳壳10 g,景天三七15 g,白豆蔻后3 g,生薏苡仁30 g。

14剂。

另:宁血络片5片,每日3次;定清片4片,每日3次。

二诊(2008 年 11 月 24 日)

药后精神好转,下肢瘀点有所减轻,纳可口干,夜眠稍安,大便时溏,舌淡红,苔薄黄腻,脉细。脾肾亏损始复、气血渐有生机,血热邪毒渐清。前方已见效机,守法再进。

上方改黄芪 30 g、熟女贞子 30 g、菟丝子 20 g,加淫羊藿 10 g,以增强健脾益肾之力。

三诊(2008 年 12 月 8 日)

咳嗽 4 d,咯痰量少,耳鸣头昏,纳可口干,舌红苔薄黄,脉细数。血常规:白细胞计数 3.6×10^9/L,血红蛋白 65 g/L,血小板计数 32×10^9/L。正虚邪毒内蕴,复感外邪。治拟健脾补肾,凉血解毒,祛风散邪。

原方加桔梗 6 g、蒲公英 15 g、炙防风 6 g、淫羊藿 10 g。

四诊(2008 年 12 月 22 日)

药后嗽平痰消,精神改善,纳可,口稍干,头昏耳鸣减轻,下肢瘀点已消,二便调,舌淡红,苔薄,脉细。血常规:白细胞计数 3.9×10^9/L,血红蛋白 75 g/L,血小板计数 55×10^9/L。外感已去,正虚渐复,病势已有向愈之机。再拟健脾益肾,清解邪毒,以原方随症加减治疗。

2010 年 1 月 11 日查白细胞计数 3.8×10^9/L,血红蛋白 75 g/L,血小板计数 68×10^9/L。病情好转。

【按】 常常虚中夹实,临床常见神疲懒言,面色萎黄,头目眩晕,心悸气促,舌质淡红,兼夹发热(甚至高热)、咳嗽、烦躁以及口腔溃疡等症,具有"虚、毒、瘀"交织的病理特点。本例患者初治以黄芪、太子参、白术、当归、白芍、甘草健脾益气养血,女贞子、菟丝子补肾,白花蛇舌草、半枝莲、炒黄柏、小蓟草、炒牡丹皮、浙贝母、景天三七解毒凉血活血,制半夏、白豆蔻、炒枳壳、生薏苡仁和胃理气化湿,使补而不滞。以后随症加减,掌握标本缓急,综合运用健脾补肾、清解邪毒、养血活血等治疗方法,由于方药恰对病机,故取得了良好的疗效。

八、骨髓增生性疾病

案 1

孙某,女,50 岁。

初诊（2003 年 8 月 8 日）

患者 1998 年患感冒后,查血小板增高,经抗感染及中药治疗后,感冒症状消失,复查血小板计数仍为 $630×10^9$/L。2002 年 12 月出现骨关节疼痛,查白细胞计数 $14×10^9$/L,血小板计数 $1\,290×10^9$/L,上海市第六人民医院行骨髓检查示"骨髓增生活跃,巨核细胞比例增多"。给予阿司匹林口服。2003 年 2 月自觉腰酸,查血小板计数 $1\,060×10^9$/L,开始服用羟基脲,血小板一度下降至正常,但停药后血小板再度上升,改用干扰素 300 万 U 每日皮下注射。既往有过敏性哮喘病史,乙型病毒性肝炎病史。就诊时血小板计数 $590×10^9$/L。刻下患者自觉易疲劳,手麻,腰酸,刷牙时有齿衄,大便不畅,舌红,苔薄腻,脉细涩。

中医诊断：脉痹;西医诊断：原发性血小板增多症。

证属血热血瘀。治拟清热泻火,活血祛风通络。处方：

龙胆草 5 g,生黄芩 15 g,青黛 10 g(包煎),炒赤芍 12 g,半枝莲 30 g,白花蛇舌草 30 g,葛根 15 g,牡丹皮 15 g,陈皮 10 g,柴胡 5 g,生甘草 5 g,䗪虫 12 g,桃仁 6 g,田基黄 30 g。

同时减干扰素为隔日皮下注射,停服羟基脲。

二诊（2003 年 11 月 5 日）

咳嗽,咽痒,咯痰,皮肤瘙痒,血小板计数 $354×10^9$/L。

原方加生黄芩 15 g、浙贝母 15 g、苦参 10 g、前胡 15 g、桔梗 5 g、蝉蜕 10 g 以疏风化痰宣肺。

三诊（2004 年 2 月 16 日）

清晨咯痰,腹胀嗳气,舌紫红,苔黄腻,脉细涩。病久热盛伤阴,水亏血瘀,津液不足,气机失畅,加入滋养生津及疏肝和胃、调中化湿之品。

原方去䗪虫、桃仁、田基黄,加地龙 30 g、制南星 12 g、制僵蚕 12 g、浙贝母 15 g、熟地黄 15 g、炙龟甲 15 g、炒黄柏 5 g、佛手 12 g、紫苏梗 10 g、制香附 10 g、制半夏 10 g。停用干扰素。

随访：治疗 3 年,血小板计数波动于 $(430\sim550)×10^9$/L。

【按】 原发性血小板增多症,中医归属"脉痹"。本病例初期血热血瘀,病久热盛伤阴,出现阴虚血瘀,气滞痰凝。治疗应分阶段,初期清热泻火,活血祛风通络,中期加入滋养生津之品,取"增液行舟"之意,后期加入化痰之品。用药不能过于苦寒、峻猛,应兼顾调治脾胃。治疗贵在坚持,缓缓图效。

案 2

张某,男,30 岁。

初诊(1999 年 5 月 16 日)

1999 年 1 月婚检发现血小板计数增高达 $750 \times 10^9/L$,1999 年 3 月骨髓检查示粒、红、巨系细胞增生,巨核细胞全片 410 个,分类 50 个,其中幼巨 3 个,颗粒巨 27 个,产板巨 18 个,裸巨 2 个,成簇血小板易见,中性粒细胞激活蛋白阳性率 84％,积分 191 分。考虑为原发性血小板增多症。刻下:血小板计数 $1\,040 \times 10^9/L$,头胀,胁胀,脾大,大便不畅,舌暗红,苔薄腻,脉细涩。

中医诊断:血瘀证;西医诊断:原发性血小板增多症。

证属肝木失疏,脉络瘀阻。治拟疏肝解郁,活血通络。处方:

柴胡 5 g,郁金 12 g,紫苏梗 10 g,佛手 12 g,三棱 15 g,生地黄 12 g,牡丹皮 15 g,生黄芩 15 g,青黛 10 g(包煎),蒲公英 30 g,水牛角 30 g(先煎),地龙 30 g,蛇莓 30 g,炒赤芍 12 g,半枝莲 30 g,白花蛇舌草 30 g,陈皮 10 g,生甘草 5 g,䗪虫 12 g,龙葵 30 g,黄连 5 g。

上方治疗 3 个月,血小板渐降至 $482 \times 10^9/L$。其间出现中脘不适,大便溏薄,原方去蛇莓、龙葵、郁金,加制香附 12 g、广木香 6 g、白毛藤 30 g 以调治肝脾。

二诊(2002 年 10 月 16 日)

脾区不适,乏力,舌紫红,苔薄,脉弦大数。病久热盛伤阴,水亏血瘀,津液不足,肝火气滞。治拟清肝泻火,滋养生津,调中化湿。处方:

生黄芩 15 g,青黛 12 g(包煎),炒赤芍 15 g,半枝莲 30 g,白花蛇舌草 30 g,牡丹皮 10 g,陈皮 10 g,柴胡 5 g,生甘草 5 g,地龙 30 g,紫苏梗 10 g,佛手 12 g,三棱 15 g,生地黄 12 g,蒲公英 30 g,水牛角 30 g(先煎),䗪虫 12 g,蜈蚣 4 条,制香附 12 g,广木香 6 g,白毛藤 30 g,玉竹 12 g。

三诊(2004 年 1 月 5 日)

咽痛,脾区不适已减,舌红,苔薄黄腻,脉弦大数。考虑外感风热,引动肝火伏热,血动火升。治拟清泄风木之邪,滋养肾阴以制肝火。处方:

生栀子 10 g,炒牡丹皮 15 g,炒赤芍 15 g,生地黄 15 g,北沙参 15 g,青黛 12 g(包煎),蒲公英 30 g,白花蛇舌草 30 g,生黄芩 15 g,大青叶 15 g,地龙 15 g,

䗪虫 12 g,紫苏梗 10 g,乌药 10 g,陈皮 10 g,制香附 12 g,水蛭 12 g。

另予虻虫、蜈蚣各 1 条研粉,分 2 次吞服。

四诊(2004 年 4 月 3 日)

中脘不适,神疲乏力,舌红略紫,苔薄,脉弦数。再从前法加入益气温中,调肝化瘀之品。

原方去栀子,加生黄芪 12 g、高良姜 5 g、佛手 15 g、丹参 15 g、三棱 15 g。

继续随访治疗,血小板计数波动于$(300\sim500)\times10^9$/L。

【按】 本病中医归属"血瘀证"。本病例初期肝郁血热,脉络瘀阻,病久热盛伤阴,出现阴虚血瘀,津液不足,气机失于调畅,肝火燔灼,病邪留恋,反复感风热之邪,致引动伏热,血动火升,肝火伏热内动。治疗疏肝郁通血络为主,配合清热泻火、活血通络、滋养生津等。药用柴胡、郁金疏肝解郁,牡丹皮、赤芍、生地黄、水牛角、䗪虫、水蛭、虻虫、三棱、地龙、蜈蚣泄肝逐瘀。兼顾调治中州,药用紫苏梗、佛手、乌药、陈皮、制香附。

案 3

何某,男,63 岁。

初诊(2006 年 8 月 9 日)

患者 2004 年 11 月体检时发现脾脏肿大,血常规:白细胞计数 14.7×10^9/L,血红蛋白 189 g/L,血小板计数 190×10^9/L,但未予重视。2006 年 6 月体检脾脏较前肿大明显(肋下 6 cm),血常规:白细胞计数 15.6×10^9/L,血红蛋白 197 g/L,血小板计数 52×10^9/L。骨髓涂片示:骨髓有核细胞增生活跃,粒系增生活跃且轻度左移;红系比例增多,部分晚幼红细胞可见嗜碱性点彩,脱核障碍,可见少量泪滴状红细胞及嗜多色性红细胞;全片找到巨核细胞 38 只,产板巨 20 只,片中散在及或成簇血小板可见。骨髓活检:骨髓广泛纤维化,造血细胞数量增加,三系比例未见明显异常。诊为真性红细胞增多症合并骨髓纤维化。予羟基脲、干扰素治疗后白细胞及血小板明显下降,血小板计数最低为 32×10^9/L。改予沙利度胺及骨化三醇胶丸治疗。刻下:乏力,畏热,易汗,纳可便调,夜寐尚安,舌质红,苔少,脉弦。

中医诊断:脉痹;西医诊断:真性红细胞增多症。

证属肝火郁结,伤络留瘀,血热津伤。治拟清肝化瘀。处方:

龙胆草 5 g，黄芩 15 g，青黛 10 g，半枝莲 30 g，白花蛇舌草 30 g，水牛角 30 g，牡丹皮 15 g，赤芍 15 g，陈皮 10 g，柴胡 5 g，甘草 6 g，北沙参 12 g，金钱草 30 g，三棱 12 g。

每日 1 剂，调治 5 月。

二诊(2007 年 1 月 10 日)

无明显不适，已停服羟基脲，脾脏缩小至肋下 3 cm，血常规：白细胞计数 7.24×10^9/L，红细胞计数 5.22×10^{12}/L，血红蛋白 152 g/L，血小板计数 112×10^9/L。

守方继服。

三诊(2007 年 5 月)

患者自行停服中药 3 个月，单纯服用沙利度胺及骨化三醇胶丸，复查血常规白细胞及红细胞异常升高。

仍以上方加用昆布 30 g、海藻 30 g、金银花 15 g、䗪虫 15 g。1 个月后血常规三系正常。

【按】 真性红细胞增多症归属于中医"血证""眩晕""瘀血""癥瘕""积聚"等范畴。本病以肝木失调，气火偏旺，营血痹塞，络脉瘀阻为主要病机。治宜条达肝木之气，清泄肝火，以使血络宣通。此患者处方中龙胆草、黄芩、青黛清泻肝火，水牛角、牡丹皮、赤芍、三棱凉血逐瘀，金钱草、半枝莲、白花蛇舌草清利湿热，北沙参养阴生津。重在使肝气调达，气血流利，脉络通畅。

案 4

吴某，女，47 岁，上海。

初诊(2006 年 8 月 28 日)

头晕头胀半年，伴面红赤，2005 年 12 月因面红、手心红，检查血常规示，血红蛋白 196 g/L，骨髓示：真性红细胞增多症，予羟基脲治疗，经治血红蛋白、血小板偏高，检查脾脏肿大，肋下 2 指，白细胞计数 17.9×10^9/L，血红蛋白 192 g/L，血小板计数 679×10^9/L。刻下：口苦口干，口吐血丝，头胀痛，耳胀，纳可，大便干结，数日一行，舌紫红，苔薄，脉弦涩。

中医诊断：脉痹；西医诊断：真性红细胞增多症。

证属肝木失调，肝阳上亢，瘀血内结，热伏少阴，肾阴耗损。治拟平肝化瘀，滋阴清热。处方：

龙胆草 12 g,生栀子 10 g,炒丹皮 10 g,青黛 30 g(包煎),生石决明 30 g(先煎),珍珠母 30 g(先煎),炮山甲 12 g,䗪虫 15 g,天麻 12 g,钩藤 15 g,茯神 15 g,生地黄 15 g,炒黄芩 10 g,全蝎 5 g,墨旱莲 15 g,川石斛 15 g,炙地龙 20 g,生槐花 15 g,炒枳壳 10 g,三棱 12 g。

定清片 4 粒,每日 3 次。

二诊

乏力,无头痛,白细胞计数 15.2×10⁹/L,血红蛋白 216 g/L,血小板计数 488×10⁹/L,舌紫暗,苔薄腻,脉细涩。治拟守方。

原方加炒赤芍 12 g、半枝莲 30 g、瓜蒌仁 15 g、火麻仁 30 g、蜈蚣 3 g、木馒头 15 g。定清片 4 粒,每日 3 次。

三诊

患者 2 周复诊 1 次,治疗期间,白细胞计数(9.2~17.4)×10⁹/L,血红蛋白 176~216 g/L,血小板计数(440~780)×10⁹/L。

原法再进,羟基脲减少服用,中医中药治疗,乏力已减,脾大但无进展。

【按】 病机分析,肝木之火上扰头面,火旺血瘀,瘀血结于心脑,出现头胀、头晕;瘀热互结,耗伤阴津,而出现口渴口苦。归为瘀血内结,肝火偏亢,腑气不通,内湿生痰,而致痰瘀互结,导致血脉痹阻。治疗以治肝为主,故清肝泻火,兼活血化瘀。在清肝时,加入祛风药,以平息肝木。方选龙胆泻肝汤、天麻钩藤饮合虫类药搜风通络。

案 5

潘某,男,57 岁。

初诊(2005 年 7 月 6 日)

头晕 10 年,脾肿大 4 个月,1994 年因头晕、晕厥,检查血液常规示,血红蛋白 200 g/L,骨髓示:真性红细胞增多症,予羟基脲治疗,经治血红蛋白正常,血小板偏高,今年 3 月觉脾区胀痛,检查脾脏明显肿大,白细胞计数 12.6×10⁹/L,血红蛋白 140 g/L,血小板计数 451×10⁹/L。骨髓病理示,骨髓髓样化生,骨髓纤维化。予干扰素、高三尖杉酯碱、阿糖胞苷治疗,刻下:低热,头痛,左胁胀痛,纳可,便调,舌紫暗,苔薄,脉弦。脾肋下 5 指。白细胞计数 1.8×10⁹/L,血红蛋白 87 g/L,血小板计数 234×10⁹/L。

中医诊断:虚劳癥积;西医诊断:骨髓纤维化。

证属肝木失调,瘀血内结,热伏少阴,阴精耗损。治拟调肝化瘀,养阴清热。处方:骨髓增殖方加减。

去水牛角,加三棱 10 g、莪术 10 g、炮穿山甲 12 g、郁金 15 g、天麻 12 g、钩藤 15 g、地骨皮 15 g、金银花 15 g、青蒿 6 g、生牡蛎 30 g(先煎)、炙鳖甲 12 g、藿香梗 10 g。

另:定清片 4 粒,每日 3 次。

二诊

脾区不痛,乏力,无头痛,白细胞计数 $4.2 \times 10^9/L$,血红蛋白 105 g/L,血小板计数 $160 \times 10^9/L$,舌紫暗,苔薄腻,脉弦。治拟守方。

原方去天麻、钩藤,加炒赤芍 12 g、马鞭草 30 g、䗪虫 15 g。

定清片 4 粒,每日 3 次。

三诊

患者 2 周复诊 1 次,8 月 22 日出现中脘不适,头晕。

原方去金银花、生牡蛎、炙鳖甲,加炒白术 10 g、生葛根 12 g、炒黄芩 10 g、黄芪 15 g。

四诊

治疗 1 年间,白细胞计数$(4.2 \sim 7.4) \times 10^9/L$,血红蛋白 96~112 g/L,血小板计数$(250 \sim 340) \times 10^9/L$。原法再进。

原方加石见穿 30 g、石上柏 30 g、片姜黄 15 g、柴胡 10 g、急性子 10 g。每日 1 剂服用。出现腹泻,加黄连 3 g、防风 10 g、乌梅 15 g。

五诊

2010 年 3 月 15 日,患者治疗 5 年,其间病情相对稳定,羟基脲减少服用,中医中药治疗,乏力已减,脾大但无进展。

【按】 患者由真性红细胞增多症转化为骨髓纤维化,在古代中医文献中没有骨髓纤维化的病名,但是根据其虚弱、贫血、肝脾肿大的临床特点,可归属于中医学"癥积""虚劳"范畴。根据《内经》"邪气盛则实,精气夺则虚"理论,认为患者由实致虚,邪毒、伏火、瘀血相互搏结,可引发邪毒侵袭,伤及骨髓,气血亏虚,导致虚、毒、瘀相互交织,互为因果,促使疾病向严重阶段发展。肝木失调,瘀血内结,热伏少阴,阴精耗损,损伤脾土,下及肾阴。属本虚标实、虚实夹杂之证;病位在骨髓,主要涉及肝、脾、肾三脏。治拟调肝化瘀,养阴清热。选方为骨髓增殖方去水牛角,加三棱 10 g、莪术 10 g、炮穿山甲 12 g、郁金 15 g、天麻 12 g、钩藤

15 g、地骨皮 15 g、金银花 15 g、青蒿 6 g、生牡蛎 30 g(先煎)、炙鳖甲 12 g、藿香梗 10 g。定清片 4 粒。

第二节 医 话

一、"血"与"血液"

在古代的中医文献中,没有"血液"的概念,认为"血"和"液"是两种物质。《灵枢·决气》中云:"谷入气满,淖泽注于骨。骨属屈伸、泄泽,补益脑髓,皮肤润泽,是谓液……中焦受气取汁,变化而赤,是谓血。""液脱者,骨属屈伸不利,色夭,脑髓消,胫酸,耳数鸣。血脱者,色白,夭然不泽,其脉空虚,此其候也。"《素问·宣明五气篇》中云:"五脏化液:心为汗,肺为涕,肝为泪,脾为涎,肾为唾。是谓五液。"并称:"阴病发于骨,阳病发于血。""咸走血,血病无多食咸;苦走骨,骨病无多食苦。"《素问·三部九候论篇》有"血病身有痛者治其经络"之说。清代唐容川专著《血证论》没有提到过"血液"和"血液病"。直到民国年间,《中国医学大辞典》中也只列出一条"血",而没有"血液"这个名称。1926 年谢利恒引进现代学说,首先认为"血"与"血液"是同一概念,他指出:"血为人体流质之一种,灌注经脉之中,营养身体各部,且能排泄废物之液体,其色鲜红或暗赤,比水浓重,有臭气,味咸,性能凝结,在血管及心脏中者,周流全身,谓之血液循环,由赤血球(红细胞)、白血球(白细胞)及血浆组成。"此时,才将"血"与"血液"对等。

可见,在古代"血"和"液"是两种概念,用"血"表示血液,血液的病变称为"血病";而"血液"与"营""卫"关系密切。在《灵枢·邪客》中云:"营气者,泌其津液,注之于脉,化以为血。"血液的顺从赖于骨髓的坚固,即《素问·生气通天论篇》所述:"骨髓坚固,气血皆从。"血存于骨,行于脉。后世把各种出血证候称之为"血证"。从现代医学观点看,在中医古代某些论著中的"营",实际上就是"血液"。《灵枢·营卫生会》云:"营行脉中,卫行脉外,营周不休,五十而复大会,阴阳相贯,如环无端。"《素问·痹论篇》说:"营者,水谷之精气也,和调于五脏,洒陈于六腑,乃能入于脉也;故循脉上下,贯五脏六腑也。"所以《内经》认为"营"与"卫"是相偕同行的,营卫相随,循脉上下,运行不息,也就是血液循环的早期学说。后世认为"营"即是血,"卫"即是气,营卫相偕,也就是气血同行。

二、血液病的中医名称

血液病有很多种类,中西医称谓不同。

如各种贫血,中医称为血虚、血枯、虚劳,缺铁性贫血称萎黄、血虚;钩虫病等寄生虫引起的贫血称为黄胖、黄肿;溶血性贫血称虚黄、阴黄;再生障碍性贫血称为虚劳血虚、血枯,急性再生障碍性贫血称为急劳、急劳髓枯。各种继发性贫血称为虚劳血虚,失血后贫血称为脱血。

急性白血病称为急劳、热劳、血蒸、内蒸、骨蒸劳热,慢性白血病称为癥瘕、积聚、虚劳,淋巴瘤称为瘰疬、马刀挟瘿,或痰核、痰癖,或石疽、失荣,骨髓瘤称为骨痹、虚劳。

白细胞减少症称为虚劳气虚。

各种出血性疾病称为血证,随出血部位之不同,分别称为鼻衄、齿衄、目衄、舌衄、耳衄、大衄、肌衄、咳血、咯血、唾血、吐血、便血、尿血、汗血、紫斑、崩漏等。过敏性紫癜、血小板减少性紫癜,中医称为紫斑。

明确了血液病的中医名称,就可以在相应病证的篇章中找到相关的中医防治资料。

三、虚劳治则发展史

虚劳的治疗总则,遵循"虚则补之"(《素问·三部九候论篇》)、"劳则温之""损者温之"(《素问·至真要大论篇》)、"形不足者温之以气,精不足者补之以味"(《素问·阴阳应象大论篇》)等经义。

《难经·十四难》中云"损其肺者益其气,损其心者调其营卫,损其脾者调其饮食,适其寒温,损其肝者缓其中,损其肾者益其精",在治疗上确立了诸多大法。张仲景重视温补,并应用扶正祛邪,祛瘀生新治法,用大黄䗪虫丸治干血痨,开辟了治疗虚劳的新途径。

金元李东垣立脾胃论,主张升阳补脾;朱丹溪立"阳常有余阴常不足论""相火论",主滋阴降火。明代张介宾则认为"阳非有余,真阴不足",偏重用温补之法。《景岳全书·新方八阵略引》载:"补方之剂,补其虚也,凡气虚者宜补其上,人参、黄芪之属是也;精虚者宜补其下,熟地黄、枸杞之属是也。阳虚者宜补而兼暖,桂、附、干姜之属是也。阴虚者宜补而兼清,门冬、芍药、生地黄之属是也。此固阴阳之治辨也。其有气因精而虚者,自当补精以化气;精因气而虚者,自当补气以生精。又有阳失阴而离者,不补阴何以救散亡之气?水失火而败者,不补火何以苏垂寂之阴?此又阴阳相济之妙用也。故善补阳者,必于阴中求阳,则阳得阴助而生化无穷;善补阴者,必于阳中求阴,则阴得阳升而泉源不竭。"用有关虚劳的理论指导有一定的意义。

其后历代医家对虚劳证皆有专论,明清两代一个重要发展便是强调脾肾在虚劳治疗中的重要作用,如《张氏医通》论及"血之源头在于肾,气之源头在于脾",《医宗金鉴》指出的"后天之治本气血,先天之治法阴阳"等。王清任著《医林改错》,重视血瘀病理,用祛瘀活血的理法方药指导治疗正虚而有血瘀的病证,补充了《金匮要略》用大黄䗪虫丸治干血痨的理法。

四、脾阴虚的阐述

(1)源于《内经》。

1)《素问·五运行大论篇》:"(脾)其性静兼,其德为濡。"

2)《灵枢·本神》:"脾藏营。"

3)《素问·藏气法时论篇》:"脾欲缓,急食甘以缓之。"

(2)《金匮要略》奠定辨治方药。

1)脾约证:胃热太盛,损伤脾阴。治以麻子仁丸。清程郊倩《伤寒论后条辨》:"脾约者,脾阴外渗,无液以滋,脾家先自干槁。"

2)薯蓣丸:方名及组方思想体现出了滋补脾阴。

(3)朱丹溪《局方发挥》提出"脾土之阴"。

(4)明清确立脾阴学说。

1)生理:曹庭栋《老老恒言》:"胃阳弱则百病生,脾阴足则万邪息。"唐容川《血证论》:"调治脾胃,须分阴阳,李东垣后,重脾胃者,但知宜补脾阳,而不知滋养脾阴,脾阳不足,水谷固不化,脾阴不足,水谷仍不化也。譬如釜中煮饭,釜底无火固不熟,釜中无水亦不熟也。"

2)病理:秦景明《症因脉治》:"脾虚有阴阳之分,脾阴虚者,脾血消耗,虚火上炎。"

3)表现:薛生白《温热经纬》"脾阴虚则便溏";吴鞠通《温病条辨》"哕,脾阴病也,泻而腹满甚,脾阴病重也";周之干《慎斋遗书》"肝脉弦长,脾脉短,是为脾阴不足"。

4）治疗：缪希雍《先醒斋医学广笔记》甘凉滋润益阴之治法，常以石斛、木瓜、牛膝、白芍、酸枣仁酸甘柔润为主，佐以甘枸杞、生地黄等甘寒益阴之药，创资生丸（人参、白术、白茯苓、广陈皮、山楂肉、甘草、怀山药、川黄连、薏苡仁、白扁豆、泽泻、桔梗、芡实粉、麦芽）。吴澄《不居集》"芳香甘淡"，拟补脾阴正方等9个效方，主要选用人参、山药、玉竹、白扁豆、莲肉、茯苓、甘草、荷叶、白芍、紫河车、陈米等。胡慎柔倡导甘淡法，《慎柔五书》指出："四君加黄芪、山药、莲子肉、白芍、五味子、麦冬，煎去头煎不用，只服第二煎、第三煎，此为养脾阴秘法也。"

（5）发展于近现代医家：张锡纯《医学衷中参西录》对脾阴学说的理论和临床，皆有独到见解，起到承前启后的作用，其主要学术思想有，淡以养脾阴，脾阴脾气同补，重用山药以滋脾之阴等，尤其滋培汤中芍药、甘草合用健脾胃，滋脾阴。其谓："药之健脾胃者，多不能滋阴分，能滋阴分者，多不能健脾胃，此方中芍药、甘草同用，何以谓能兼此二长……究之，芍药之味苦酸皆有……若取其苦味与甘草相合，有甘苦化阴之妙（甘苦化阴说始于叶天士），故能滋阴分。若取其酸味与甘草相合，有甲己化土之妙（甲木味酸，己土味甘），故能益脾胃。此皆取其化出之性以为用也……若与甘草同用，则为滋阴之品。"

贝叔英提出了脾阴虚证的诊断标准，主症：舌红少津、苔少或无、口干唇燥、不思饮食、食后腹胀、大便不调（便秘、便溏或先坚后溏）；次症：形体消瘦、面色无华、手足心热、脉细无力。凡具备4项主症或3项主症加2项次症，而都有上述舌象改变者，可诊断为脾阴虚证。

五、血虚证的治疗

（一）治疗原则

原发病为本，血虚证为标，治疗时宜标本兼顾。血虚为虚证，治宜"虚者补之"，以补血为主，但应注意气血之间相互关系，采用益气生血之法，并在治疗过程注意病变脏腑之间的相互关系，或心脾同治，或肝肾同治，或脾肾同治。

（二）治疗方法

1. 心血虚　治宜补血养心安神，方用归脾汤加减。

党参 20 g,黄芪 25 g,白术 15 g,陈皮 15 g,白芍 15 g,生地黄 15 g,茯神 15 g,远志 10 g,炒枣仁 15 g,阿胶 15 g(烊化),炙甘草 15 g,鸡血藤 20 g。

失眠多梦较重者加夜交藤、合欢皮;心悸较甚者可加磁石、龙骨;食少便溏,脘腹作胀者可加山药、薏苡仁、扁豆;兼见头昏、目眩、视物昏花者可加枸杞子、滁菊花、山茱萸。

心阴虚证时可用天王补心丹,气阴两虚证可选用炙甘草汤。

2. 肝血虚　治宜补血养肝,方用四物汤加减。

熟地黄 15 g,当归 15 g,白芍 15 g,川芎 15 g,制何首乌 15 g,山茱萸 15 g,阿胶 15 g(烊化)。

肢体麻木者加伸筋草、天麻、珍珠母、全蝎、僵蚕;眩晕耳鸣者加女贞子、磁石;失眠多梦者加夜交藤、合欢花;惊惕不安者加龙齿、远志;胁痛者加郁金、柴胡;食少纳呆加党参、白术、陈皮、茯苓、鸡内金。

亦可选用补肝汤,方由四物汤加酸枣仁、木瓜、甘草。

肝血虚损常易出现血脉瘀滞,可见肌肤甲错、妇女月经不调、面色黯黑等,加入活血化瘀不伤正之品如丹参、鳖甲。

3. 脾血虚　治宜健脾生血,方用归芍六君子汤加减。

党参 15 g,黄芪 20 g,茯苓 15 g,木香 5 g,白术 15 g,当归 15 g,炒白芍 15 g,阿胶 15 g(烊化),炙甘草 15 g,陈皮 15 g。

纳呆食少者加鸡内金、炒麦芽、神曲、炒谷芽;腹胀者加砂仁、香附;大便溏者加薏苡仁;血虚证明显者加何首乌、熟地黄、枸杞子;大便干结者加肉苁蓉。

4. 肾血虚　治宜益肾滋血,方用左归丸加减。

熟地黄 20 g,何首乌 15 g,鹿角胶 15 g,龟甲胶 15 g(烊化),山茱萸 15 g,怀山药 15 g,黑芝麻 10 g,炒白芍 15 g,枸杞子 15 g,怀牛膝 15 g,淫羊藿 15 g,菟丝子 15 g。

耳聋、耳鸣者可加磁石、石菖蒲;腰膝酸软者加川续断、桑寄生;遗精者加牡蛎、芡实、莲须;潮热、口干、咽痛者加银柴胡、地骨皮。

综上所述,血虚涉及五脏,但与脾肾关系更为密切。因血虚的原因一为来源不足,脾为气血生化之源,肾藏精,精可以化血,若脾肾功能失调,化源亏乏则引起血虚;二为亡血过多,肝藏血,脾统血,若肝不藏血,脾不统血则血液丢失,日久可见血虚,故临床治疗时应注意健脾、补肾、调肝。

六、血瘀证的治疗

（一）治疗原则

活血化瘀为治疗血瘀证的基本原则，但应根据导致血瘀的不同病因及与原发疾病而配合其他的治疗方法，如合用疏肝理气、化痰散结、清热解毒之法。对于虚证血瘀应分别根据其气血阴阳的偏虚，而采用益气活血法、养血活血法、滋阴活血法及温阳活血法等。血液病中血瘀证在疾病初期实多虚少，应以祛瘀为主，中期虚实并重则扶正祛邪并用，疾病后期本虚表现突出，治疗应以扶正为主。

（二）治疗方法

1. **热毒瘀结** 治宜清热解毒，活血化瘀，方用清瘟败毒饮加减。

生石膏 30 g（先煎），生地黄 15 g，水牛角 50 g（先煎），生赤芍 15 g，栀子 10 g，黄连 5 g，知母 10 g，连翘 20 g，牡丹皮 15 g，紫草 15 g，桔梗 3 g，生黄芩 12 g，生甘草 5 g，淡竹叶 6 g。

出血较重者，去桔梗，加三七粉、仙鹤草、大蓟、小蓟；项强、抽搐者加羚羊角粉、僵蚕、蝉蜕、钩藤；大便秘结，腹中胀痛，舌生芒刺，脉实有力者加芒硝（分冲）、生大黄；头痛者加菊花、地龙、钩藤。

若气分热证不明显，仅见身热烦躁，甚至神昏谵语，斑疹紫黯，出现吐、衄、便血、舌绛、脉细数等营血热盛、血行瘀滞的证候者，可用犀角地黄或清营汤加减。

2. **肝郁血瘀** 疏肝解郁，活血化瘀，方用血府逐瘀汤加减。

当归 15 g，生地黄 15 g，桃仁 10 g，红花 10 g，枳壳 10 g，赤芍 15 g，郁金 15 g，柴胡 15 g，甘草 10 g，牛膝 10 g，三棱 15 g，莪术 15 g。

血瘀化热者，加大黄、牡丹皮、栀子；胁下积块明显者加穿山甲、鳖甲、䗪虫；肢体麻木疼痛者加鸡血藤、忍冬藤；纳呆食少者加焦三仙、鸡内金；肋胁刺痛者，可选用活血汤活血祛瘀，疏肝通络；皮肤出血倾向者可酌加仙鹤草、茜草、卷柏；便血者可加海螵蛸、侧柏炭、大蓟、小蓟、白茅根、槐花；口渴明显者，加玄参、天冬；大便秘结者加火麻仁、草决明；肝经实热者加服当归龙荟丸；若乏力头晕明显者可加黄芪、太子参。

3. **痰瘀互结** 活血软坚，除痰散结，方用膈下逐瘀汤加减。

五灵脂 15 g，当归 10 g，川芎 10 g，桃仁 10 g，赤芍 15 g，延胡索 15 g，红花 10 g，制南星 15 g，贝母 15 g，夏枯草 15 g。

脾虚食少者加白术、山药、焦三仙;积块疼痛者加煅牡蛎、露蜂房;腹胀,苔腻者加薏苡仁、陈皮、砂仁、木香。

4. 正虚血瘀　扶正祛瘀。

(1)气虚血瘀:益气活血,方用补阳还五汤加减。

生黄芪 50 g,当归尾 15 g,地龙 15 g,川芎 10 g,桃仁 15 g,红花 10 g,赤芍 15 g。

气虚明显者加党参、白术、黄精、五味子,面浮肢肿者加白术、茯苓、薏苡仁,腹痛者加郁金、三七、苏木,腹中积块痛剧者加丹参、三棱、莪术、牡蛎、鳖甲。亦可选用补气四君子汤合活血四物汤。

(2)血虚血瘀:养血活血,方用桃红四物汤加味。

当归 15 g,熟地黄 15 g,赤芍 15 g,川芎 15 g,黄芪 25 g,太子参 15 g。

血虚较甚者,可加制何首乌、鸡血藤、枸杞子、阿胶;腹部刺痛者,加姜黄、郁金、延胡索;腹部积块者加三棱、莪术、丹参;苔腻者减熟地黄用量,另加苍术、半夏、薏苡仁。

(3)阴虚血瘀:滋阴活血,方用左归丸加减。

生地黄 15 g,山药 15 g,山茱萸 15 g,菟丝子 15 g,枸杞子 15 g,牛膝 15 g,阿胶 10 g(烊化),鹿角胶 15 g(烊化),龟甲胶 15 g(烊化),茜草根 15 g,牡丹皮 15 g。

若心阴亏虚,心虚瘀阻者可用天王补心丹合活血化瘀之品;肝肾阴虚,肝脉瘀滞者可用一贯煎加丹参、郁金、赤芍,腹部积块者加丹参、莪术;腹胀食少者加山楂、砂仁。

(4)阳虚血瘀:温阳益气,活血化瘀,方用右归丸加减。

熟地黄 15 g,山茱萸 15 g,枸杞子 15 g,杜仲 15 g,菟丝子 15 g,制附子 5 g,肉桂 5 g,当归 15 g,鸡血藤 15 g,丹参 15 g。

纳差食少者加炒白术、鸡内金、神曲,气虚者加党参、黄芪,四肢水肿可合用五苓散或五皮饮,心胸刺痛者加川芎、丹参、延胡索。

七、出血证的治疗

(一)治疗原则

治火:实火当清热泻火,虚火当滋阴降火;治气:气实当清气降气,气虚当补气益气;治血:应根据不同的病机选用凉血止血、收敛止血或活血止血等法。

(二)治疗方法

1. 血热妄行　清热解毒,凉血止血,方用犀角地黄汤加减。

水牛角 30 g(先煎),生地黄 15 g,赤芍 15 g,牡丹皮 15 g,玄参 15 g,茜草 15 g,紫草 30 g。

热盛烦躁,紫斑密集而广泛者,冲服紫雪丹或加金银花、连翘、黄连;腹痛明显者加白芍、甘草、五灵脂、蒲黄;大便秘结者,加生大黄;便血者,加槐花、地榆;关节肿痛者加秦艽、桑枝、忍冬藤、木瓜、薏苡仁;鼻衄者加白茅根、侧柏叶、藕节;尿血者加大蓟、小蓟、墨旱莲、白茅根。

紫斑初起以四肢为甚,兼瘙痒、发热恶寒者,可用银翘散合消风饮加减;若发热较重,甚则寒战高热者可用清瘟败毒饮加减;若热犯营血,邪陷心包,而见神昏谵语,可加服安宫牛黄丸或神犀丹以开窍醒神。

2. 阴虚内热　滋阴降火,凉血止血,方用茜根散加减。

生地黄 20 g,牡丹皮 15 g,龟甲 15 g,茜草根 15 g,黄芩 15 g,侧柏叶 15 g,墨旱莲 15 g,阿胶 10 g(烊化)。

潮热五心烦热者,加地骨皮、银柴胡、白薇;齿衄、口臭者加生石膏、玄参、怀牛膝;盗汗者可加煅龙骨、煅牡蛎;尿血者加大蓟、小蓟、白茅根;便血者加槐花、地榆;心烦少寐者加竹茹、莲子心、麦冬、夜交藤;遗精者加莲须、芡实、桑螵蛸、生龙牡;腰膝酸软者加狗脊、续断、怀牛膝;咽干痛者,加玄参、山豆根、桔梗;头昏目花者加菊花、谷精草。

亦可选用玉女煎或知柏地黄丸加减。

3. 气不摄血　健脾养心,益气摄血,方用归脾汤加减。

党参 15 g,黄芪 25 g,炒白术 15 g,当归 15 g,阿胶 15 g,龙眼肉 10 g,大枣 5 枚,酸枣仁 15 g,炙甘草 15 g,花生衣 15 g,仙鹤草 15 g。

胃脘隐痛者加白芍、炙甘草、制香附;腹胀加腹皮、陈皮;便溏者加干姜少许;吐血兼便泻者,加赤石脂;惊悸不寐者加朱砂末;月经过多者加棕榈炭、炮姜炭;气损及阳,脾肾阳虚者,见肢冷畏寒、大便溏泄、腰膝酸软者,可选用保元汤或十四味建中汤酌加巴戟天、补骨脂、杜仲、菟丝子等。

4. 瘀血内停　活血理气,化瘀止血,方用桃红四物汤加味。

生地黄 20 g,当归 15 g,川芎 15 g,赤芍 15 g,红花 10 g,桃仁 15 g,丹参

15 g,鸡血藤 25 g,三七粉 10 g。

气短乏力者,加黄芪、党参、大枣;五心烦热者加玄参、知母、地骨皮;发热咽痛者加金银花、连翘、板蓝根;鼻衄者加白茅根、栀子;咳血者加白及、侧柏叶;便血者加地榆炭、槐花;腹胀者加青皮、陈皮;腹痛者加五灵脂、蒲黄;腹中积块者加鳖甲、牡蛎。

亦可选用血府逐瘀汤或身痛逐瘀汤。

八、温热伏气病证

(一)概念

温热伏气病证是指人体在正气不足时感受温热毒邪,即时而发,或伏藏于人体,逾时而发,常起病急骤,传变迅速,以高热、口渴、甚至衄血、发斑为特点。

(二)范围

本证常见于急性再生障碍性贫血、急性白血病、恶性组织细胞病、白细胞减少、粒细胞缺乏症等疾病。

(三)病因病机

【病因】

1. **起始病因**

(1)外感风热:风热之邪客于卫表,肺卫首当其冲,风热外袭,卫气与之相争则见发热。

(2)外感风寒:外感风寒之邪,郁久化热则见发热等症。

(3)外感湿热:外感时令湿热病邪的形成,有因湿邪蕴遏而生热的,也有由于湿邪与热相合而成的,与时令气候及人体正气强弱有密切关系。

(4)外感暑热:因夏暑之际,病久之体,或因劳倦等正气不足,暑热邪毒遂乘虚而入人体。

(5)气虚不固:久病,正虚不固,邪毒乘虚而入,故引起发热。

(6)阴血不足:或久病耗伤阴血,或失治误治伤及阴血,阴虚新感之邪引发伏热。

2. **继发病因**

(1)痰湿停滞:由于情志所伤,饮食失调,导致脾胃功能失调,痰湿内生,复感新邪或伏热外发。

187

（2）瘀血内停：气机不畅，或气虚失运，或寒邪凝滞，以致瘀阻经络，壅遏不通，因而易为新感或伏气引起发热。

（3）久病失血：因久病失血可致阴血亏虚，无以敛阳诱发邪热。

（4）他病转归：病腹部积块、黄疸、血虚之人，日久正气亏损，易致外邪袭扰，引起发热。

【病机】

1. 病位　温热伏气病，由伏热至内达外，邪郁腠理，多由口鼻而入，循卫气营血而分布于三焦之脏腑。挟有内伤，尤损其肝。

（1）邪在肺卫：出现表证及肺经证，为里热郁表。

（2）邪在气分：风温等邪气初起多在肺卫，如邪势不甚，且得及时清解，病可终止发展而获早期而愈，否则邪不外解，则向里传变，由卫入气，或里热不得外越出现气分热证表现。

（3）在营血：风温等邪气不解，渐入气分、营分，甚则血分。或邪不外解，逆传心包。

（4）邪漫三焦：风热、湿热或暑热等邪上可犯肺，中困脾胃，或伏邪结于下焦肝肾，从而出现相应的证候表现。

2. 病性　以热毒为主，亦可挟湿、挟暑，伤寒次之。外邪入侵之处，人体正气尚旺，与之相搏，正邪相争，或热毒充斥于三焦气血，常属实证、热证，邪毒耗伤正气则渐现气虚、阴血亏虚之证，可出现虚实夹杂之证，或邪盛正衰证。

3. 病势　新感温热起病急，病情重，早期出现为高热、咽痛，渐邪热弥漫，由表入里，从上而下，易伤津耗液，甚至动血、动风，出现危急重症。而伏气温热起病缓，病程较长，伏热邪毒由里达外，损及气血、阴精。

4. 病机转化　本病证多为本虚标实、虚实夹杂之证。但初起之时，实证多见，以外感邪热为主。随疾病进展可见温热之邪在里，火热阳邪充斥体内，耗液伤津，阴液耗损、精血亏虚为特点，表现一系列的火炽阴伤的病理反应。热毒之邪内传，渐及营血，或逆传心包则易动血、动风，而见出血、神昏等变证，其势凶险，预后极差。如素体虚弱，加之邪热灼伤阴液，耗伤正气，日久可转成气虚、阴虚、血虚之长期虚势。气虚无力运血、血得热煎熬凝聚固涩，或离经之血不去，日久则成瘀血，阻滞经络，可形成瘀血发热。而瘀血日久，益损气血阴阳，而成为虚实夹杂之证。

九、经脉毒结病证

（一）概念

经脉毒结证是指由于外感邪毒、内生热毒、肝郁、痰浊、瘀血等病理性致病因素相互搏结，导致气血凝滞，痰瘀互阻，经脉失养而形成的病证。临床除见有原发病因引起的不同症状外，主要以耳后、颌下、颈部、腋窝、腹股沟等表浅部位，或纵隔、腹腔等深层部位发现肿块、结节等病理性产物为特征。

（二）范围

经脉毒结病证相当于现代医学的"恶性淋巴瘤""急、慢性白血病""恶性组织细胞病""淋巴结结核""恶性肿瘤淋巴结转移""急、慢性淋巴结炎""非特异性淋巴结炎"等多种疾病。根据其临床表现，经脉毒结病证涵盖中医"痰核""瘰疬"等；病情严重者，又可涵盖"失荣""石疽""恶核""癥积"等。

（三）病因病机

【病因】

1. 起始病因

（1）禀赋薄弱，脏腑亏损：禀赋薄弱，先天失养，以致肾中元阴元阳不足，阳虚鼓动无力，则易导致气血凝滞；阴亏濡润失司，遂生虚火燥热，热邪煎熬血液为瘀；气血凝滞，潜伏于内，遇有情志、饮食等因素触发，可引起气郁痰结、气滞血瘀、肝郁化火等病理变化；加之正气不足，卫外不固，诸邪毒之气乘虚而入，侵淫于内，损脾及肾，脾肾虚弱，运化失职，水湿蓄留，蕴结成痰，发为本病。

（2）忧思劳倦，七情内伤：由于长期忿郁恼怒或忧郁思虑，导致气机郁滞，肝失条达，气血津液输布失常。气滞痰凝，积结成块；气滞痰凝日久，血液运行受阻成瘀。湿浊内蕴，痰瘀互结成块，或肝郁化火，使肝火上逆犯肺，肺失清肃，痰湿不化而为痰核。或因久病劳倦，久则伤肾，肾阴不足，水不涵木，虚火内动，灼津为痰，痰火相结为痰核。

（3）外感邪毒，内生热毒：因肺脾素虚，六淫邪气、外来之毒不期而入。或由寒凉邪气伤于卫表，或由于邪毒从口鼻而入；或由于内生湿邪积聚不散而成寒痰凝滞；或由温热之邪由表入里或直犯中土，挟痰内结，或寒湿日久化热，煎熬水液而成热痰胶着；或由邪毒炎热（如化学毒物，物理因素刺激等）内侵，暴伤气血，燔灼阴液；均可导致痰、气、瘀相互搏结，发为本病。

2. 继发病因

（1）烦劳过度：适当的劳作，包括脑力及体力的劳动，为人们正常生活以及保持健康所必需。但烦劳过度则有损健康，因劳致虚，日久而成虚劳。在烦劳过度中，以劳神过度及恣情纵欲较为多见。忧郁思虑，积思不解，所欲未遂等劳神过度，易使心失所养，脾失健运，心脾损伤，气血亏虚，久则气血瘀滞，发为本病。

（2）饮食不节：暴饮暴食，饥饱不调，嗜食偏食，营养不良，饮酒过度等原因，均会导致脾胃损伤，不能化生水谷精微，气血来源不充，脏腑经络失于濡养，日久发为本病。

（3）疾病误治：由于诊治失误，或选用药物不当，以致精气损伤。若多次失误，既延误疾病治疗，又使阴精或阳气受损难复，从而导致本病。

（4）药毒所伤：适当的药物治疗对于疾病的机体功能恢复以及预防复发具有一定意义。而过度服用药物，特别是服用与病无关的药物可导致药毒在机体蓄积，影响机体内部平衡机制，导致气血阴阳功能紊乱，而发本病。

（5）异常射线：如长期从事 X 线工作及其他射线工作的人群易患此病。其发生机制为受异常射线照射，引起机体内环境突变，从而导致经脉、肌肤、腠理损伤，引发本病。

【病机】

1. 发病　本病原因各异。或病发于内，因由禀赋薄弱，形气不足，易为病邪所损，终致痰结血瘀而发病；或病发于外，因由六淫邪毒，饮食不节，劳倦过度所致者，均可导致人体正常脏腑阴阳失调，痰、气、瘀等病理产物相互搏结，发为本病。

2. 病位　经脉毒结证病因复杂，多与外感邪毒、内生热毒、肝郁气滞、痰浊互结、血瘀内阻而引起的一系列病理变化。因而可涉及五脏六腑、四肢百骸、肌肉筋膜、经脉血府等。单从本病证名称定义考虑，其病变部位应发生于皮肤、肌肉、筋脉、膜原、关节等体表部位。至于伴有脏腑病变者，可考虑其他病证诊断，并非本病证范畴。

3. 病性　本病证病因不同，其病性可有不同，始发时有以虚证为主者，有以实证为主者；有以先虚后实者，有以先虚后实者。但其最终病机变化均可发展为五脏六腑亏损、气血阴阳俱虚证候。如由于外感病因引起者可先实后虚；因先天因素等引起者，可见先虚后实。总之，本病证在发生与发展过程中，可依据病因病机的不同变化，其临床证候有所不同。所以，其病性需根据病因病机、临床表现与疾病发展过程来综合分析才能确定。

4. 病势　本病发展急缓程度不一,有急速发病者,有缓慢发病者,亦有隐匿发病者。急速发病者其病势较重,发展迅速,治疗较难收效,死亡率高;缓慢发病者,其病势相对较轻,若经过恰当治疗,其疾病尚可恢复;隐匿发病者,多见于良性病因与发病经过,其临床症状相对较轻,病势缓和,治疗效果较好。但根据本病证综合考虑,除现代医学的淋巴结核、急慢性淋巴结炎属良性病因、良性发病经过外,其他疾病均为恶性病因与发病经过。因而,总的病势是发生后严重、疾病进展快速、治疗难以收效、死亡率高。

5. 病机转化　由于本病证病因多样化,其病机转化过程相对复杂。本病证属于难治病证。总体来说,以虚为本,在疾病发生、发展与演化过程中可由虚证转化为实证,也可由实证转化为虚证。本病证经过适当合理的治疗后,其病证可由严重情况向病情平稳情况转化,以致部分缓解或治愈。但也有部分恶性疾病,虽经过积极治疗,其病情依然得不到理想的效果,疾病或临床证候可向严重方向转化,部分病例也可发生其他脏器转移而导致死亡。

十、腹腔积病证

（一）概念

腹腔积病证是由于人体正气亏虚,脏腑失和,气滞、血瘀、痰浊蕴结腹内而导致的病证。临床主要表现为腹内生有结块,固定不移,或胀或痛的一类病证总称。本病常伴有面色不荣或黯黑,发热,乏力,纳差,身体消瘦,甚则伴有出血、昏迷等。

中医文献中的癥积、疟癖、伏梁、肥气、息贲等皆属本病范畴。

（二）范围

腹腔积病证主要包括西医的肝脾肿大（可在急性淋巴细胞白血病、慢性粒细胞白血病、溶血性贫血、骨髓纤维化、脾功能亢进、肝硬化等疾病中表现）,腹部肿瘤,多发性骨髓瘤等,如果这些疾病中出现类似腹腔积病证的腹内结块,或胀或痛的临床症状,可参阅本篇辨证论治。

（三）病因病机

【病因】

1. 起始病因

（1）情志抑郁,气滞血瘀:情志不遂,郁怒伤肝,肝失疏泄,气机郁滞,忧思伤脾,脾气郁结,均可导致气机阻滞。气为血之帅,气行血行,气滞血阻,气血瘀滞于腹中,日久成腹腔积病证。

(2) 饮食伤脾,痰浊内生：由于饮酒过度,或嗜食肥甘厚味、煎炸辛辣之品,或饮食不节,损伤脾胃,脾失健运,水湿不从正化,以致湿浊内停,甚至凝结成痰。痰浊阻滞之后,又会进一步影响气血的正常运行,形成气机郁滞,血脉瘀阻,气、血、痰互相搏结于腹内,日积月累而成积块。

(3) 邪毒侵袭,留着不去：寒邪、湿热等多种外邪及邪毒如果侵袭人体之后留着不去,可导致受病脏腑失和,气机不利,气滞、血瘀、痰凝,日久而形成积病。

情志、饮食、邪毒等致病因,均是在人体正气不足的前提条件下致病,且它们常交错夹杂,混合致病。正如《金匮翼·积聚流论》说:"积聚之病,非独痰、食、气、血,即风寒外感,亦能成之。然痰、食、气、血非得风寒,未必成积;风寒之邪,不遇痰、食、气、血,亦未必成积。"故素体虚弱或年高体弱之人,五脏六腑功能柔弱,加之复感外邪或饮食、情志所伤,或多种致病因素兼夹,日久导致积病的发生。

2. 继发病因

(1) 黄疸经久不退：湿邪留恋,湿阻气机,气滞血瘀或湿郁日久化热,湿热之邪煎熬津血,而成湿热、气滞、瘀血互相搏结,留着日久而成积块。

(2) 毒虫侵入人体：阻滞气机,湿痰凝滞,脉络痹阻而致湿痰、瘀血内结,日久不愈而成积块。

(3) 血吸虫感染：虫阻脉道,肝脾气血流通不畅,脉络瘀阻,气滞、血瘀日久成积。

【病机】

1. 病位 积块的部位不同,标志着所病的脏腑不同,临床症状和治疗方药也不尽相同,故有必要加以辨别:一般心下属胃,两胁及少腹属肝,大腹属脾。从大量临床观察来看,在内科范围的脘腹部积块主要见于胃与肝的病变。右胁腹积块伴见胁肋刺痛、黄疸、纳呆、腹胀等症状者,病在肝;胃脘部积块伴见反胃、呕吐、呕血、便血等症状者,病在胃;左胁腹积块伴见患处胀痛、疲乏无力,出血者,多为病在肝脾。

2. 病性 积病的病程发展大致可分为初、中、末三期,且各时期的病理性质各不相同。

（1）初期：一般正气未至大虚，邪气虽实而不甚。表现为积块较小，质地较软虽有胀痛不适，而一般情况尚较好。

（2）中期：正气渐衰而邪气渐甚，表现为积块增大，质地较硬，持续疼痛，舌质紫暗或有瘀点、瘀斑，并有饮食日少，倦怠乏力，面色渐黯，形体逐渐消瘦等证。

（3）末期：正气大虚，而邪气实甚，表现为积块较大，质地坚硬，疼痛剧烈，舌质青紫或淡紫，有瘀点、瘀斑，并有饮食大减，神疲乏力，面色萎黄或黧黑，明显消瘦等衰弱表现。

3. 病势　积病的发生多数是急性发病（如急性淋巴细胞白血病），发时高热、肝脾急剧增大，或伴出血倾向。亦有慢性发病者，气滞、血瘀、痰凝日渐积累而成包块。在积病的病程中，由于病变发展，常可出现一些危重急症。如因血热妄行、气不摄血，或瘀血内积而吐血、便血；胃气上逆而剧烈呕吐；因肝胆郁滞、胆汁外溢而出现黄疸等。这些证候对积病本病而言，属于标证，应按急则治其标或标本兼顾的原则及时处理。

4. 病机转化　病总的病机就是正气虚弱，脏腑失和，气滞、血瘀、痰凝三者结合聚于腹中，但以瘀血为主。情志不遂，恼怒忧思，肝脾气滞，气滞血瘀，日积月累而成积证；酒食不节，不洁，损伤脾胃，健运失司，痰浊滋生，痰阻气机，气滞血行不畅，气滞、血瘀、痰凝相搏结日久而成积证；寒邪、湿热等外邪乘虚侵入人体，留着不去，导致脏腑功能失调，气滞、血瘀、痰凝而成积证。无论何种邪气致病，均要经历初、中、末三期，初期正气虚不甚，邪气较盛，以邪实为主；中期，受病渐久，邪气较深，正气较弱，正虚邪实；末期，病魔经久，邪气侵凌，正气消残，以正虚为主。

十一、温病理论对血液病的指导意义

黄振翘非常重视温病学说对临床血液病的中医病机、辨证及治疗的指导意义。

（一）"伏气温病"学说

伏气温病又称伏邪温病，指机体感邪后邪气伏藏体内，经过一段时期，遇到某种诱发因素后再发病。伏邪学说是古代医家在长期临床实践中观察到的温病特殊的一种病证。伏气温病自里外发，出深及浅，初起即有里热炽盛的传变特点。柳宝怡首推"邪伏少阴"之说，启发何廉臣又提出伏火之燥火、湿火之纲领。

这些理论与临床血液系统的许多疾病或疾病发展过程中出现的病证极为相似，其中急性白血病可属伏气温病的典型。如小儿白血病，其邪多为胎毒热毒，胎毒为母亲妊娠期间感受六淫外邪、辛辣饮食、劳伤过度等原因，损伤元气，耗伤阴精，导致阴虚内热，或热邪入中，热毒内着于胎，蕴郁不散，日久便深伏于胎儿骨髓之内，遇外感触发。何以认为白血病的伏邪为热毒？何廉臣指出："凡伏气温病，皆是伏火，所以人之火症独多焉。"《伤寒序例》云："伏邪郁久而后发，发即大热大渴。"而急性白血病发病之初多见发热或高热不退之一派热象，多为热毒伏邪所致，且伏于骨髓，而肾主骨生髓属少阴，故温热毒邪伏于少阴。又如重型再生障碍性贫血，起病急，病情重，进展快，发病之初虽见神疲乏力，伴血象三系重度低下的虚弱症状，但往往由于禀赋素亏，加之体内多伏邪隐匿，一旦遇感即发。少阴伏火加外感邪毒，迅速耗伤真阴，髓枯血热，迫血妄行，故见高热、感染、出血等症状。

（二）"补阴祛邪"治则

吴鞠通的《温病条辨》堪称治温病之经典，其中指出"温病最伤阴，故立法以救阴为主"，把救阴作为温病的重要治则。然而温病的发生、发展贯穿着正邪相争，邪盛伤正，正盛邪退，正虚病进。妄补又可恋邪，攻伐不当又可伤正。同样在血液病的治疗中，黄振翘尤其重视恶性血液肿瘤化疗过程中如何顾护阴液以扶养正气，关系到疾病的转归和预后。急性白血病早期邪盛正未伤，以祛邪为主，祛邪而不伤阴，经化疗用药后，逐渐出现阴液耗伤、正气虚损之象，虚多邪少，则施以滋阴扶正为主，兼顾祛邪。部分老年白血病患者心肺功能较差，多合并各种基础疾病，体质虚弱，更不耐受化疗，邪热留于阴分，而肾精阴液已大伤，吴氏谓"邪气深伏阴分"，此时急需滋肾养阴扶正以祛邪。其他如恶性淋巴瘤、多发性骨髓瘤的中医治疗亦是如此。在疾病的不同阶段，或祛邪为主，或滋阴为主，或两者兼顾，祛邪不伤阴，养阴不恋邪。常用的方剂有青蒿鳖甲汤、黄连阿胶汤、犀角地黄汤、玉竹麦门冬汤、增液承气汤等。

综上所述，温病理论中的伏气学说及补阴祛邪法在临床血液病的中医病机及辨证施治中加以灵活应用，将能取得良好的疗效。

十二、论辨病论治和辨证论治

关于中医中药治疗以辨病为主还是辨证为主，还是辨病辨证相结合，长期以来一直有很多争论。而黄振翘认为，只有深刻认识辨病论治和辨证论治的概念以及两者的相互关系，才能更好地继承和发扬传统中医的优势和特色。中医的理论基础是以《内经》为主的精气学说、阴阳学说、五行学说，其核心内容就是辨证论治和整体观念。可见辨证论治是中医认识疾病和治疗疾病的基本原则，是中医对疾病的一种特殊的研究和处理方法。而辨病论治理论的提出，也是由来已久，在古今医籍中主要是以中医病名为纲进行论述，辨病论治可以根据把握疾病的基本矛盾的发展变化以及转归，有利于从疾病的全局考虑，其治疗方法和辨证论治相辅相成。因此，有必要进一步探讨两者的概念和相互关系。

首先，明确"证"的概念。证是从整体出发，把通过望、闻、问、切所得的各种材料综合分析，运用八纲辨证、脏腑辨证、经络辨证、病因辨证、卫气营血辨证等理论和方法，结合患者具体情况，联系客观条件等相关因素对疾病进行"去粗求精，去伪存真，由此及彼，由表及里"的分析、归纳、推理、判断工作，进而做出对当前疾病一定阶段综合反映的认识。所以证是机体在发展过程中某一阶段的病理概括。它包括了病变的部位、原因、性质以及邪正关系，反映出疾病发展过程中某一阶段的病理变化的本质，因而它比症状更全面、更深刻、更正确地揭示了疾病的本质。

其次是"病"的概念。病是对某种疾病发生发展全过程的综合概念，通常是从总的方面反映人体功能或结构变化及病理状态。明确疾病的诊断，可使医者了解疾病的发展变化规律，预测变化趋势，决定总的治疗策略。

同时，病和证两者关系密切。疾病是证候产生的前提，病在发展过程中可表现为若干相应的证候。在某一疾病发展的全过程中，病名可以相对稳定，证则是不断变化的。所以，只是辨病便有其局限性，不能说明各个患者及不同阶段的病机特点，难以采取针对性较强的治疗措施。

由此看出，辨证论治即根据辨证的结果，确定相应的治疗方法，辨证是决定治疗的前提和依据，论治是治疗疾病的手段和方法。通过辨证论治的效果可以检验辨证论治的正确与否。辨证论治的过程就是认识疾病和解决疾病的过程，辨证和论治是诊治疾病过程中相互联系不可分割的两个方面，是理论联系实践相结合的体现，是理法方药在临床上的具体应用，是指导中医临床的基本原则。而辨病论治则在专病专方形成方面具有重要意义，前人在这方面积累了丰富的经验，形成了很多临床上行之有效的经验方，如常山治疟，白头翁治痢，茵陈治黄疳,柴胡退热等。这些也是几千年来前人经过反复实践和验证遗留下来的宝贵财富。

综上所述,黄振翘认为中医认识和治疗疾病,既辨病又辨证,两者紧密结合。但是在疾病明确的情况下,主要不是着眼于病的异同,而是将重点放在证的区别上,通过辨证进一步认识疾病。同一疾病在不同发展阶段,可以出现不同的证,而不同的疾病在其发展过程中又可能出现同样的证型,即中医所谓的"同病异治"或"异病同治"原则。另外,因地制宜、因人制宜、因时制宜的三因制宜观点也都是从辨证论治的观点中衍生和发展而来的。例如,常见的感冒是一种疾病,临床可见恶寒、发热、头身疼痛、鼻塞流涕、咳嗽咯痰等症状,但由于引发疾病的诱因和机体的反应性有所不同,又表现为风寒型、风热型、暑湿型等不同的证型,只有辨清了感冒属于何种证型,才能正确选择不同的治疗原则,分别采用辛温解表、辛凉解表和清暑祛湿解表等方法治疗。又如麻疹一病,初期,疹未出透时,应当发表透疹,麻疹中期通常肺热明显,治疗则需清解肺热。而至麻疹后期,多有余热未尽又伤及肺胃之阴,此时治疗则以养阴清热为主。因此中医辨证与辨病相结合的论治模式显示了中医学结合的优势,可以说在世界医学领域也是独一无二的。

然而,目前临床面临的问题还是存在的,主要是忽视辨证,轻视辨证,或者说在纷繁复杂的证候群中抓不住重点,过分依赖西医疾病的诊治方式,运用西医的思维模式来处方用药。例如,把西医某病等同于中医某病,所谓见其病治其脏,如胃病治胃、肝病治肝、肾病治肾、脑病治脑等,这与中医循证求同,从局部病变的相互关系和症状特点到整体上认识疾病本质的思维方式大相径庭,从而走向"头痛医头,脚痛医脚"的对症处理方式,这也是导致临床疗效不佳的原因所在。

此外,一味追求或依靠现代药理学研究成果。某味药可以抗病毒,某味药的某个成分可以抗肿瘤,某些药降血压,某些药消除尿蛋白等,于是乎开出来的处方几乎就是这些所谓有着特定功能的药物的堆砌! 这与西医使用抗生素抗感染,止血药止血有何区别? 其疗效也是可想而知。说到底,还是西医的思维方式在作怪。用这样的所谓中西医结合方式诊治疾病完全背离了中医理论,贻害匪浅。

当然,中医"病"的定义不很严格,主要以症状为主,与西医的病名有较大的差异。例如咳嗽病,西医可以包括上呼吸道感染、咽炎、慢性支气管炎、肺炎、肺气肿、肺癌等各种呼吸系统疾病。故在进行辨病论治时首先应当明确是中医的病名还是西医的病名。

总之,真正在纷繁复杂的证候群中准确地抓住主症,进行辨证论治,却是何其难哉!然而,在对中医基础理论系统扎实、深入地理解基础上,着眼于患者的整体功能变化,运用辨证论治作为主线,结合辨病,继承那些经过实践检验的经验方、专病专方,可能才是保持我们的中医特色,发展中医优势的措施之一。

十三、血虚黄疸病证辨证思路

（一）紧紧抓住本证病邪的关键——"湿"

不论是脾胃虚弱,脾失健运,湿浊内生,还是外感湿热、寒湿之邪,均是从"湿"开始,湿郁化热,熏蒸肝胆或寒湿阻滞,导致肝失疏泄,胆汁不循常道外溢而发黄,故《金匮要略·黄疸病脉证并治》有"黄家所得,从湿得之"的论述。

（二）关注本证所涉及的脏腑——脾、胃、肝、胆、肾

此点已在病机中述及,按脏腑相关的理论,五脏之间是相互影响的。在本证中脏腑的影响关系为脾胃波及肝胆,最后是肾,脾胃肾为虚证,肝胆为实证。

（三）审视溶血发作期和非溶血发作期

在溶血发作期以邪实(湿热、寒湿、败血)为主、为标、为急,非溶血发作期则以正虚(气血、脾肾)为主,为本,为缓,并且溶血发作期与非溶血发作期并无明显规定界线,常交织在一起,反复交替出现,故需密切动态观察,注意病势和病期。

自身免疫性溶血性贫血(AIHA)是体内免疫反应发生变异,产生自身抗体或补体,结合在红细胞膜上,导致红细胞破坏加速而引起的一种溶血性贫血,临床分为温抗体型 AIHA 和冷抗体型 AIHA。故患者临床表现可有头晕乏力,渐出现贫血、黄疸,也可见血红蛋白尿、寒战、发热、腰背酸痛等表现。本病可对应"血虚黄疸病证",本病症情反复,缠绵难愈,西医尚无理想的防治方法。本病的发生多由先天禀赋不足,后天失于调养,而致脾肾双亏,精血化生乏源,水湿运化不利,或兼外感时邪入里化热,或劳倦过度更伤脾气,或七情过激气机逆乱,或用药不当伤正助邪等,均可导致湿热相搏,伤及气血熏蒸发黄,脉络受损而兼瘀血的正虚邪实之候。脏腑辨证主要涉及脾、肾、肝、胆。病机特点是脾肾亏虚,精血不足,肝木失调,湿热郁于中焦,熏蒸肝胆,瘀血阻络,甚或积聚胁下。黄振翘提出该病正由于脾肾两亏、正气不足为本虚,内伏之湿、热、瘀、毒为标实,虚实夹杂

贯穿整个病程,而在疾病的不同阶段及个体特点,或以本虚为主,或以邪实突出,故扶正固本兼祛邪实为其治疗大法。遣方用药灵活变通,健脾补肾为主,或祛湿,或清热,或化瘀,或解毒,以达到扶正不恋邪,祛邪不伤正的目的。

十四、骨髓增生异常综合征转化的急性白血病中医诊治

骨髓增生异常综合征(MDS)是一组起源于造血髓系定向干细胞或多能干细胞的恶性克隆性疾病,具有高度异质性。主要特征是无效造血和高危演变为急性髓系白血病(AML)。病程中约 30% 转化为 AML。MDS 一旦转化为 AML,治疗变得极为困难。因为该病具有以下几大特点:① 多为老年人。MDS 多累及中老年人,50 岁以上的病例占 50%～70%,除正常生理功能不同程度减低,常合并心脑肾等重要脏器疾病。② 常见多种染色体异常及复杂核型异常。③ 高耐药:多药耐药基因 MDR1 和 P -糖蛋白多呈高表达,阳性率达 80%。④ 高病死率:MDS 一旦转化为 AML 的自然病程一般仅为 3～6 个月,预后差。与原发的 AML 相比,高强度化疗的耐受性差,早期化疗相关死亡率高,而低强度诱导化疗也很难取得完全缓解,机体受损后出现各类并发症,恢复时间较长。

因此与原发的 AML 相比,由 MDS 转化的 AML 因其治疗难度更大,预后更差,目前已归属难治性 AML。黄振翘将其病机特点概括为虚、损、劳。治疗则采用相应的对策。

(一)病机特点

MDS 转化的 AML 属中医学"髓劳""急劳"等范畴。MDS 一般病程较长,多由先天禀赋不足,和(或)后天劳倦、饮食情志内伤,遇外感六淫、疫毒、药毒等外因诱发而病。"邪之所凑,其气必虚",邪正交争,早期尚以乏力头晕,劳累后加重为主,发展到急性白血病阶段,正虚邪实,机体正气逐渐消耗,气血亏损,久虚不复;而邪毒蓄积转盛,损伤脏腑,伏于少阴,损精伤髓,肾水日枯,火炎于上。清代姜礼在《风劳臌膈四大证治》中阐述:"虚是气血不足,损是脏腑亏损,劳是火炎于上。劳瘵者,既虚且损,复竭其力,而动于火以成其劳也。"正体现了其病机特点"由虚及损,终至劳瘵"。

1. 虚 气血阴精亏虚。寇宗奭曰"夫人之生,以气血为本,人之病,未有不先伤其血气者"。《内经》所言虚痨,"唯是气血两端"。急性白血病早期阶段,骨髓中开始出现大量原始细胞,外周血中血红蛋白、血小板在原有基础上逐步下

降,白细胞尚未变化。机体气血渐至枯耗,阴精亏损,全身虚弱症状更为明显,症见神疲乏力,言语轻微,白天嗜卧喜睡,动则心悸气短,或伴有面浮肢肿,纳谷不馨,夜寐欠安。"气血既亏,阴阳运行不能循度,动多窒滞"(《医门棒喝》),机枢不利,则气血郁滞,阴精更难化生。气血阴精亏虚,进一步加重机体正气衰弱,阴阳失衡。

2. 损 脏腑功能失调。"损者,虚之积""虚久致损"。正气衰弱,阴阳失衡的结果导致脏腑功能渐至失调。五脏生克相连,皆受影响,其中肺、脾、肾受损更为突出。"虚损久病,俱是伤脾,则肺先受之"(《风劳臌膈四大证治》)。肺为华盖,"五脏之天",肺主气,属娇脏。至急性白血病中期阶段,气血严重耗伤,贫血进一步加剧,机体防御功能日趋衰退,极易外感,先伤其肺,临床上最常见表现为在贫血虚弱的基础上伴有反复咳嗽、咯痰,量多或少,气短气急等呼吸道症状。肺金不保,犯及中州脾土。脾胃后天之本,水谷之海,五脏六腑气血阴液化生之源。脾虚胃弱,受纳化生乏源,气血阴液告竭,症见面色灰滞,形体消瘦,肢软乏力,水肿,食欲不振,大便失调,或溏或干。"五脏之虚,穷必及肾"(《景岳全书》),肾主水藏精生髓。气血虚衰,五脏亏损,日久必累及肾中阴阳,元阴元阳衰惫,则元气精血更无以化生,导致恶性循环。从临床病理看,该阶段骨髓中原始细胞大量增殖,正常的造血功能受到严重抑制,外周血幼稚白细胞开始增多,血红蛋白、血小板进行性下降,心、脑、肾等重要脏器的供血更显不足,全身虚损症状更为突出。

3. 劳 伏邪髓毒蕴积化火。"虚劳一症,偏于阴虚者居多"(《吴医汇讲》),"阴虚更生内热,则损从骨髓肾始"(《医宗金鉴》)。明代龚居中也指出"夫痨者劳也,以劳伤精气血液,遂致阳盛阴亏,火炎痰聚"。可见,这一阶段的急性白血病具有病势凶险,症状笃重,精髓萎竭,邪毒多从热化,最易伤营动血,顽固难愈等特征。其临床特点何梦瑶在《医碥》中作了充分描述:"虚损久为劳瘵,积热骨蒸,咳嗽吐血,肌肤甲错,面目黑黯无光,偏睡,声哑咽痛,颈生瘰疬,两胁疼痛,转筋拘急,或周身筋骨皆痛,夜梦鬼交,时多忿怒,五心烦热,头发作穗,面唇时红如敷胭脂,大便不调,小便淋浊,此肾水竭,肝血亏,无以制火始然。"邪毒内蕴骨髓,留着不去,郁久则最易从热化火,煎灼津液,化生胶痰,真阴水枯不能胜火,出现发热、肺痿;邪毒燔灼,热入营血,血热内盛,或血中伏火,伤络动血,则见出血诸症;抑或邪毒上扰神明,清窍昏胡。伏邪髓毒,即大量原始细胞充斥体内,郁滞于肺、脑、血脉、筋骨,正不遏邪,邪盛正衰,机体免疫功能极度低下,表现为反复高热,骨痛,皮肤瘀斑,鼻衄呕血,呼吸困难,甚至神昏休克,危及生命,死亡率极高。

（二）治疗对策

基于上述病机分析,由 MDS 转化的 AML 其特点是久病体虚,气血不足,正气亏损,渐致阴阳失衡,脏腑功能失调,伏邪髓毒蓄势转强,耗阴化火,衰竭机体,这一连续动态的演变反映了正邪交争、虚实交替的转化过程。MDS 转化的 AML 属于难治性的血液肿瘤。中医认为肿瘤乃因虚而得,因虚致实,整体为虚,局部癌肿属实的疾病。因此对于该病应采取综合治疗原则：即早期中医扶正培本联合西医小剂量诱导化疗；中晚期中医调理脾胃为主的扶正祛邪；保全胃气、注意戒忌贯穿始终。

1. 早期　中医扶正培本联合西医小剂量诱导化疗。疾病早期,虽有气血不足、正气虚弱之候,但伏邪髓毒尚未炽盛,骨髓刚出现一定比例的原始细胞,正气尚能抗邪。此时虚宜早培,邪宜速祛。抓住这一阶段的治疗时机,可以减缓白血病的进展,使疾病处于相对稳定状态,从而延长生存期,故是治疗的关键时期。单靠中药来缓解白血病是不现实的,单靠中高强度化疗也不能完全奏效。因此结合中医扶正而补虚以调节整体,同时联合西医小剂量化疗诱导白血病分化与凋亡而祛邪以针对局部（骨髓）。只有中西医结合,才能取长补短,发挥中医整体调节的优势与西医局部抗癌的特长,在尽可能维持机体阴阳气血平衡的前提下,进行小剂量化疗,增强疗效,减轻毒副作用,改善预后。

（1）中医扶正培本：根据气血亏虚之程度,权衡肺、脾、肾虚损之轻重,采用清金保肺、健脾益肾、调养气血之法。《理虚元鉴》言道："肺为五脏之天,脾为百骸之母,肾为性命之根,治肺治脾治肾,治虚之道毕矣。"又说："一曰清金保肺,无犯中州之土。一曰培土调中,不损至高之气。一曰金行清化,不觉水自流长,遒合金水一致也。"张介宾也提出："诸气之损,其治在肺；饮食肌肉之损,其治在脾；精髓之损,其治在肾……"急性白血病早期,骨髓原始细胞增殖,正常白细胞受抑,中性粒细胞减少或缺乏,免疫功能低下,动则肺感外邪,出现呼吸道症状,故保护肺金,宣肃外邪,对预防或减轻感染尤为重要。肾为阴阳之本,脾操生化之权,虚劳血虚重在补脾肾已成为共识。健脾益肾,则填精生髓,化生气血,调达气机,以补养气血,促进骨髓造血细胞的增殖分化,有助于改善体质,提高机体抗病能力。

然扶正补虚过程中应重视两方面问题。其一,先理顺脾胃。"治损之道,唯其症难速愈,所以全赖扶助胃气为主也。"(《医级》)"治虚劳者,须健顺脾胃,然后徐用本脏补药,无不成功,否则不效。"(《赤水玄珠》)脾虚胃弱、滋肾填精等厚味之品难以消化吸收,徒增胃肠负担,反耗伤脾胃之气。故补养之中,健脾和胃为先。其二,久病则法宜徐缓,药宜平和。所谓"久病者,阴阳渐入,扶元养正,宜用其平"(《寓意草》)。虚损久病,阴阳渐有相偕之机,用药既不可过于补正以助邪,亦不可过于攻邪以伤正。补阳者,不可以耗阴,滋阴者,不可以损阳,阴阳平衡很重要。

故临床选方用药,宜人参润肺丸、紫菀散、大补元煎、养荣归脾汤、开胃填精汤、薯蓣丸、三才封髓丹、大补地黄丸等;补肺之气阴常选太子参、黄芪、玉竹、麦冬、百合、杏仁、贝母等甘凉柔润之品;健脾和胃有黄芪、党参、白术、当归、茯苓、山药、黄精、炙甘草、陈皮等;滋肾温阳宜选熟地黄、山茱萸、山药、制何首乌、龟甲、牡丹皮、枸杞子、淫羊藿、仙茅、补骨脂、菟丝子、杜仲等。现代药理研究也证实,黄芪、党参、白术、茯苓、山药、熟地黄、生地黄等中药可以诱导白血病细胞凋亡、预防白血病细胞耐药,还可以调节机体免疫功能、活化各种免疫细胞。

(2) 西医小剂量诱导化疗:临床小剂量诱导方案常用全反式维 A 酸,或三氧化二砷,或小剂量阿糖胞苷[每次 $10 \sim 15 \ mg/m^2$,皮下注射,1 次 /12 h,14~21 d 为 1 个疗程,间隔 14~21 d 重复];或三氧化二砷联合小剂量阿糖胞苷,或三氧化二砷联合全反式维 A 酸;或预激(CAG)方案[阿糖胞苷 $10 \ mg/m^2$,每 12 h 皮下注射,共 14 d;阿柔比星 $7 \ mg/(m^2 \cdot d)$,共 8 d;粒细胞集落刺激因子(G-CSF)$200 \ \mu g/(m^2 \cdot d)$,共 14 d]。如化疗过程出现相关毒副作用,可以缩短疗程,甚至停药。相对来讲,小剂量诱导化疗可以促进白血病细胞凋亡,抑制其增殖,治疗耐受性好,毒副作用少。

2. 中晚期 中医调理脾胃为主的扶正祛邪。疾病发展到中晚期,病势往往急转直下。邪正交争,正虚邪实转为正不胜邪,元气耗伤,阴阳俱虚,脏腑功能衰竭,机体虚损症状日趋严重;同时由于白血病细胞毫无遏制地增殖,髓毒亢盛,侵及遍身脏腑、筋骨、血脉,诸症丛生,变证百出,使此阶段的治疗变得极为困难。虽然白血病在进展,但机体极度虚弱,已不能耐受化疗。否则如李中梓所言"虚而误攻,元气立脱,莫可挽救"。因此治疗就不能单着眼于抑制消灭白血病细胞,更重要的是调整已经严重失衡和因治疗带来的新的不平衡。故求之中医扶正为主,以扶正而祛邪的双向调节,重在平衡阴阳,保护脏器,尤其重视脾胃功能,遣方用药宜甘润平和,忌辛温燥烈或苦寒厚浊。《慎斋遗书》中论虚损认为"故杂证不必顾,久近亦不论,生死凶吉,只视脾胃二经"。《内经》曰:"阴阳形气俱不足者,调以甘药。"唯用甘药调养脾胃,建立中气,保全胃气,尚有生机。"有胃气者生,无胃气者死……诸病若能食,势虽重尚可挽救"(《临证指南医案》)。可见,病情危重而复杂,调理脾胃,以简驭繁,是扶正祛邪的重点。到疾病终末期,病势愈变愈重,正气渐至不支,临床可出现如李中梓所言"面红目赤,口舌破裂,手扬足掷,语言错妄"或"口鼻无气,手足厥冷"等格阳格阴证,所谓"至虚有盛候"。虚之甚者,必致脱散,脱散之极,则正气消尽而亡。此时"所重在命,不在乎病"(张介宾)。邪气内入不必皆死,而正气消尽势在必亡。抢救急宜回阳救逆,收敛固托以保全正气,力争挽回败局。

3. 病程中之戒忌　MDS 转化的 AML 治疗困难,预后不良,在中医里属于正气亏耗、邪毒炽盛的虚损劳瘵之重病。证有常变,治有经权。临床审证施治,既要通常,又要达变;既要知宜,又要知忌。病程中"戒房事,戒利欲,戒恼怒,戒多言,戒肥浓,戒风寒",对稳定症情,提高疗效有着不可估量的作用。清代吴澄论虚损禁忌中提出上述六戒,并分析道:"盖人之既虚,如器物之损坏,必珍重爱惜,加意持护,乃能长久而不敝。""虚损之证,能守戒忌,则功过药之半矣。""患虚损之人,形如朽木,心如死灰,凡酒色财气,饮食起居,多言厚味,实病人生死关头,遵之则不药自愈,违之则日药无益也。"日常的戒忌其实也是配合治疗的一部分,甚至是重要的辅助治疗;戒忌内容又往往是疾病发生、发展的诱发因素。具体而言就是避风寒,预防外感;清淡饮食,忌膏粱厚味、辛辣刺激之品;调畅情志,尽量减少焦虑烦躁之不良情绪;注意休息,避免过度劳累。戒忌上述方面可以防止真阴、元气之耗伤,脾胃之受损及外感六淫之邪气。中医理论重视戒忌的思想也是重养生、治未病的体现。何况病至虚损,戒忌更具意义。

十五、治疗单纯红细胞再生障碍性贫血经验

单纯红细胞再生障碍性贫血,简称纯红再障,是多种原因引起的一种贫血性疾病,其特征为骨髓红系祖细胞选择性增生减低,网织红细胞显著减少或缺如,而白细胞和血小板计数正常。临床表现为苍白、心悸、气短等贫血症状为主,无出血、发热及肝、脾、淋巴结肿大。本病属中医"虚劳""血虚"范畴,黄振翘认为本

病的发生与先天禀赋不足，久病劳损，外感邪毒等因素有关，病机上与肾精亏虚关系最为密切，主要涉及脾、肝、肾等脏，脏腑功能失调，阴阳失衡，而致气血化源亏乏。故治疗上抓住肾精不足之本虚，兼顾调治肝脾等脏。虽同是治疗单纯红细胞再生障碍性贫血，但针对不同患者的症情，辨证施治方法各有所不同，而临证疗效颇佳。由此可见，西医同一病种，治疗方法雷同；而中医针对同一病种出现的不同证候，即疾病本质的"证"，采用"辨证施治"之中医大法，使得疗效显著，黄振翘尤擅长此法，可谓经验丰富。针对肾气不足、精血亏虚之本虚，但夹杂之证却各有不同，治疗上或急则治其标，兼顾其本，或标本兼治，或治本为主，兼顾其标。而治本之中有偏滋肾阴，有偏补肾阳，治标则或泻火解毒，或化痰消饮，或清解邪热，从而调治脏腑功能，使精血得以化生。方用六味地黄丸、大补元煎、大补阴丸、三才封髓丹、黄芪建中汤等加减。

十六、治疗急性再生障碍性贫血经验

再生障碍性贫血（简称再障）是由多种原因引起的骨髓造血组织减少，造血功能衰竭，导致外周血中全血细胞减少，临床表现为贫血、出血、感染等症状的一种综合病征。可分为急性和慢性两型。其中，急性再生障碍性贫血发病急，进展快，短期内症情进行性加剧，西医治疗难度大，预后差。黄振翘认为本病中医归属为"急劳、髓枯、血证、虚损"等范畴，该病的发生多因先天禀赋不足，后天失于调养，或体虚之人，外感六淫邪毒，或五志过极，七情内伤，或饮食不节，酒色过度，亦可大病久病，失于调理，或失治误治，损耗精气，以致"精气内夺则积虚成损，积损成劳"（《内经》）。黄振翘提出髓枯精竭血亏，复感温热外邪，内陷营血为其主要病机特点。首先，肾精亏虚，髓海枯竭，尤以肾阴真水不足为突出，虚火内生；其次，外感温热，邪毒入里，伏于少阴，深入骨髓，耗损阴精，伤营动血；同时肝木失调，脾胃运化失司，脾虚气陷，脾不统血，或胃热内扰，迫血妄行。故临床所见发病之初多见发热，包括阴虚邪热，感而发热；出血症状包括皮肤黏膜紫癜紫斑，或鼻衄、齿衄、咳血、尿血等；以及全身乏力虚弱的贫血表现。由此黄振翘认为该病本虚标实，脾肾亏虚，精血不足为其本虚，邪毒伏热、肝木失调为其标实，终致脏腑功能失调，气血阴精亏损。然而疾病发展的过程也伴随着病机的演变转折，早期多以邪毒伏热之标实为突出，逐步过渡到阴亏脾弱之本虚与退其次之标实并存，后期则阴损及阳，阴阳俱损，以本虚为主。

黄振翘根据本虚与标实的病机变化特点,辨证施治分为三个阶段。第一阶段(早期),以邪盛标实为突出,外感温热邪毒,实火充斥,症见高热、鼻衄、齿衄等出血表现,治则解毒散邪、泻火凉血以尽早尽快控制症状,从而减少阴精的损耗,同时针对少阴精亏水少,稍佐清补扶正之品,选方多用犀角地黄汤合黄连解毒汤合三才封髓丹加减。第二阶段(中期),本虚标实并存,邪存而不盛,正虚且尚存,可症见低热、乏力、纳差、肌衄等症状,治疗则健脾滋肾,调达肝木,兼顾治标,方选黄芪异功散合六味地黄丸合茜根散加减。第三阶段(后期),以本虚为主,治疗则阴阳双调,加强温补之力,达到填精益髓、化生气血的目的,多选用大补元煎合右归丸,适当佐以清解甘润之品以防邪恋。在这三个阶段的治疗过程中,早期阶段症情危重,反复多变,病程较长,虽见血象极度低下,合并虚弱乏力症状,但中医治疗仍宜清解热毒,疏散外邪,切忌温补,以防助邪动火,加重出血,用药甘寒清润,但要注意顾护脾胃,不伤中土。

第一阶段的治疗非常关键,是病情变化的转折点,若用药得法,凶险病势逐渐减弱,待症情基本控制后则可进入第二阶段,即中期治疗,此时尤其重视调治脾胃,调达肝木。清代董西园在《医级》中谈道"治损之道,唯其症难速愈,所以全赖扶助胃气为主也",且《医门棒喝》也云"阴阳虽禀于肾,而生生之气出于肝胆……虚损之人气血既亏,阴阳运行不能循度,动多窒滞,欲培其根本,必先利其机枢"。只有脾胃健运,气机调畅,气降火降,气血冲和,精血才得以滋生。故在健脾、和胃、调肝中辅以滋补肾阴,以利化生气血,药选白术、茯苓、陈皮、木香、紫苏梗、白芍、牡丹皮等。前期的治疗正如朱丹溪所云:"水既亏,不胜五火,虚证蜂起,先当和解微下,次用调补。若邪未除,便行补剂,邪入经络,深为可悲。"此时症情进一步缓解,血象日趋稳定,便可逐渐过渡到第三阶段的治疗,宜适当配合鹿角片、紫河车等血肉有情之品,加强温补填精之力,阴阳双补,精血俱生,所谓"损其肾者,益其精""精不足者,补之以味",但同时用药中仍少佐两三味清解之品,如蒲公英、白花蛇舌草、草河车等,寒温并用,温而不燥,滋而不腻。

十七、真性红细胞增多症辨证思路

(一)抓住本病证候特征辨证

真性红细胞增多症进展缓慢,以面色暗红,胁下积块的气血瘀滞为证候特征,或是头晕头痛、耳鸣目赤、胁痛易怒的肝经实火为证候特征。中医归属于血多、血实等范畴,应抓住本病气血瘀滞、肝经实热或阴精不足等虚实夹杂、本虚标实的特点,同时结合本病病位以及邪实病性进行辨证。

（二）抓住本病病位,应用八纲辨证结合脏腑病证动态辨察证候变化

本病进展缓慢,早期病多在气血,据其所因,察其病位,若因七情内伤,情志郁结,阻碍气机,气血瘀滞发病,其病位在肝,但依其邪正盛衰,对气血阴阳损伤又有不同,病情较轻,以头晕气短、乏力耳鸣、口唇紫暗、肌肤甲错为主者,多以气滞血瘀为主;若情志抑郁,胸胁或少腹胀闷窜痛,胁下积块,而热证不明显时,则以肝郁血瘀为主;病程发展,阴液受损,阴虚阳盛,肝经火盛,则以面色红赤,头晕目眩,耳鸣目赤,胁痛易怒,胁下积块为主要证候表现;因于感受六淫邪毒,或素体内热复感毒热者,多为气血受病,热迫血行,扰动营血,出现出血、瘀血、热邪相搏结之表现;随病程日久,伤正益甚,可波及肝、脾、肾三脏,脾肾阳虚,无力温煦,寒邪内生,寒凝气滞,与血内停。本病病位在肝,波及脾肾,关乎气血阴阳之变,故当应用八纲辨证结合脏腑病证动态辨察证候变化动态辨证。

（三）推求标本虚实与脏腑盛衰的关系,辨察瘀血成因

瘀血是本病的主要病理变化之一,贯穿本病始终,由气滞、肝郁、肝火及热毒引起。由于禀赋不足,或后天失养,致使正气虚弱,气虚无力鼓动血液运行,血液运行迟滞而瘀血内停;或肝气郁滞,气机不畅,血郁于胁下日久,而成积块;或肝经火盛,炼液为痰,痰凝气滞,留滞为瘀;或热毒之邪深入营血,血络受损,血不循经,离经而成瘀血。辨证之时,需结合脏腑虚实变化,确立各分证证候。病变早期,伤阴不甚,热象不明显,多以气滞、肝郁为主;随病程发展,伤阴日甚,则以肝火为主,若正气本虚,复感外邪,正气无力抗邪,邪毒易于化热入里,扰动营血,临床常兼见热毒、出血、瘀血交互为邪的重症。总之,本病一般以邪实为主,本虚为辅,本虚标实,标本夹杂。辨证之时,应厘清标本虚实与脏腑盛衰的关系,准确辨证施治。

十八、多发性骨髓瘤的证候特点及辨证思路

（一）证候特点

多发性骨髓瘤的证候随其疾病分型不同,而有各种不同表现。本病起病缓慢,初见反复发热,有时是高热,少数自觉发热或五心烦热,胸胁、腰疼痛,初起疼

痛可时有时无,以后痛处固定,盗汗,胃纳减少,口苦,形体消瘦,或兼见头晕乏力,面色萎黄,或胁下隐痛,泛恶,中脘不适,或痰核肿大,胁下癥块,或兼见胸胁如串珠状。病情严重可出现下肢水肿,颜面肿胀,心悸,喘脱,甚则神昏谵语,或关格,大汗淋漓,亡阳的表现。本病初期、病程短者多为气滞血瘀、肝肾阴虚为主,也有少数病例初期表现气血两亏、热毒炽盛。病程日久,脾肾亏损,痰气与邪毒交固,以痰毒瘀阻证、气血两亏证、脾肾阳虚证俱多,后期可出现阴阳两虚。本病是本虚标实之证,各型之间可以互相重叠及相互转化。如病情演变过程中,或失治,或误治,病邪留恋,正气更加虚衰,复感外邪,出现本虚标实的热毒炽盛征象。因其临床表现的多样性,决定了其证型可以互相重叠,可见到气血两亏、气滞血瘀,脾肾阳虚、痰毒瘀阻,肝肾阴虚、热毒炽盛等复杂证型。又可因经过医治,证型向单一的气血两亏、肝肾阴虚转化。

(二)辨证思路

1. 抓住本病证候特征辨证 多发性骨髓瘤多由慢性疾病迁延不愈而来,是以头晕乏力、心悸气短、气血两亏为证候特征,或以下肢瘀斑、盗汗低热的阴虚火旺为证候特征,或以腰酸、腰痛、水肿、尿浊的脾肾亏虚为特征,或以发热、胁下癥块、痰核肿大的瘀毒内结为证候特征。中医归属于慢性虚衰的内伤病证,应抓住本病常见的气血不足,或阴精亏虚,或气血阴精亏虚并存的虚证证候,同时又有血瘀、痰阻、血热标实的特征。

从本虚为主探求病邪性质的辨证依据,或从标实为主分析气血阴阳及脏腑亏虚的辨证特征。

本病为本虚标实之证,其本虚,表现为气血阴阳亏虚,脏腑虚衰,以肝肾阴虚为主,往往阴虚火旺,血热络伤;以脾肾阳虚为主的,往往阳虚则生内寒,寒凝血瘀表现;以气血亏虚为主,脾虚不能运化水湿,导致水液内停,气虚不能推动血液运行,表现为气滞血瘀。当邪气盛实,或为火热毒邪,易伤气阴,入营血则更损阴精,导致气阴两亏之证;或为寒邪,直中脏腑,易伤阳气,导致命门火衰;脏腑虚衰,引起痰瘀等病理产物在体内,进一步损伤正气。辨证时应分清正虚属性,气虚、血虚、气血两虚、阴虚、阳虚、阴阳两虚的情况,还需分清邪气的性质及盛衰,以确定正虚邪实;正虚邪气不盛;或以邪气实为主,正虚不甚。

2. 肢节痹痛病症的治疗原则 本病往往出现肢节痹痛,本证的治疗原则不外寒者温之,热者清之,留者去之,虚者补之等祛风散寒、清热除湿、舒经通络、补气养血、豁痰祛瘀等治疗原则。除上述的基本治则外,对行痹还可以配合养血;痛痹配合温阳;着痹配合补脾。

本证是以关节疼痛、屈伸不利为主,其病机是气血阻痹不通,不通则痛,所以"宣通"是共同治法,气血流通,营卫复常,则病可渐愈。风寒湿痹辛而温之,使阳气振奋,祛邪外出;风热湿痹,疏风清热化湿,使风散热清湿去;顽痹痰瘀交结,祛瘀化痰,皆寓宣通之意在其内,而虚人久痹,阳虚者用温补,虚参之以温通、温散;阴虚者,阴柔剂中也应体现静中有动。一般地说,在发作期,以祛邪为主;在静止期,则以调营卫、养气血、补肝肾为主。

十九、急性白血病诊治经验

（一）抓住本质辨主证

急性白血病发生之根本为骨髓造血失控,恶性白血病无限制增殖,影响气血之生化,继之出现阴阳虚损,故虚证为其本质。其虚证发展过程包括:气血两虚→气阴两虚→阴精亏乏→阳气虚弱→阴阳失衡→阴阳离绝。在虚证基础上,又有毒邪、血瘀等引发的症状或证候。因此,急性白血病是以虚为主,虚实夹杂,或虚实交替的动态发展过程。

（二）分析病机辨虚实

病因病机以虚证为主,虚实夹杂。时有热毒、血瘀症状或证候突出,虚证显露不甚,临床难以区分时,应分析病因病机,熟知发病特点以及患者体质状况,考察邪气亢盛程度,区分以虚为主,还是以实为主,而制定治疗法则。一般来说,由先天因素、内在失恒为病因者,发病相对缓和,虚证多见,且病情相对较轻,预后相对也好;在虚证基础上复感邪毒,或邪毒太重,直入骨髓者,多见虚实夹杂证,时有实证表现突出者,此时疾病发生急剧,进展迅速,预后极差。

（三）考察症状辨轻重

一般认为,病情较轻者临床症状较轻,并发症不多,未见明显癥积,骨髓虽有恶性细胞,但正常造血细胞未见明显抑制。病情严重者,见有阴精亏虚、阳虚或阴阳两虚症状,并发症较多,癥积明显,骨髓正常造血功能受抑,且恶性细胞侵袭多个脏腑。

（四）辨证与辨病结合

辨证施治是治疗急性白血病的核心,但较适合于化疗前的中医支持治疗或化疗期间与化疗后的中医调理治疗。化疗前中医支持治疗主要是通过辨证施治调整机体功能与抗病能力，为化疗作准备；化疗期间与化疗后的中医调理主要是通过辨证施治纠正化疗药物的毒副作用，恢复患者体力，刺激骨髓正常细胞增殖与分化，消除残留白血病细胞，延长化疗缓解期等。即使在辨证施治的同时，亦要考虑到疾病性质，可在方中加入抗白血病中草药。

（五）急性白血病中医治疗

急性白血病具有发病急，进展快，虚实夹杂，证候多变的特征。在治疗上多采用扶正祛邪、攻补兼施的治疗法则。

若起病出现持续高热症状为主者，病多凶险，常伴有周身骨痛，口腔糜烂，衄血紫斑，舌苔黄或黑腻，脉洪大或滑数。治拟滋阴清热，凉血解毒。药用：羚羊角粉 1 g（冲服），玄参、生石膏、生地黄、天冬各 24 g，金银花、连翘、蒲公英各 15 g，知母、粉丹皮各 10 g。

若起病较急，以低热、乏力症状为主者，伴有面色苍白，头晕目眩，心悸气短，五心烦热，盗汗，舌质淡胖嫩、边有齿痕，脉弦滑或滑数。治拟益气养阴，清热解毒。药用：党参、黄芪、白花蛇舌草各 15 g，补骨脂、仙鹤草、生地黄、白茅根各 24 g，黄药子 10 g。

若起病以表浅淋巴结肿大为主要临床特征，伴有咽喉肿痛、齿鼻衄血、皮下紫斑者，治拟清热解毒，化痰散结。药用：青蒿、山豆根、黄药子各 10 g，夏枯草 15 g，生鳖甲、天冬、白花蛇舌草、玄参各 24 g，半枝莲 15 g，大黄 3 g。

若起病以肝脾肿大为主者，腹中痞块，按之坚硬，脘腹胀满，不思饮食，舌质淡紫或紫暗，脉弦滑。治拟活血化瘀，清热解毒。药用：半枝莲、白花蛇舌草、败酱草各 15 g，生大黄 3 g，三棱、莪术各 6 g，薏苡仁、丹参各 12 g，鸡内金 10 g，与茜草、当归、三七合用有较好止血效果。

并发弥散性血管内凝血时，用丹参注射液静脉点滴，一次 20～40 ml，尤其是急性早幼粒细胞白血病，治疗开始则加用丹参常规静脉点滴，大多能起到活血化瘀、改善微循环、替代肝素的作用，且无毒副作用。

外感温热是白血病发热的主要原因，多用白虎汤、清营汤；高热不退，冲服羚羊角粉、紫雪散或安宫牛黄丸。

口腔溃疡、牙龈肿胀可用冰硼散、锡类散交替外涂，能较快起到止痛消肿的作用。皮肤疖肿，脓肿形成前，局部只有红肿热痛，可用如意金黄散醋调后外敷，具有较好活血止痛消肿的效果,此药也可用于静脉炎的治疗。疖肿化脓,有波动感时,外贴麝香回阳膏,每 24 h 更换一次,脓汁便自动排出,溃疡自然愈合。对肛周脓肿形成,白细胞偏低时,不要随便切开引流,以免造成流血过多或伤口久不愈合而加重感染。

当大剂量的联合化疗后,患者多出现胃肠道反应,如食欲不振,恶心呕吐。证属气阴两伤,脾失健运,胃失和降。治拟益气养阴,健脾和胃。药用:太子参、麦冬各 15 g,五味子 3 g,半夏 6 g,陈皮、杏仁各 10 g,茯苓 12 g。化疗后的骨髓抑制期,多用补气养血,健脾补肾方药,或人参养营汤。

白血病获得完全缓解后,多用攻补兼施的治疗方药。近年来所见到的急性白血病,绝大多数是已经接受化疗而未获效的患者,临床上表现出一派正气戕伤之象,接受中医中药治疗时,多已停用化疗药物。如见面色无华,唇舌淡白,形削气怯,脉象细数或濡数者,采用两仪膏合当归补血汤以扶助正气,或用三才封髓丹合六味地黄丸以清滋肾气,可以获得缓解。如见鼻衄、牙宣、口舌血疱、皮肤瘀斑等血不循经而妄溢之候者,虚证可用当归、龙眼肉引血归经,山茱萸、龙骨、牡蛎、阿胶等固涩止血;热证可用水牛角、牡丹皮、鲜生地黄、侧柏叶、荷叶等凉血止血之品。但在临床上往往虚热错综,难以分辨,不妨以上述两法合用,亦有获得缓解者。如见形寒(或寒战)、身热,有汗不解,寒热日作二三度者,多为火热之邪乘虚进入,除按照温病之卫、气、营、血辨证论治外,亦可重用五味消毒饮、黄连解毒汤合独参汤进行治疗,亦有侥幸脱险者。若见牙龈、口咽、肛门等处糜烂穿溃者,除用扶正托毒的内服药外,还需采用外治诸法。至于在终末期见到弥散性血管内凝血证候的,患者面色灰白,斑色紫黯,虽用活血化瘀之法,然其效果极差,不免于死亡。曾见有些定期强化治疗的患者,按时用药,结果是诛伐太过,反使病情恶化而死亡。所以,化疗相当于"大毒治病",衰其大半即可,不能太过。

二十、逆转白血病多药耐药

对于应用西药化疗无效病例,可在辨证施治基础上运用中药逆转白血病多药耐药研究。常用中药有:

1. 贝母　苦、甘、微寒。归心、肺经。清热散结,化痰止咳,克服肿瘤耐药。可明显提高急性白血病化疗药物耐受性,克服肿瘤多药耐药,提高临床疗效。可研粉单独使用,也可在辨证施治基础上配伍使用。常用剂量川贝母 3~6 g;浙贝母 10～30 g。

2. 防己　苦、辛,寒。归膀胱、肾、脾经。祛风止痛,利湿消肿,克服肿瘤多药耐药。为逆转急性白血病多药耐药逆转剂,可增加化疗药物的敏感性,提高临床疗效。可单独使用,也可在辨证施治基础上配伍使用。常用剂量 6～10 g。

3. 川芎　辛,温。归肝、胆、心包经。活血行气,祛风止痛,克服肿瘤多药耐药性。为逆转急性白血病多药耐药逆转剂,可增加化疗药物的敏感性,提高临床疗效。可单独使用,也可在辨证施治基础上配伍使用。常用剂量 6～10 g。

二十一、慢性白血病证治

慢性粒细胞白血病在临床上多见实证,可以用青黛、雄黄、龙胆草等泻火解毒,用麦冬、天冬、生地黄、牡丹皮、地骨皮等养阴除蒸,若有癥积(即肝脾肿大)则用三棱、莪术、丹参等化瘀消结;其白细胞计数在 5 万～10 万 $/mm^3$ 者,一般用药 20～40 d,可获缓解。

慢性淋巴细胞白血病好发于老年,八纲辨证多属虚证,不论其白细胞计数高到什么程度,只要没有实热见证,采用十全大补汤、金匮肾气丸加减治疗,可获较长时间临床缓解。

慢性白血病有夹杂症者,应权衡缓急轻重,采取先治其标后治其本,或标本兼顾。20 世纪 60 年代吴翰香用雄黄治疗急、慢性白血病,发现其有迅速降低周围血中白细胞的作用,用药后 3～7 d,白细胞计数即开始下降,但不能抑制骨髓。所以吴翰香认为雄黄仅适用于白血性白血病,对于非白血性白血病是禁忌的,否则,白细胞计数会愈用愈低。雄黄是有毒的砷化物,只能短期应用,长期使用会发生慢性砷中毒,皮肤严重角化、皲裂、色素沉着,损害肝肾。醒消丸、六神丸、牛黄解毒片和六应丸均含有雄黄,其作用和副作用与雄黄相似。

(一)辨病常用中草药

1. 青黛　咸、寒,归肝、肺、胃经。具有清热解毒,凉血散肿,清肝胆火,息风止痉功效。常用剂量 1.5～3 g,作散剂冲服或作丸服。近代主要用青黛提取成分靛玉红及靛玉红衍生物异靛甲,对慢性粒细胞白血病有较好的治疗作用。毒副作用包括恶心、腹痛、肝功能异常等。

2. 雄黄　辛、苦、温,归心、肝、胃经。具有解毒,杀虫,燥湿祛痰功效。雄黄主要成分为硫化砷(AsS),近年研究证明,AsS 是治疗白血病的主要成分。常用

0.3～0.9 g，入丸服。

3. 砒石　辛、大热，归肺、肝经。具有外用蚀疮去腐，内服劫痰平喘功效。白砒石含有氧化砷，红砒石含有硫化砷（As_2S_3），两者均是治疗白血病的主要成分。常用剂量内服每次 0.002～0.004 g，入丸散。

（二）辨病常用中成药

1. 当归龙荟丸（《医学六书》）　本方出自刘河间，由当归、龙胆草、栀子、黄连、黄柏、黄芩、大黄、芦荟、青黛、木香、麝香、蜂蜜组成。功效清热泻肝、攻下行滞。主治肝胆实火所致头痛面赤、目赤目肿、胸胁胀痛、便秘尿赤、形体壮实、躁动不安、舌红苔黄、脉象弦数。近些年来可作为慢性粒细胞白血病慢性期的治疗。每次 5～10 g，每日 3 次。

2. 青黄散（中国中医科学院西苑医院方）　青黛：雄黄之比为 9∶1，分装胶囊，每次 3～6 g，每日 3 次。缓解后每日 3～6 g 维持。但服用后每 1～3 个月用二巯基丁二钠 1.0 g 溶于 40 ml 生理盐水中缓慢静脉注射，连用 3 d，以达到排砷作用。

3. 六神丸（《中国医药大辞典》）　由蟾酥、牛黄、麝香、雄黄、珍珠粉、冰片等组成。功效清热解毒，消肿止痛。适用于热毒内盛之证候。每次 20 粒，每日 3 次。

4. 牛黄解毒丸（《证治准绳》）　本方由牛黄、金银花、草河车、生甘草组成。功效清热解毒。可用于慢性粒细胞白血病慢性期的治疗。每次 1 丸，每日 2 次。

二十二、定清片在血液肿瘤治疗中的应用

血液肿瘤白血病及恶性淋巴瘤归属于中医学"虚劳""癥积""血证""痰核"等范畴。起始病因黄振翘认为是先天禀赋不足或后天失养引起脏腑虚损，精气亏虚为其发病基础，且瘀血、痰食、邪毒相互搏结而引发疾病，其主要病机为肾精亏虚，脾气虚弱，肝脾失和，痰瘀毒结，故辨证属本虚标实、虚实夹杂之证。治疗上以扶助正气为主，健脾益气，补肾养阴治其本，兼顾抗邪，疏肝理气，化痰消瘀，解毒抗瘤治其标。

定清片为主的中医中药对血液系统的恶性肿瘤，主要运用在骨髓增生异常综合征中高危、白血病、恶性淋巴瘤。临床观察结果显示其明显改善患者的贫血、出血等症状；减轻体征，如缩小肿大的浅表淋巴结及脾脏；稳定血象，有效控

制白血病患者外周血白细胞总数,降低原幼细胞比例,降低淋巴细胞比例及淋巴细胞绝对值,部分病例选择性地使用细胞因子及化疗药物,有助于巩固疗效,延缓急变或复发,从而延长生存期。

近年来中药诱生内源性细胞因子的研究得到了重视,中药的抗肿瘤、调节机体免疫功能等作用可能是通过细胞因子的机制实现的。定清片的治疗效果可能与其中雄黄(含 As_2S_2、As_4S_4)、牛黄、黄连、麝香等清解热毒、散结消癥,降低免疫抑制因子白细胞介素-2受体(IL-2R)、肿瘤坏死因子(TNF-α)活性,从而抑制肿瘤细胞恶性增殖,促进其凋亡有关;同时其中的太子参、白术等益气健脾,扶正固本,调节免疫,诱生 IL-2,调整干扰素-γ(INF-γ)水平,从而激活 T 淋巴细胞功能,加强对肿瘤细胞的杀伤作用。已有临床研究结果表明中药辨证治疗具有整体性生物学调节作用,结合多靶位的治疗,阻止肿瘤细胞的增殖,促进其凋亡,且对正常骨髓造血功能起到一定的保护作用。

定清片是我们的自制制剂,价廉物美,黄振翘认为其优势在于巩固、延长急性白血病和恶性淋巴瘤患者的缓解期,提高完全缓解率,对处于慢性期使用羟基脲或苯丁酸氮芥片的慢性白血病患者可以单用中药治疗,以控制疾病进展,又相对无这些药物的毒副作用,从而改善预后。

二十三、恶性血液病患者的心身问题

恶性血液病目前仍然是难治性疾病,对生命和健康的危害很大,患者难免承受不同程度的心理压力。通常情况下,这些心理压力,不良情绪都是负面的,它加速病情的发展和恶化。

国内外的大量研究表明,血液病患者存在广泛的心理障碍,其中躯体症、抑郁、焦虑、敌对、恐怖的分数与国内常模有着极其显著的差异。尤其是恶性血液病,作为癌症本身就是一个强应激源,个体对其心理应激反应是非常显著的,因而更多地表现出躯体症状和孤独、易愤怒等精神症状;躯体症状又可引起许多心理紧张和恐惧,促使焦虑和抑郁的产生,多方面的研究已经证实,各种癌症患者均存在高水平的焦虑和抑郁。

恶性血液病患者所存在的焦虑、抑郁等不良情绪均属于中医心身疾病范畴,因为它具备三个基本病理特征。第一,患者明确诊断为恶性血液病,即血液肿瘤,如急慢性白血病、恶性淋巴瘤、多发性骨髓瘤等,这些恶性疾病有一个变化发展的过程,在此过程中经过多次的化学、药物治疗等手段,同时不可避免地带来很多毒副作用,相应地伴发很多躯体症状,如脱发、口腔溃疡、消化道反应、肝肾损害、发热、感染、各种出血等,令患者感到痛苦不适,产生焦虑不安的情绪。第二,除了肿瘤疾病本身外,家庭经济状况、人际关系、社会支持等因素,也是重要的致病因素。尤其是一些经济条件不理想的患者更容易产生抑郁。恶性血液病的治疗难度大,药费昂贵,疗效不佳,还易复发,预后较差,这些情况非常打击患者及家属的信心,在不宽裕的经济形势下更令其充满绝望。当然若能得到相应的全面支持,包括社会、单位、同事、朋友等方面的物质援助和感情上的关怀、理解、支持等,相应地也会减轻患者的种种不良情绪。第三,患者发病前的某些性格特征,即所谓的人格缺陷易成为发病的易患因素。很多患者发病前均有过不愉快、不如意或者劳累过度、精神压力过大等,由于性格因素不能很好地调节、排遣、超脱,导致长期的情志刺激,引起气血阴阳紊乱,脏腑功能失调,免疫功能异常,神经调节功能失衡,从而引发心身疾病。

同时,这些焦虑、抑郁等不良情绪除诱发还往往会加重病情,甚至导致疾病恶化,此即中医的"因病致郁、因郁致病",从而形成恶性循环。这在恶性血液病中表现尤为突出。例如化疗后出现血象降低,患者变得焦虑担心,导致机体免疫功能更加低下,引发感染、出血;或者不希望医生轻易用药支持,渴望依靠自身力量提升血象,往往延误治疗时机,导致病情不断加重,使得治疗变得被动。

恶性血液病已经成为威胁人类健康的一大疾病,尤其是人们对于发生原因尚无确切了解的情况下,当患者被确诊为恶性血液病时,会出现一系列的复杂的心理反应,并延续到其后的整个治疗用药过程,这就要求我们医护人员在对血液病患者治疗基础上还要高度重视患者的心理健康,有针对性地进行心理干预,让他们以健康的心态去面对治疗,面对生活。同时可以配合中医中药,如小柴胡汤、逍遥散、桂枝龙骨牡蛎汤、安神定志丸、归脾汤等方剂加减辅助治疗。

二十四、老年体质在血液病中的临床特点

在血液系统的疾病中有许多疾病好发于老年患者,如骨髓增生异常综合征、慢性淋巴细胞白血病、恶性淋巴瘤、多发性骨髓瘤等,这与老年患者的特有体质密切相关。

黄振翘认为老年体质除具有一般体质的基本特点,如差异性、可变可调性和

可预测性外,还具有其自身特点,现分析如下。

1. 以虚为主 虚是老年体质的共性,表现在脏腑经络功能减退、气血津液减少、机体内环境稳定性降低等方面,是体质变化规律的自然体现。随着年龄增加,虚象愈甚,如《灵枢·天年》:"五十岁,肝气始衰,肝叶始薄,胆汁始灭,目始不明。六十岁,心气始衰,苦忧悲,血气懈惰,故好卧。七十岁,脾气虚,皮肤枯……形骸独居而终矣。"表明人进入老年以后,五脏功能日趋减弱,外在形态逐渐出现衰退迹象,这是中医对老年体质的最早认识。近来,有关流行病学调查也证实老年体质以虚为主,如韩明向等对 178 例健康老人衰老的证候特点调查后发现,老人以虚证居多,占 83.71%,而且虚证比例随年龄增大逐渐增加,在 60~64 岁时,虚证仅占 74.3%,而在 75~78 岁时,100%表现为虚证。何裕民等调查 32~84 岁 2 268 例发现,虚证发生率与增龄呈显著正相关。现代医学认为,虚衰是多系统、多器官功能的整体性逐渐减退的过程,这种减退在 60 岁以后发展更快,也进一步说明以虚为主是老年体质的共同特点。老年之虚是整体的虚衰,但在整体中又有轻重、主次的差别。在血液病中,从脏腑来说,脾肾是其重要部分,肾为先天之本,藏精生髓,脾为后天之本,气血生化之源;从物质基础而言,主要表现为气虚阴亏(气主要指元气,阴主要指阴精)。它们相互联系,在老年体质变化中起着重要的作用。

2. 痰瘀相兼 痰是脏腑功能失调,体内水液代谢障碍所形成的病理产物。在老年,由于脏腑功能减退,内环境稳定机制减弱,水液代谢失调而更易滋生痰浊。俞征富调查 878 例老年人发现,痰浊证的患病率与年龄增长呈显著正相关。有实验表明,"益肾健脾,涤痰散结"法有延缓衰老的作用,其方药能提高老龄大鼠红细胞超氧化物歧化酶的含量,显著降低自由基反应诱导产生的老年性代谢产物在老龄大鼠心肌、血清中的含量,改善细胞代谢和脏器功能,从而改善老龄大鼠的体质。可见,痰是老年体质中不可忽视的一个重要方面。瘀是指血液循环迟缓和不流畅的病理状态。它不同程度地存在于老年体质中,如老年斑、皮肤粗糙、口唇发绀、舌下脉络显露等都是典型的瘀血体征。《灵枢·天年》中说:"六十岁……血气懈惰。"《素问病机气宜保命集》中说:"五十岁至七十岁……血气凝泣。"说明虚衰过程中有潜在性的血瘀存在。张氏对 2 251 例健康老人进行调查,发现有 34.74%的血瘀证出现,血瘀证的检出率和证候积分值随着增龄,呈递增变化。有人用寿命约 3 年的大白鼠观察,发现大白鼠随增龄逐渐形成浓、黏、凝、聚的血液流变学改变,并易形成体内血栓,表明瘀在老年体质中是客观存在的。此外,赵氏等研究显示:痰证与血液循环关系密切,其血液循环基础是血液流变学的改变,本质之一是脑血流量降低及动脉硬化。与血瘀相比,它突出地表现为血液凝固性增高,而瘀证则表现为血液浓稠及循环压力升高,表明痰瘀相关但又属于不同的病理改变,它们共同存在于老年体质中。综上所述,老年体质表现在虚实两个方面,虚是根本,痰瘀是其病理产物和潜在病理因素,两者并存于老年体质始终,互为因果,形成恶性循环而导致体质愈虚、痰瘀愈积,结果疾病易于发生,尤其在血液肿瘤性疾病中。痰瘀积毒,阻滞气机,闭涩血脉,日久或积或聚,或癥或瘕,导致浅表淋巴结肿大、肝脾肿大;痰瘀亦可化热,热毒伏于少阴,更耗气阴,导致原始细胞增生,机体极度虚弱,易感外邪,若热甚助火动血,易引发各种出血。

由此可见,老年体质在血液病中表现为本虚标实,脾肾亏虚,气阴不足为本,痰瘀内毒为标;两者又互为因果,相互转化。临床显示根据老年体质的特点,治疗用药宜个体化,顾护脾肾阴精,兼治痰瘀,扶正固本,标本兼治而方能取得良效。

二十五、血液肿瘤化疗后口腔黏膜损伤的中药外治

口腔黏膜损伤是血液系统肿瘤化疗后常见的并发症之一。其好发部位多见于舌面、舌缘、舌尖、口唇、颊部、咽喉壁、上腭等处。损害类型常见于糜烂、溃疡、血泡、血肿、白斑、白点,可伴有口腔局部灼痛、口臭和头晕、乏力、发热、恶寒、纳差、大便失调等全身症状。发病原因考虑与化疗后机体内环境紊乱,内分泌失调,免疫功能降低,从而导致口腔黏膜受到病菌感染有关。目前尚缺乏特效药物及治疗方法,通常以局部使用甲硝唑、碳酸氢钠等漱口液,各种含片等结合复合维生素片,免疫调节剂等治疗,但疗效不够理想。黄振翘认为其病机系毒浊伤正,耗损真阴,肾水受伤,真阴失守,孤阳无根,水不制火,虚火上浮,发为火病。正如《景岳全书》所说:"唯虚火之病,则本于元气。"同时,化疗不可能杀灭所有肿瘤细胞,所谓微小残留病变犹如余邪未尽,留滞经络,郁伏体内,发为疮疹。故抓住肾水不足之虚火和邪毒内伏之郁火,治以壮水制火,升阳散毒。补阴,虚火乃熄;升发,郁火乃散,此为治病求本之法。自制漱口方为:金银花 30 g,连翘 30 g,蒲公英 30 g,一枝黄花 60 g。亦可随症加减,糜烂溃疡重者,加紫花地丁、

野菊花;血疱等出血重者,则加夏枯草、紫草;而野蔷薇根对真菌感染引起的白斑、白点效果明显。如此标本兼顾,内外同治,对血液系统肿瘤化疗后引起的口腔黏膜病变,疗效显著,且无毒副作用。外用中药漱口十分重要。局部用药直达疮面而发挥作用,无刺激,无毒副作用。漱口方中常用清热解毒之品如金银花、蒲公英、紫花地丁等都有较强的抗菌消炎、抗病毒作用,野蔷薇根则抗真菌效果较好;连翘除广谱抗菌外,还可降低毛细血管通透性,防止出血。夏枯草、紫草、茜草均有较好的止血化瘀功能。此外,中药漱口不拘时间,如有条件除晨起、睡前使用外,食毕即漱,含于口中,延长停留时间以增强疗效。当然,治疗同时其他保护措施也不容忽视。如保持口腔卫生,调摄饮食,忌食膏粱厚味、辛辣刺激之品,以清淡为主;调畅情志,保持乐观愉快,避免精神焦虑紧张。

二十六、论吴翰香治疗再生障碍性贫血

吴翰香于1985年曾对再生障碍性贫血作出如下论述。

再生障碍性贫血临床分急、慢性两型,中医学归属于"虚劳"范畴。急性型发病急而凶险,呈进行性贫血伴有严重的内脏出血和难以控制的感染,病程极短,预后不良。《医门法律》所论的虚劳与其相似,喻嘉言慨叹为"不死何待耶"的绝证。慢性型虽发病缓而病程长,但病情轻重悬殊,多数呈轻、中度贫血,或伴有浅表性出血及轻微的感染,预后较好。今就慢性型之诊治一得,简述如下。

先谈气色。初病时面色㿠白,随着病情演进而白黄相兼,由黄转灰,从灰变黑;若病情突然恶化,立即显示夭白或灰白色,当其好转时,黑、灰色先退,渐转黄,继而黄气消失,逐渐红活。再说脉象,与血象有一定的相关意义,经分析统计,凡脉见虚大、浮数、滑数者,其红细胞计数在$(0.6\sim1.87)\times10^{12}$/L,平均$(1.08\pm0.12)\times10^{12}$/L;如见脉弦、弦细、弦数、濡数、细数者,其红细胞计数在$(0.73\sim2.98)\times10^{12}$/L,平均$(1.94\pm0.27)\times10^{12}$/L;脉见沉细、沉小、濡细、濡缓者,其红细胞计数在$(1.41\sim3.55)\times10^{12}$/L,平均$(2.57\pm0.17)\times10^{12}$/L;治疗好转时的脉象缓滑或徐缓有力,其红细胞计数在$(3.11\sim4.52)\times10^{12}$/L,平均$(3.64\pm0.15)\times10^{12}$/L。脉象不仅在个体之间有很大的差异,且在同一患者的不同阶段亦有相应的变化,它能反映出当时机体对贫血所产生的病理生理现象,并可以推测疾病预后。舌质和指甲的色泽,虽亦能反映血红蛋白的浓度多寡,但尚难据此来判断预后吉凶。关于治疗方面,必须权衡缓急轻重,运用急则治标和

缓则治本的原则。所谓"急则治标",就是在出血、感染时,应积极予以控制。所谓"缓则治本",就是在没有出血、感染时,采用健脾温肾类药物以资助先后天生化之源,如党参、白术、甘草、陈皮、熟地黄、肉桂、补骨脂、鹿角、黄芪、当归、阿胶、巴戟天等味,以常用量日服 1 剂;另吞服红参粉 3 g、鹿茸粉 0.3 g/d,确有较好的生血效果。一般中度贫血用药 1 个月后,血红蛋白可上升至 0.5~1 g。我们用此方案分 3 次共治疗百余例,其有效率分别为 62%、68%和 79%。最后谈一下常规检查中的几项数据,临床与脉证合参,极有参考价值,即红细胞计数经常少于 1.5×10^{12}/L、网织红细胞消失或粒细胞绝对值(白细胞数×嗜中性粒细胞数%)经常低于 500 个的,预后均不良;如血小板计数经常少于 30×10^9/L,同时伴有出血时间延长、束臂试验强阳性、凝血酶原时间延长等缺陷者,难免死于致命性的出血;单纯血小板少于 30×10^9/L 的,用上法治疗获得缓解或治愈的不乏其人。眼底反复出血的则是颅内出血的先兆。

二十七、血液病养生学术观点

(1) 黄振翘提出"脾肾精气内虚,必有邪毒伏火"的中医血液病发病观。故血液病的防护应重视脾肾精气的顾护,要做到"虚邪贼风,避之有时"。

(2)"百病生于气",而情志失调,如"思伤脾、恐伤肾、喜伤心、怒伤肝、忧伤肺"导致脏腑亏损,气机逆乱,故血液病的防护要做到"恬惔虚无,精神内守",应保持身心健康,乐观情绪,克服悲伤、恐惧、沮丧的心理状态。

(3) 我们认为"因虚致病、伏邪成损"为血液病主要病理机制。故治疗应该"调治脾肾、清泻伏火、化瘀解毒",采用补泻、寒热兼施、标本同治的治疗原则。

(4) 血液病的预防和护养应该遵循"未病先防,已病防变"的治未病思想。

(许毅、周韶虹、胡明辉、李艳、陈珮、王婕、孙伟玲、陈海琳、胡令彦、鲍计章、朱文伟)

第五章
名医工作室团队跟师
心得体会集萃

再生障碍性贫血的诊治经验

再生障碍性贫血是由多种病因引起的骨髓造血功能衰竭、全血细胞减少,临床表现为贫血、出血、感染等症状的一种综合病征。中医依据证候表现将其归属于"虚劳""血证""血虚""温热髓枯"病证,目前统一归属于"髓劳病"。对其治疗,早在《黄帝内经》中就提出以温补法,汉代张仲景在《金匮要略》中则提出以活血化瘀法治疗。明清以后,多从脾肾角度进行辨治。近代医家总结临床实践经验,治疗上多侧重于健脾益气、温肾助阳、填精补髓为主,或兼活血化瘀,取得一定疗效。黄教授依据再生障碍性贫血临床表现,认为其病机与脾肾失调密切关联,中医辨证重视疾病的缓急、寒热、正邪、阴阳的盛衰,通过反复临床实践和总结,认为再生障碍性贫血的病机不仅为脾肾亏虚,而且是一种虚实夹杂的病理改变,在五脏虚损的基础上,注重肾精亏虚为本,肝火伏热为标,治疗上以脾肾调治为主,兼以泻实治肝之法,寓于补虚调治脾肾之中的论治特色。

（一）"伏邪损血,必及脾肾"为髓劳病的病机特点

髓劳病相当于虚劳血虚证,脾为后天之本,气血生化之源;肾为先天之本,主骨生髓藏精。精髓同类,精血同源,脾肾两脏之间的协调对于生精化血起着重要作用。《景岳全书·虚损》指出:"虚邪之至,害必归阴,五脏之伤,穷必及肾。"虚劳血虚证是由于久病不复,损及脏腑、气血、阴阳,主要表现为心肝血虚,但病之根本在于脾肾两脏,脾胃化生气血,肾藏精气之阴阳,阴阳调节化生气血,所以虚劳血虚证本于脾肾,而脾肾的根本在于肾。因此黄教授认为虚劳血虚证与脾肾

亏虚的关系最密切,一因化生不足,脾胃虚弱,无以化生气血,心肝失养而气血亏虚;二因化源不足,肾藏精,精血同源,血以精而化生,肾为水火之脏,水为至阴之脏,火为命门之宅,所以肾藏精不足。其物质基础为肾阴亏虚,肾精不足,根源在于肾阳,肾之阴阳是可以相互转化的,其主在肾。另外肾与脾之间,又有密切关系,脾虚不能化生血,血不能生精,肾不能藏精,精不能生血。所以虚劳血虚证的根本是脾不化血,肾不藏精,脾肾两脏失于调达,产生气血阴阳不足。然而,失血过多可因肝脾失和,脾失统摄,肝不能藏血而损及肝脏,导致肝之阴阳失于调达,进一步影响脾主运化功能造成化生不足。所以虚劳血虚不仅与脾肾两脏有关,与肝脏也有一定的关系。总之,虚劳血虚证与肝、脾、肾三脏的亏虚有着密切关系,且三者是可以相互转化的。

（二）瘀血、热毒、肝火为虚劳血虚证之标

中医理论认为,"久病在络""虚久必瘀"。黄教授认为,虚劳血虚证之脾肾亏虚则导致气血亏虚、阴阳失调,其血亏乃由后天脾之化源亏乏、血不得赖气化生而致;精亏则由先天肾之水阴亏虚,骨髓枯竭,精不化血而致。因脾肾不得相协,肾阴亏虚则阴不敛阳,相火妄动,热从内生,热入营血,迫血妄行而血从外溢或瘀血留滞。根据历代医家有关虚劳从火的论治,黄教授认为劳伤失血的虚劳血虚证病因归属于火,火热邪毒乘虚侵淫骨髓,精不化血,水亏火旺,火伐气血生化之源,以致气血阴精亏损,骨髓枯竭,故又认为热毒与瘀血均为本病的病理产物,又是致病因子。另外,肝火伏热在虚劳血虚证的发病机制中有重要作用,当感受外邪或情志伤肝或劳损脾肾,其火热邪毒乘虚内伏少阴,耗伤肾精,以致肝木之火引发伏热邪毒乘于阴分,损及骨髓,耗伤阴精,肾阴亏则肝火失制,精血亦损;脾气虚则肝火反侮,更亏乏其化源,因而阴血虚日久必损及阳。精气虚而致邪气盛实,邪气盛实精气更虚,因此精气虚与邪气实互为因果,且与内在的肝肾失调有关。总之,虚劳血虚证存在肝火扰动、热伏少阴、外感热毒、瘀血留滞之伏邪。脾肾两虚为虚劳血虚证之本,瘀血、热毒、肝火为虚劳血虚证之标。

（三）补泻兼施,肾肝同治为治疗特色

创泻实治肝之法,寓于补虚调治脾肾之中的论治观点,治疗上采用补泻兼施、肝肾同治方法。虚劳血虚证以正虚为本,邪实为标,治疗则虚者补之,以补血为主,根据五脏血虚的特点,补血不但要调治脾肾,还要调气与调阴阳,调气则生血,调阴阳则养精化血,温补阴阳。然而补阴、补阳、补血、补气离不开对脏腑的调治,可采取补心脾、肝肾、脾肾双调等治法,而其中调治脾肾为根本,但补虚治血要兼顾泻实,这样有利于精血的化生。泻实可采取清泻肝火、清透心火、清热解毒、活血化瘀等治法。具体方法如下。

1. 风动泻肝,寓泻于补 本病因虚致实或因实致虚皆由风动邪实,风伤肝木,内耗精气,以致肝火损精,瘀阻髓络。在疾病发展过程中,本虚标实、寒热错杂,每有感染发热、出血诸症。如外感风(寒、热)邪,则引动伏火,损伤阴精,以致血象波动、外周血细胞计数下降,引起病情日益加重,骨髓造血功能难复。风邪为甚或急者治当以急则治其标,疏风清热泻风火之邪,泻肝解郁清肝火伏热;又需防外邪引发伏热耗损阴精,予以顾护精气、调理脾肾治本,方中随证参入银翘、桑菊、荆防败毒、白虎汤之品,冀期控制感染、发热、出血及改善全身虚衰症状以阻止疾病发展,促其血象稳定。

2. 血热凉肝,补泻兼施 再生障碍性贫血患者阴虚内热或外感实热,均伏于少阴,伤及血分,引动相火,肾精亏损,肝木火旺,乘于脾土,脾气虚失于统摄,使血不归经,溢于脉外,可致各种出血病证。而反复感染、出血,又必将损及肝肾之阴,以致热毒内伏,阴虚血热。治疗上宜制肝凉血、清泄伏热,兼顾补益,补泻兼施。肝火宜清,血热宜凉,故方选犀角地黄汤、《拔萃》犀角地黄汤、清瘟败毒饮之类。尤其在髓劳早期,及时施予清热解毒、凉血止血药物,有助于控制出血、发热等症状,减少阴精耗损。而治血虚之本当以甘平填精益肾,选方六味地黄汤、二至丸、三才封髓丹之剂合用,兼调脾胃则以不助火动血为要。因有木旺土虚,肝火伏热,肝血不足,阴不制阳,应以制木扶土为治,益气健脾、滋肾养阴,治本生血而同时调达肝木、滋水清肝、补肾养肝以达到补肾泻肝、兼调脾胃、化生阴精之功。若遇血虚症状加重而肝火伏热内动,并有出血诸症,仍当宗以前法,若妄用益气温阳、健脾滋肾以图生精益髓、提升血象,易致补阳热更炽,滋阴血不生,反耗灼真阴而动血出血。

3. 脾虚主升,肝火宜降 万物生化皆由出入升降,此为动也。论人身之气的运动,有阴升阳降,阴降阳升;论精气的化生,有精升化气,气降为精;论气血,则气为阳宜降,血为阴宜升,"一升一降无有偏胜是谓平人";论五脏,"心肺之阳降,肾肝之阴升",脾为中州之土,脾土"具坤静之德,而有乾健之运",体阴而用阳,为"血气阴阳之根蒂也",精气升降之枢纽,促成调节升降,以使阴平阳秘,水火既济,气血冲和。"脾胃不足,皆为血病。"脾土受损,失其运化,升降失常,阳亢于上,阴虚于下,肝木气郁化火,克犯脾土,损气耗精,阴血不足,阴不制阳,相火妄动,而伏热邪毒愈加耗损阴精,更易动血出血。黄教授以为健脾升运之法应贯穿治疗始终,补脾可助益气升阳,生血化精,合方选用黄芪异功散、当归补血汤、归脾汤之味,以调理脾胃气机促进运化,使精血生化有源,又可防止补益肝肾、填精益髓之滋腻药物碍滞脾胃;而清火泻肝、降气调气之法,则起到"气降则火降,火降则气归元,阳交于阴,而诸病自已"。药选紫苏梗、陈皮、砂仁、黄连降气降火,补泻气火,以气化精。

4. 阴损阳盛,当清伏热 慢性再生障碍性贫血多以贫血、虚衰为主或有反复感邪发热、皮肤黏膜出血,乃由脾肾亏虚,肝木失调,邪热内伏少阴,阴血受肝火之邪,伤及肾精,而"人身相火寄于肝肾二部",肝胆相火复又扰动营血,下劫肾阴,"既炽其火,又涸其水",更进一步导致阴精亏虚,相火炽盛,病久难愈。治当以益肾养阴、补精化血为主,兼清泻肝火伏热。实火可泻,郁火可发,虚火可补。滋阴泻火相兼,补阴有助于降火,泻火则能扶阴。方选大补元煎、六味地黄汤、左归丸合《拔萃》犀角地黄汤、三才封髓丹之意。

5. 肾虚伤阳,寒温并用 再生障碍性贫血日久,脾肾亏损难复,脏气失协,伏热伐精,损阴及阳,而瘀阻髓络,热毒内伏,湿浊蕴结,本虚标实,寒热错杂,以致反复感染,贫血加重,出血不能控制,脾肾精气衰败,骨髓造血荒芜,转为重症。肾阴久虚伤阳,以阴虚阳损为本,但仍有肝火易动,伏热未清为标,治当以寒温并用,不独用温阳药,肾阳以肾阴精为基础化生,助阳必于阴中求阳。《新方八略》有云:"补方之制,补其虚也。其有气因精而虚者,自当补精以化气;精因气而虚者,自当补气以生精。"助阳者可予温而不燥、血肉有情之品,也可予辛温性燥通阳之品,而每佐以滋阴味厚者同用,选用右归丸、右归饮、大菟丝子丸之类,甘寒养阴,调治脾胃,降火以扶阴,调治肝肾则与三才封髓丹合方选药,以滋肾治本,泻肝治标,利于脾胃健运,扶助精髓化生。补泻兼施,寒温并用,阴阳双补,可促进阴生阳长,阳化阴生,化生精血,使贫血改善,出血消失,血象恢复。

6. 脾肾久虚,治肝活血 再生障碍性贫血病程中常出现各种出血症状,乃离经之血即为瘀血,气虚脉道不充,或行血无力,血运不畅,瘀阻脉络,形成瘀血,气虚津液不行,"不能生血脉,脉中唯有火也",为血虚而生阴火。久病入络,瘀阻髓络,瘀血不去,新血不生,以致骨髓造血功能难复。再生障碍性贫血脾肾久虚,必致气血阴阳俱损,瘀血久留髓络血脉。出血不明显而伏热减轻,治当宜补为主,兼以疏泄肝木,活血化瘀,疏经通络,使瘀血去而新血生,补血活血,止血不留瘀。此补肾健脾、活血化瘀对患者生血有促进恢复作用。而"气者血之帅也,气行则血行,气止则血止,故人之一身,调气为上,调血次之"。调气以活血,行气以化瘀,补气以生血,以使气血宣通,上下无碍,气顺则痰饮化而津液行,气降则火降,"气血冲和,万病不生"。治肝犹如治气,肝气得降,肝火得清,肝血得养,肝阴得藏,精血得以化生。

（四）选方用药以补肾为主,顾及脾胃,强调泻肝清火

"补肾泻肝方"是黄教授的经验方,该组方以补肾为主,顾及脾胃,强调泻肝清火、护生精髓为治法。在古方左归饮、当归首乌汤、犀角地黄汤基础上化裁,并经反复临床筛选,制成口服糖浆。方中补肾治本,药用熟地黄滋肾为君,"精血同源",血为真阴所化,故配合何首乌、当归养精生髓,化气生血;女贞子、生地黄补肾抑肝为佐;无阳则阴无以生,无阴则阳无以化,故取巴戟天、补骨脂、淫羊藿温补肾阳,化生精髓,促进生血;合用虎杖补中寓泻,以泻瘀热;因肝火失制,热伏阴血,内耗精气,故配合黄连、牡丹皮、水牛角、大青叶泻肝凉血,清泄伏热,护生精髓,此泻火即生血之意;因肝木侮土,脾失健运,怀山药、白术扶脾助运,辅气血之化源;紫苏梗降逆制火,调和肝脾。综观全方,在于调治肾肝,滋水泻火,补泻兼施,标本同惜,平衡阴阳,化生气血。全方共奏补肾生血、滋阴助阳与泻肝凉血、清泄瘀热相互协和之功。补水治本,泻火治标,补泻兼施的治疗原则,以滋肾为主,化阴助阳,结合泻肝凉血、清泄伏热的治法,无耗精损血、动血、出血之弊,可用于再生障碍性贫血的治疗全过程。

（周韶虹）

特发性血小板减少性紫癜的诊治经验

特发性血小板减少性紫癜临床以皮肤瘀点瘀斑为主要表现,归属于中医"血证""紫斑"范畴,目前归属于"紫癜"。本病多由于外感风热毒邪,损伤脉络,阴分受损,迫血妄行,或内伤脾肾,气不摄血,阳不摄阴,以致血溢脉外,而成血证。如若外感邪毒较甚,正虚无力抗争,邪毒内侵,郁伏体内而成伏邪;或病后无知,仍恣食膏粱厚味,或误用温热进补;抑或失于调养,劳倦过度,情志不遂,以致病程日久,缠绵难愈。病程后期往往脏腑功能失调,气血运化失司,而发展成虚损,主

要涉及肾、脾、肝三脏。

（一）血液病血证从肝火与脾肾辨治

《灵枢·百病始生》曰："阳络伤则血外溢，血外溢则衄血；阴络伤则血内溢，血内溢则后血。"对于引起血证的原因认为是由于热盛，《济生方·吐血》曰："血之妄行者，未有不因热之所发，盖血得热则溢，血气俱热，血随气上，及吐衄也"。《丹溪手镜·发斑》云："发斑，热炽也。"故黄教授对于血液病中血证的病机主张十之八九为火，火热损伤血络，而成出血病证。黄教授根据《血证论·脏腑病机论》曰："肝主藏血，血生于心，下行胞中，是为血海……至其所以能藏之故，则以肝属木，木气冲和条达，不致遏郁，则血脉得畅。设木郁为火，则血不和。火发为怒，则血横决，吐血、错经、血痛诸证作焉。"认为肝主风木，主疏泄，肝木失于条达，郁而化火，则肝不藏血，火伤血络，导致出血。由此可见血证的成因为火伤血络，血热妄行，主于肝木。

黄教授认为火热之邪导致出血的原因，一为感受风热之火邪，内犯肝脏，损伤血络；二为过食温热、辛辣食物，引起胃火上冲，湿热内生，肝木之火上逆；三为情志所伤，木失条达，木郁为火，肝火伤络；四为感受邪毒，初发寒伏，伏而化火，肝火损精，此均为实火。另有内虚生风，损及肾精，日久下元虚寒，出现本寒标热，精损不化，便为血虚阴亏，在于脾肾两脏，出现本虚标实之证。

黄教授提出"血液病气火虚实盛衰"的学术观点，认为血证的形成与水火失调、阴阳偏盛以及脏腑功能失调密切相关，正确认识它们之间的辨证关系，对于治疗血液系统出血性疾病具有重要的指导意义。黄教授提出血证治标不离治火，治火不离心肝，治火要治心肝，应以泻心火、清肝火，尤以制肝木之火，为治血治标之要。治血应治火，实证泻火，釜底抽薪，火去则营自安；虚火宜滋阴降火，虚火降则血自止。治风当治血，血行则风自灭，热迫血行者，当先凉血安营，瘀血阻络者，行瘀活血，凉血泻火，调制肝木。黄教授在治疗火证时，不论实火虚火，均不离肝木条达，肾虚阴亏导致不能制其肝火，风火主肝，热在血分，血络损伤，出血不止者，以水滋养肝木，滋肾涵木，以寒凉制其实火，泻火救水阴，勿使伤正。

《景岳全书》总结前人经验，归纳出血原因为火、为气两个方面，指出："盖动者多由于火，火盛则逼血妄行，损者多由于气，气虚则血无以存。"强调了失血证气虚与火盛，正虚与邪实的病机特点；清代《血证论》提出气血水火理论，认为气血水火之间心生火，肾生水，水火失调，其枢在脾，称之为"脾肾气火相关理论"。

故黄教授对于血证治虚不离补益精气,治本不离调理脾肾。血证后期由于出血日久,导致虚劳疾病发生,治虚调精气,治本以调治脾肾为主。治疗虚损血证,应补气与益精并行,补虚与泻火兼施,脾为化气之母,肾为生精之根,补益精气当调理脾肾,掌握调气调血、平衡阴阳的治疗原则。

(二)血液病血证治疗原则

1. 泻火治标,以制肝木,兼顾治血 出血证急时,当务之急是控制出血、治标止血为先。外感出血者多见风热燥火之邪侵袭,伤于肺胃,入血动血,必先疏风凉透,气血双清;内伤出血者有血从上溢或下泄之辨,有不同脏腑受累,以肝火气逆为主,无论犯肺或克伐脾胃,总以治肝清疏为主,并护其肺脏或脾胃;以心火过盛当泻心降火、滋其肾水,血热动血为主者,宜凉血清热,兼以透泄;以虚火为主者,治以滋养降火。又因火易伤阴,在发病中多有火热致阴液受灼,正气耗伤,火热益甚,使本病迁延难治的特点。黄教授在治疗上提出以泻肝火、凉血、清伏热为先,实火得泻则阴液不伤,虚火得清则可保全阴精。血虚为主者宜补肝养血,兼以补气,气虚为主者宜益气摄血,兼补阴血。若失血不止,随其病性选配凉血止血、收敛止血或活血止血法,但多先以阻遏之剂塞其流。失血极甚属实证者急宜泄热通腑、泻火凉血,以平肝木冲逆之气。若大量出血、阳气暴脱者,急宜益气温阳固脱救治。治血(止血、补血)当泻火,火清血自安,所谓泻心(火),肝实泻子,即是止血,泻火能止血,但不足以生血。总体而言,以实为主,泻火为治本,止血为治标。

2. 脾肾同治,调水火气血阴阳 出血伴乏力头晕、腰膝酸软表现为脾肾亏虚,治当健脾益肾,扶正固本,以防动血出血。治血先治气(脾),治火当治水(肾),治气、治水又不可分离。治气从健脾,不离补肾,则以水化气;治水从补肾,不离健脾,以气摄血,且能化水以制火逆,血循常道不致外溢。健脾益气则化生血液,统摄固脉,血循常道,不致外溢,益肾固精以化真阴,真阴充足,阴守阳使,其血自止。治疗虚劳血证,应补气与益精并行,补虚与泻火兼施,脾为化气之母,肾为生精之根,补益精气当调理脾肾,掌握调气调血、平衡阴阳的治疗原则。血液病出血证大多为虚劳血证,黄教授在治疗时,认为初病必治火,久病必治脾肾。气虚生内火,内火耗气,气虚与内火往往同时存在,要补虚清火相结合。血亏阴精不足,不能制火,火邪上炎,要滋阴清泻虚火,夹实火者,要用寒凉制其实火。火证与本虚有关,阴精为本元,治疗要补益精气以扶阴,后期阴精亏虚,阳气不足,要以阳相助,得阳助阴这一原则治疗。血证多火,虽有气脱火衰,宜用益气温肾,但火已发,唯以甘寒以滋阴、甘温以养阳,使血归于位尔。因此虚劳血证火动则拟滋补肾阴者为多,或从脾虚,或从肾阴亏虚,或从阴阳互根论治。其阴阳水火失调,终不离脾肾气火的盛衰,治法上或甘温补中,或调补脾肾、滋阴泻火,或温补肾阳,在临证辨治时,要分清孰重孰轻,治疗时分清主次。同时黄教授还认为治血不离泻法,但禁用吐、汗法。因汗、吐法伤阳,夺汗则血亏,而致气血更虚。

3. 调治脾肾、泻火凉血用药特点　生血灵是黄教授多年临床经验总结的有效方剂,是根据中医脾肾气火相关理论,以古方八珍汤、当归补血汤合六味地黄丸基础方药化裁,并结合临床经验而研制的治疗特发性血小板减少性紫癜的中药制剂。本方针对特发性血小板减少性紫癜脾肾阴虚为本、肝火瘀热伤络为标的发病机制,从健脾滋肾入手,结合清肝泻火、散瘀凉血药物。方中以黄芪健脾益气为君药;配党参、当归、甘草等甘温益气、健脾生血,熟地黄、墨旱莲等滋肾固精且助生血;大青叶、牡丹皮、生地黄、丹参、仙鹤草凉血泻火、止血散瘀,使血止而无瘀滞之弊;紫苏梗理气和中,乃补中兼行之意。诸药共奏健脾滋肾、泻火活血之功,旨在扶正固本,调理气火,补虚而不壅滞,泻火而不伤正,止血而不留瘀,活血而不妄溢,最合扶正生血、止血消瘀之意。

《本经逢原》谓黄芪"能补五脏诸虚,治脉弦自汗,泻阴火……黄芪同人参则益气,同当归则补血"。《药品化义》又有"黄芪,性温能生阳……少用佐人参使补中益气,治……吐衄肠血,诸久失血后"。黄芪甘温益气摄血,牡丹皮辛寒凉血祛瘀,两者同用,益气而不助火,清火而不伤中,无论虚实,皆可运用。当归既可补血又可活血,《本草纲目》谓当归"和血补血",而党参则"得黄芪实卫,君当归活血"。大青叶清热凉血解毒,《本草经》谓"止鼻衄、吐血……凡以热兼毒者,皆以蓝叶捣汁用之"。

现代药理研究表明黄芪有免疫双向调节作用,能解除巨核细胞的损伤,并促进其增殖分化、成熟和血小板释放;可诱生干扰素和调动机体免疫功能的作用,能抑制病毒繁殖和肿瘤生长,能明显增加巨噬细胞的吞噬功能,促进人体产生抗体;黄芪多糖可用作免疫增强剂。党参能使血浆复钙时间缩短,可以促进凝血。甘草、当归、丹参有较好的免疫抑制作用。熟地黄有类似肾上腺皮质激素样作用。仙鹤草有保护血小板,促进血小板生成的作用。大青叶能抑制炎症反应,降低毛细血管通透性。

(周韶红)

黄振翘治疗慢性再生障碍性贫血的经验

再生障碍性贫血是由多种原因引起的骨髓造血功能障碍，导致外周血中全血细胞减少，临床表现为贫血、出血、感染等症状的一种综合病证。再生障碍性贫血根据病情的缓急分为急性再生障碍性贫血和慢性再生障碍性贫血，急性再生障碍性贫血发病急骤，死亡率极高；慢性再生障碍性贫血病势较缓，临床上坚持治疗，往往能取得较好的疗效。黄教授认为再生障碍性贫血的病位在肝、脾、肾三脏，病机为正气亏损，气血失和，总体治疗原则就是动态变化，调节阴阳，现将心得分述如下。

（一）善用祛邪法

黄教授很重视再生障碍性贫血的发病因素，认为六淫之邪皆能引起本病，如寒主收敛凝滞，若外感寒邪，凝滞血脉，血液瘀滞。热为阳邪，若感受风热，上袭肺卫，延误失治，肺津干涸，母病及子，肾精亏耗；或热邪内陷营血，邪热煎熬，耗血伤精，导致本病。湿热内蕴，困阻脾胃，运化失司，水谷不化，精血不充；热邪不去，久则伤阴，肝肾同源，子病及母，肝肾俱虚，或为肝肾阴虚，或为肾阳虚衰，皆可引发本病。故临床无论是发病之初，病因外感，或治疗过程中出现外邪侵袭，均兼顾以祛邪药物治疗，常用防风、荆芥、前胡、藿香等解表药物。黄教授在问诊病因时还重视是否有毒邪内侵，如应用氯霉素、解热镇痛药、抗癌药物，或长期接触放射性、化学有害物质如苯等，因邪毒内受，损伤脏腑，精血耗损而常致本病，治疗时酌情予以清热解毒之品，如蒲公英、萹草、黄芩等。

（二）和法的应用

《血证论》曰"至于和法，则为血证之第一良法"，此处"和法"实际上是广义的，包括调和阴阳、调和气血、调和肝脾、调和寒热多种治法，内容很丰富。慢性再生障碍性贫血中医属"虚劳病"，虚劳病常常病机复杂，黄教授认为虚劳病存在阴阳俱虚，寒热错杂，阴虚阳盛，阳虚阴盛等问题，故治疗上善用"和法"，较重视表里同治，寒热并调，调和阴阳，调和肝脾。小柴胡汤就是黄教授常用方剂之一，方中黄芩苦寒与半夏辛温相配，辛开苦降，是条达少阳之邪的同时顾及脾胃，肝脾并调，临床上适用于肝脾不和影响气血生化的再生障碍性贫血患者，同时应用甘草、大枣，调和脾胃，以助生血。

（三）重视不同分期

黄教授在慢性再生障碍性贫血早期、后期治疗方法不同。早期病机以邪盛标实为主，外感温热邪毒，易于传变入里，出现发热、皮肤紫斑、齿鼻衄血、便血尿血等邪实表现，给予祛风邪清热毒，使邪祛则正安。风邪外袭，在内可引动肝风，故祛邪还要调治肝木，主要泻肝凉血，调达气机，调达肝血的升降，平息内生之风，常用柴胡、枳壳、牡丹皮、钩藤、珍珠母、龙骨、牡蛎等。后期患者病机复杂，治疗以补肾健脾，调和阴阳为主，并根据临床出现的肝火伏热，瘀阻髓络，湿浊内蕴诸证，及时调整治法，加用相应方药。

（四）兼顾调理脾胃

《明医指掌·诸血证》指出："血者，水谷之精也，生化于脾。"《灵枢·决气》篇又说："中焦受气取汁，变化而赤，是谓血。"《脾胃论·脾胃虚实传变论》在论及脾胃受伤与血病的关系时说："脾胃不足，皆为血病，是阳气不足，阴气有余，故九窍不通。诸阳气根于阴血中，阴血受火邪则阴盛，阴盛则上乘阳分而阳道不行，无生发升腾之气也。"提出血分病也由脾胃不足以致阴火上冲，突出脾胃在发病中的重要性。慢性再生障碍性贫血临床以贫血为主，表现为头晕、乏力、面色萎黄的一派脾胃虚弱证，黄教授认为补脾可助益气升阳、化精生血，故在慢性再生障碍性贫血的治疗中用药常选白术、茯苓、陈皮、木香、紫苏梗等调理脾胃贯穿始终。

（五）结合体质调节

黄教授在临诊用药时还常顾及患者的体质，针对阳虚体质，温阳药宜早用，如有出血表现，则血止就用温阳药，如仙茅、淫羊藿、锁阳、补骨脂等。对于阴虚体质，温阳药少用，但一定要用，是取"阴得阳助，源泉不竭"之意；对于阴虚火旺，以补阴泻火为主，补阴与泻肝木同用，少酌以菟丝子、巴戟天温而不热的药物。

（许毅）

黄振翘调肝化瘀法治疗骨髓
增殖性疾病心得

骨髓增殖性疾病为一系或多系骨髓细胞持续不断地异常增殖所致的一组疾

病统称,是真性红细胞增多症、原发性血小板增多症、原发性骨髓纤维化、慢性粒细胞白血病以及不能分类的骨髓增殖性疾病的总称。临床表现为头晕、头痛、目赤、耳鸣、视力障碍、脾肿大、手足麻木及出血、血栓等并发症,西医采取改善血液黏稠度、放血、化疗以抑制骨髓增殖,及对症处理。黄教授从事血液病中医药治疗40年,辨证准确,用药精当,屡验屡效,认为本病以肝木失条,气火偏旺,以营血痹塞、络脉瘀阻为主要病机,故治宜条达肝木之气,清泄肝火,以使血络宣通。现分述如下。

（一）病因病机

本病多归属于中医"血证""眩晕""瘀血""癥瘕""积聚"等范畴。黄教授认为病因病机乃外感温热邪毒,或外感风寒邪毒入里化热,伤及血分;或七情内伤,情志郁结,五志过极,郁久化火,伤及血分,导致气血运行不畅,从而出现颜面、唇舌暗紫,目赤,肝脾肿大等气滞血瘀的见症。如《血证论·瘀血》曰:"气盛即是火盛,瘀血凝滞,为火气所熏,则为干血。"或因房事不节,伤及肾脏,肾脏虚弱,肾阴亏虚,水不涵木,阴虚火旺,炼液为痰,痰火互结,最终导致血脉阻滞,血热内生;或素体内热,过食肥甘厚味、辛辣食物,日久化火,导致火热内盛,或迫血妄行,或痰热互结,出血、瘀血、痰热合邪,本病乃作。热伤血络,迫血妄行,或因瘀血阻络,血溢脉外,则导致鼻衄、齿衄、肌衄、月经过多等出血诸症。本病起病缓慢,以邪实为主,兼见本虚,常为标本虚实夹杂,实邪多以气滞、实火、血瘀相互纠结,但临证时常互有掺杂,或各有偏重,日久常损及脾肾。

（二）辨证施治

黄教授认为本病辨证皆有瘀血,虽其症状多样,表现为眩晕,或痹痛,或癥积,或失血,病因不一,但从阴阳、水火、气血及五脏生克乘侮辨证,总属肝木失条,气火偏旺,以致营血痹塞,络脉瘀阻,治疗以调达肝木、泻火化瘀为主。因肝火为虐,常用龙胆草、大青叶、青黛等,使火降则血自归经,络无留瘀之地,然火有虚实之分,肾之精髓不足,致使肝失柔养,相火喜动,络伤血瘀,遂失风木条达疏泄之性,故可合玄参、生地黄甘咸寒滋肾水,以其虚则补母之法,养肝木而制虚火。水蛭、蛀虫、丹参以苦咸寒之性入肝血,黄教授善用此类苦泄散结、破血逐瘀。病入肝络,风木挟痰,母病及子,合于心火,心肝之火熬血为瘀,阴液被灼,治以泻肝化瘀药物,兼以黄连、大黄、黄芩,乃为"实则泻其子"之意,清心火以助制肝消瘀之力,同时可以六味滋肾水制肝木,以致火不焚灼。肝失条达,郁而为火,则血不和,失其常道。此为木郁生火,治以疏肝郁通血络,药用四逆散行气解郁,加用天麻、钩藤、黄芩等平肝清火,桃仁、丹参、水蛭、䗪虫等通络逐瘀,因木郁最易乘侮中土,酿生湿热,故常佐金钱草、鸡内金等利湿热和脾土。肝气不疏化火,引动肝风,脾胃失和,风痰瘀阻,法宜条达肝木,从风痰论治而通血络。药选温胆汤降逆化痰,天麻、钩藤、生石决明等平肝息风以降痰火,䗪虫、水蛭、牛膝、丹参泄肝通络以收功。由上述可见黄教授将清肝、平肝、疏肝、养肝、柔肝之法灵活运用,同时根据五行生克乘侮的法则,兼顾五脏阴阳水火,体现了黄教授的深厚的中医功底,宜使患者取得事半功倍的疗效。另外黄教授还常用血府逐瘀汤、犀角地黄汤等方加减化裁治疗此类病证。

(胡明辉)

基于"主客交"思想的
黄振翘中医血液病辨治法则

黄振翘教授是上海市名中医、全国名老中医工作室主持人、中华中医药学会血液病专业委员会第一届、第二届主任委员,享受国务院特殊津贴。黄教授在50余年的临床实践中熟读医经之精华及诸家有关血液病的论述,领悟"两虚相得,乃客其形""邪之所凑,其气必虚"之《经》旨,特别是在明末医家吴有性"主客交"学说的启示下,形成了辨治中医血液病的主要学术思想。黄教授认为,"脾肾精气内虚为本,邪毒痰火内伏为标"是众多血液病的共有病机,而"补益精气、调理脾肾以治本,解毒化痰、清泻伏火以治标,标本兼顾,寒温兼施"则是治疗血液病的核心方法。

(一)"主客交"学说释义

"主客交"学说见于吴有性所著《温疫论》下卷,有狭义、广义之分。狭义"主客交"是指素有宿疾体虚而感疫气为病;广义"主客交"是指人体气血精津亏虚,邪毒胶结于血脉为病。"主"为正,专指人身气血精津等;"客"为邪,是指疫气等邪毒。因正气久亏不足,又遭疫气等邪毒入侵,邪毒与血脉等人体正气相互抗争胶结而形成顽症痼疾,即为"主客交"。因此,吴氏所谓的"主客交"既是病机名称,又可理解为顽症痼疾。由于"客邪交固于血脉,主客交浑,最难得解,久而愈锢,治法当乘其大肉未消、真元未败,急用三甲散"(《温疫论》)。吴氏所创之三甲散,以鳖甲、龟甲、穿山甲三甲为君药,具有"扶正不恋邪,达邪不伤正"的优点;蝉蜕、僵蚕祛邪息风,牡蛎平肝;当归、白芍和血养血;甘草和中;并加入䗪虫以引诸药入血脉,搜剔血中之邪。此方立意新颖,用药独特,具有广泛的临床适应面。在吴氏学说中,"主客交"学说主要用于疫症后期的治疗,但根据其理法方药的整体特质,对于各种正虚邪恋、正邪胶固难解的顽症重症,一般治疗方法无效,那么"主客交"的理论逻辑便可援引于具体临床。

(二)中医血液病病机特点

古代中医医籍无血液病的病名,中医血液病是指血虚证、出血证、血瘀证及与血气相关病证的疾病总括。黄教授在长期临床实践中有感于"主客交"学说,发现血液系统疾病具有共同的中医发病基础,即"脾肾精气内虚为本,邪毒痰火内伏为标"。

1. **脾肾精气内虚为本**　血液病患者在病程中十之八九会出现血虚证候。血虚证归属中医虚证,与西医贫血症状相当,由于发病原因不同以及临床表现的差异而产生一些独特的病证名称,如黄病、虚黄、血脱、萎黄等。系因虚致劳,损及脏气,阴精气血日益亏虚,渐为虚劳血虚病证。可见于缺铁性贫血、营养不良性贫血、失血后贫血的血虚证及慢性贫血、再生障碍性贫血、单纯红细胞再生障碍性贫血、骨髓增生异常综合征、慢性溶血性贫血,也包括继发性贫血难复者及血液肿瘤等疾病过程所见的血虚证或虚劳血虚病证。如急性再生障碍性贫血、急性白血病有严重贫血或合并发热、出血者,则归属急劳或热劳血虚病证。

虽然虚劳血虚病证五脏皆可受累,多非单见一脏,各脏血虚常相兼为病,但其发生与脾肾关系最为密切。盖因脾主气血,肾主阴阳,脾虚则气血生化乏源,肾虚则不能化精生血,脾肾二脏气化失协日久,即成虚劳血虚。肾虚乃"虚中之本",包括肾阴虚、肾阳虚和肾中精气亏虚三种情况。其中,"肾中精气亏虚"这一说法能够体现出物质和功能相互间关系的含义,并不能为"肾精亏虚"所替代。总之,黄教授认为,主虚,或称之为正虚、本虚,尤其是脾肾精气亏虚是中医血液病的内在发病基础。

2. **邪毒痰火内伏为标**　邪毒是血液病发生的主要致病因素,包括外来邪毒和内生邪毒。外来邪毒有六淫、疫毒、药毒等,内生邪毒则包括痰毒、火毒、瘀血、伏邪等。黄教授认为,中医的六淫不仅包括了气候因素,更多的是包含了如细菌、病毒、真菌等生物学因素。由于六淫致病各有其不同特点,因此不同的邪气可以导致不同的血液病病种。例如,风热侵及人体血分,可以导致过敏性紫癜;寒邪损伤脾肾之阳,可以产生再生障碍性贫血;湿邪则与溶血性贫血关系密切;临床上急性白血病等的淋巴结、肝脾肿大,亦可由寒邪入侵,气滞血瘀所致。火热之邪与血液病的发生关系极为密切,如急性白血病多为热毒伤及骨髓所致。此外,血液病的感染和出血等也多与火热之邪有关。

痰毒、瘀血等内生邪毒既是血液病发病的病理产物,也是致病因素。临床上许多血液系统疾病如再生障碍性贫血、免疫性血小板减少症、血液肿瘤化疗后等除了具有虚损不足的证候以外,还有痰瘀内停的表现,如肌肤甲错、皮下瘀斑、肝脾淋巴结肿大、舌上瘀点等。究其原因,黄教授认为主要与前述之正气亏虚、脏腑失调、邪毒入侵等因素有关,是上述"本"和"标"、"主"和"客"的病理变化产物。正气亏损,气血运行无力,血行不畅则凝滞而成瘀;脏腑功能失调,水液代谢障碍,痰浊阻于经脉,则可致瘰疬痰核;邪毒入侵,蕴久化热,热煎津液亦可形成痰瘀。因此痰瘀既可作为血液病的病理产物而出现于血液病发病过程中的任何一个阶段,同时又可作为一种致病因素而加重出血或诱发感染,以致形成恶性循环,变证百出,缠绵难愈。

内生邪毒还包括伏邪。血液病多数顽症重症,而顽症重症又多为正邪胶固难解所致。黄教授以"主客交"学说为理论基础,认为血液病患者发病前体内多有伏邪潜伏,人体正气虚弱或遇感引触,即可发病。伏邪种类繁多,以伏火为最。

上述"脾肾精气内虚为本,邪毒痰火内伏为标"是黄教授对中医血液病发病观的简明概括。黄教授特别强调指出,血液病的"主"和"客"必然是同时并存,而且互为因果,并可相互转化。脾肾精气内虚亏虚,则易感邪毒而变生痰瘀;邪毒久留,则易伤正气而致痰瘀内停;痰瘀内停,一方面加重了脾肾精气亏损的程度,另一方面也增加了邪毒入侵的机会。

(三)中医血液病治疗方法

根据众多血液病的上述病机特点,黄教授在长期临床实践中总结出了一套治疗血液病的有效方法,即"补益精气、调理脾肾以治本,解毒化痰、清泻伏火以治标,标本兼顾,寒温兼施"的补泻治疗方法。

1. 补益精气、调理脾肾以治本 补益精气、调理脾肾是治疗血液病虚劳证的根本方法,具体分为健脾滋肾生精法和健脾温肾生精法。临床上黄教授健脾滋肾生精多以黄芪异功散合左归丸为基本方加减;健脾温肾生精则多以四君子汤合大菟丝子丸为基本方化裁。同时黄教授强调指出,临床上同为精血亏虚者,随其原发病不同,治疗方法亦当同中有异,如急性白血病后期或化疗后精血亏虚,肝火伏热,邪毒内蕴者左归丸方药应去鹿角胶、菟丝子温养精血之味,宜选加生地黄、牡丹皮、黄柏、黄芩、半枝莲等药物清泄肝胆,解其伏热湿毒之邪;实体肿瘤累及骨髓所致肾血亏虚证,有湿热瘀毒者应配合胆南星、薏苡仁、蜈蚣、白花蛇舌草、半枝莲、穿山甲之类。

2. 解毒化痰、清泻伏火以治标　如前所述,火热毒邪与血液病发病关系密切。黄教授临证时采用清泻伏火法多以泻心汤辨证加减,药用大黄、黄连、黄芩、大青叶等。解毒法是治疗血液肿瘤的重要方法,临床上黄教授多用白花蛇舌草、半枝莲、蛇莓、山豆根等药物。化痰法是治疗肝脾淋巴结肿大时常用的对症疗法,临证时黄教授多选用浙贝母、玄参、夏枯草、牡蛎等软坚散结类药物。化瘀法适用于瘀血内停,在瘀血征象不明显时,黄教授常于方中酌加丹参、川芎、生山楂等;倘若瘀血内停征象比较明显,黄教授则常取血府逐瘀汤方意拟定方药。当患者有活动性出血表现时,则宜采用止血法。鉴于血液病的出血多是由血热和瘀血所引起,因此,黄教授在止血时对凉血止血药和化瘀止血药的运用也相对较多,如白茅根、茜草、蒲黄、三七粉等。

需要特别指出的是,黄教授在上述辨证施治过程中往往根据"主客交"思想,仿三甲散意随症加入相关药物。在客症明显时,尤其是瘀毒类血液病,往往三甲散全方使用。

(朱文伟)

黄振翘同病类治法治疗特发性血小板减少性紫癜经验

黄振翘教授从医 50 余年,在血液病的中医药治疗方面积累了丰富的临床经验,具有很高的社会知名度。现将其运用"同病类治"方法治疗特发性血小板减少性紫癜的经验介绍如下。

（一）疾病简介

特发性血小板减少性紫癜(ITP),又称免疫性血小板减少症、原发性血小板减少性紫癜、免疫性血小板减少性紫癜,是一种获得性器官特异性自身免疫性疾病,临床以免疫性血小板减少而导致身体各部位出血或存在出血风险为主要特征。本病是最常见的出血性疾病,约占全部出血性疾病的 30%;同时出血或出血风险严重影响患者的生活质量,并且约有 1% 的患者最终因颅内出血或严重内脏出血而死亡。因此,关于本病的研究一直以来都备受关注。

近年的研究表明,ITP 的发病是缘于机体对自身血小板的免疫失耐受,发生机制涉及 B 细胞、T 细胞、抗原呈递细胞、骨髓巨核细胞之间的相互作用,是复杂的免疫网络紊乱的结果。与传统观点相比,最主要的进展是发现 ITP 患者不仅存在血小板破坏过多,而且也存在血小板生成减少。前者约占临床病例的 60%,后者约占 40%。

（二）"同病类治"理论

近年有学者在"病""证"关系的研究领域提出了"同病类证"和"同病类治"理论。该理论认为,同一疾病的患者,往往具有相同或相近的主证,虽然由于年龄、性别、体质、环境因素及合并症的不同,个体间存在一定差异,但这种差异,是大同前提下的小异。因此同一疾病个体之间,与其说是"同病异证",还不如说是"同病类证"。"同病类证"高度重视现代医学对疾病（功能、形态、代谢）本质的科学认识,将疾病基本病变作为"主证"来对待,需要我们按"方证相应"的原则,为这一"主证"创造出最佳的治疗方药。在将疾病基本病变作为"主证"治疗的同时,并不忽视不同个体之间的差异,通过辨析"类证",并且以"类方"和"类治"的形式对不同个体进行差异化的治疗,即"同病类治"。

（三）ITP 的"同病类治"方法

黄教授认为,在 ITP 的中医药诊疗过程中,存在着三种治疗方法:第一种是"同病异治",以辨证论治为核心,对医生的能力要求较高,较难掌握;第二种是"同病同治",以辨病论治为基础,一病一方,多为初学者所采用;第三种是"同病类治",需要专家事先制定好治疗方药,对医生的能力要求介于"同病异治"与"同病同治"之间,易于掌握和传承。下面将黄教授以"同病类治"方法治疗 ITP 的处方用药介绍如下。

黄教授经过长期临床观察和经验总结,提出 ITP 的发病以"肝脾肾功能失调,瘀火毒损伤血络"为其主要特点,治疗当以"调治肝脾肾,化瘀泻火毒"为其主要治法。据此,可以运用"同病类治"的方法对 ITP 进行治疗。首先,绝大多数 ITP 患者均具有同质性中医主证（一级证候）——肝脾肾功能失调;其次,在一级证候的基础上,不同患者又可具有不同的中医类证(二级证候)——肝火旺或脾肾亏;再次,在一级证候和二级证候的基础上,不同患者还可出现不同的兼证(三级证候)——瘀血、邪毒、出血等。以此为基础,黄振翘教授制定出 ITP 的"同病类治"治疗方药如下。

(1) 针对主证:采用同治法,以生血灵基本方调治肝脾肾。方药组成:生黄芪 20 g,党参 15 g,生地黄 15 g,熟地黄 20 g,墨旱莲 20 g,菟丝子 15 g,大青叶 15 g,炒牡丹皮 10 g,景天三七 30 g,仙鹤草 30 g,炒当归 10 g,紫苏梗 6 g,生甘草 5 g。

(2) 针对类证:辅以以下类治法之一。① 肝火旺盛:属血小板破坏过多型,在生血灵基本方基础上加用泻肝方以清泻肝火:柴胡 10 g,木贼草 15 g,炒黄芩 12 g,炒栀子 5 g,生白芍 15 g,车前子 15 g(包煎),黄连 3 g。② 脾肾亏虚:属血小板生成不足型,在生血灵基本方基础上加用补虚方以健脾补肾:太子参 30 g,炒白术 15 g,制何首乌 30 g,补骨脂 15 g,淫羊藿 15 g,阿胶 9 g(烊化),炒枳壳 5 g。

(3) 针对兼证:加用以下兼治法之一。① 兼见瘀血证候:加用瘀血方以活血化瘀,炒赤芍 15 g,鸡血藤 15 g,益母草 15 g,炒川芎 5 g。② 兼见邪毒证候:加用解毒方以清热解毒,蒲公英 30 g,连翘 15 g,玄参 15 g,金银花 15 g。③ 出血标急:加用治血方以凉血止血,水牛角 30 g(先煎),茜草炭 15 g,槐花炭 15 g,白茅根 30 g,血见愁 30 g,三七粉 2 g(冲服)。

每一患者的处方均由上述(1)、(2)、(3)组成。

(朱文伟)

难治性特发性血小板减少性紫癜经验

特发性血小板减少性紫癜(ITP),也称免疫性血小板减少性紫癜,是一组由多种因素引起的血小板免疫性破坏,以广泛皮肤、黏膜或内脏出血,抗血小板自身抗体出现为特征的出血性疾病。现代医学治疗本病尚无理想的方法,至今仍以糖皮质激素为首选药物,除此之外经多种治疗如达那唑、环孢素、长春新碱、人免疫球蛋白等仍无效者,称为难治性 ITP。本病归属于中医学"血证""紫斑""衄血""肌衄"等病证的范畴。黄教授经多年的临床观察和治疗经验总结,认为本病是由于外感风热毒邪，损伤脉络，阴分受损，迫血妄行，或内伤脾肾，气不摄血，阳不摄阴，以致血溢脉外，而成血证。如若外感邪毒较甚，正虚无力抗争，邪毒内侵，郁伏体内而成伏邪；或病后无知，仍恣食膏粱厚味，或误用温热进补；抑或失于调养，劳倦过度，情志不遂，以致病程日久，缠绵难愈。病程后期往往脏腑功能失调，气血运化失司，而发展成虚损，主要涉及肾、脾、肝三脏。《诸病源候论·虚劳候》说："肾主骨生髓，虚劳损血耗髓。"肾为先天之本，藏精生髓，化生气血。先天不足，则精血亦亏；邪毒、药毒伤肾，耗损真阴，水不制火，虚火上炎，滋生内热；阴阳互根，阴损及阳，终致阴阳两虚。脾为后天之本，气血生化之源，主统血摄血。饮食、劳倦易伤脾气，脾虚则中气不足，摄血无力，血溢肌肤，情志不遂而致肝郁，木郁化火，肝木火旺，易动风、动血、出血、损血，且暗耗阴精，克伐脾土，导致肝木失调，肾精不足，脾气亏虚三者之间的恶性循环。故难治性ITP的病机特点为本虚标实，脾肾受损，气阴亏虚，肝木失调为本，而火热伏邪为其标。邪毒、伏热属实火，内热、相火为虚火；火证一般以实火居多，夹有虚火。辨证施治，黄教授认为治病必求其本，强调以健脾补肾、益气养阴、调肝泻火为治疗大法。健脾益气，滋阴填精，平衡阴阳，调达肝木以治其本，降气泻火，止血散瘀治其标。又主张辨病与辨证相结合，详辨病之急缓、轻重和证之兼杂变化，法活机圆，辨证加减。据此拟定血虚方和血热方为两大基本方。血虚方为：太子参15 g，党参10 g，炒白术10 g，墨旱莲15 g，茜草根15 g，生白芍10 g，水牛角30 g（先煎），紫苏梗5 g，生槐花30 g，干白茅根30 g，茯苓12 g，陈皮5 g，炙甘草5 g。血热方如下：水牛角30 g（先煎），生地黄12 g，炒白芍10 g，炒赤芍10 g，炒牡丹皮10 g，茜草根15 g，生槐花30 g，生地榆15 g，干白茅根30 g，生黄芩10 g，血见愁30 g，紫苏梗5 g，陈皮5 g，蒲公英30 g。临证时，据病之兼杂变证，灵活化裁。肾阳虚者，阴中求阳，温而不燥，六味地黄丸基础上加淫羊藿、补骨脂、仙茅等；月经失调者，调理冲任，养肝填精，选用阿胶、何首乌、菟丝子等药；肺热痰血者，先祛其邪，清肺泻火，浙贝母、黄芩、桑叶、桑白皮、鱼腥草、蒲公英等治之；胃热齿衄者，滋肾清胃，玉女煎合犀角地黄汤加减；相火偏旺者，壮水制火，引火归原，知柏地黄丸合肉桂加减。在辨证治疗基础上，针对ITP发病机制，适度选用经现代药理研究具有治疗作用的中药，以提高疗效。如北沙参可调节免疫；板蓝根、大青叶抑制病毒。用药讲究平和，重视性味归经。补肾滋阴喜用甘寒之麦冬，咸寒之龟甲、鳖甲，温阳好用辛甘温润之淫羊藿，善于阴中求阳，甘温甘寒并用。然补气易助火动血,故予黄芪、茯苓、太子参清补以健脾益气。调达肝木包括柔肝、养肝、疏肝、泻肝,多选用白芍、沙参、枸杞子、柴胡、牡丹皮、栀子、紫苏梗等药。治标止血则推崇《血证论》"凡血证,总以祛瘀为要"之说。凉血散瘀,活血化瘀,止中有行,药用水牛角、茜草根、槐花、黄芩、牡丹皮炭、当归炭、蒲黄、景天三七等,血止瘀祛有利于生血。

(许毅)

内热体质与血液病关系初探

人的体质虽然具有相对稳定的特质,但在生长发育过程中也形成了代谢、功能和结构上的某种特殊性,这种特殊性往往决定着个体对某种致病因素的易感性及产生疾病的倾向性。在长期的临床实践中,黄教授认为内热体质是由于各种原因引起的机体阴阳失衡,以阴虚为主,或兼邪火,或兼伏邪为主要特征的一种体质状态,与血液病的发生有着某种内在的联系。现从以下三方面论述。

(一)阴虚生内热

"内热"的提出早在《内经》即有论述,"阴虚生内热",又曰:"有所劳倦,形气衰少,谷气不盛,上焦不行,下脘不通,而胃气热,热气熏胸中,故内热。""内热"未必致病,但可使体质发生变化。内热体质的产生与现代人的某些生活方式、饮食结构及心理情绪等因素密切相关。诸如生活起居缺少规律,长期熬夜,劳倦过度;饮食偏嗜膏粱厚味,或不知节制,或五味偏胜;长期的情致不遂,或情欲过度。这些综合因素日久必致机体阴阳失衡,体质状态发生变化,内热体质由此产生。所谓"劳倦伤脾,则热生而内伐真阴""五志所伤皆热",而《内经》更是深刻阐述道:"今也嗜欲无节,起居不时,七情六欲之火,时动乎中,饮食劳倦之过,屡伤乎体,渐而至于真水枯竭,阴火上炎,而发蒸蒸之燥热……"血液病中虚劳血虚证多由体内精血不足,元气亏虚所致。精血属阴,乃有形之物,关联造血功能与血细胞的生成,而"虚劳之病……酒伤肺,则湿热熏蒸,肺阴消铄;色伤肾,则精室空虚,相火无制……大怒则肝火上炎而吐血。此五者,皆能劳其精血"(《吴医汇讲》)。《景岳全书·虚损》则明确指出"凡损在形质者总曰阴虚"。可见各种劳伤精血,必致阴虚,阴虚真水不足而生内热,内热又能暗耗真阴。内热体质往往使得阴虚内热互为因果,恶性循环,一旦存在某种致病因素,极易诱发如再生障碍性贫血、骨髓增生异常综合征、溶血性贫血等血液病之虚劳血虚证。

（二）火与元气不能两立

何梦瑶在《医碥》中说："虚者，血气不足也……又其病多为劳心，劳力，劳房所致，又其证多属火。"张介宾认为："火得其正即为阳气，此火不可无，亦不可衰。火失其正，是以邪热，此火不可有，尤不可甚。"正所谓少火能生气，而壮火反食气。邪热壮火只会耗伤元气。内热体质更易化火，轻则生热，重则动火，内热邪火不仅枯竭肾阴真水，而且损伤元气，日久精血暗耗。对此，李东垣在《内外伤辨惑论》中就邪火与元气的对立关系作了精辟的论述，即："苟饮食失节，寒温不适，则脾胃乃伤；喜怒忧恐，劳役过度，而损耗元气。既脾胃虚衰，元气不足，而心火独盛。心火者，阴火也，起于下焦，其系系于心。心不主令，相火代之。相火，下焦包络之火，元气之贼也。火与元气不能两立，一胜则一负。"气血阴精本是相互滋生，当邪火旺盛，则元气亏损，精血也难生成；火热炽盛更是耗血动血，引发出血。这与血液病的发病关系密切，尤其表现在出血血证病。临床上血小板减少性紫癜、再生障碍性贫血、急性白血病等所见的各种出血既有邪火的炽盛，又有元气的虚衰。正如《景岳全书·血证》所言"血本阴精，不宜动也，而动则为病，血主营气，不宜损也，而损则为病""动者多由于火，火盛则迫血妄行，损者多由于气，气伤则血无以存"。

（三）损从骨髓肾始

《内经》中"肾主骨藏精""肾生骨髓""骨髓坚固，气血皆从"的论述可以说奠定了中医血液病学的理论基础，反映了血气的生成依赖骨髓，取决于"肾藏精"的功能状态。故血液病的发生与骨髓、肾精的受损关系密切。而骨髓、肾精的受损又多与体内伏邪有关。伏邪本身可以是热毒，也可化热为毒，长期潜伏于体内，从而造就内热体质。伏邪热毒的产生可有"外感之因""医药之因"。所谓"外感之因"，主要指外感六气，风寒暑湿燥火，除暑火二气，风寒湿燥亦可由热生成或化生火热，即刘完素的"六气皆从火化"之说。故无论何种外邪侵入机体，皆可郁里化热，若未及时发越，日久变生伏邪，伏于少阴，性质属热。伏邪易受新感外邪引动，内外交织，损害机体，而骨髓及肾更是首当其冲。例如临床上感染肝炎病毒后导致再生障碍性贫血，另一些病毒感染后则可能诱发白血病、恶性淋巴瘤。其次，"医药之因"是"因医药者，本非痨症，反以药误而成……遂致邪热胶固，永不得解"（《理虚元鉴》）。若平素服药不当，误服乱服久服药物，多致药毒，亦可伏于体内,化生热毒,损伤骨髓。由此可见伏邪多为长期隐伏体内的热邪,甚至是热毒,渐而改变机体体质,这也是形成内热体质的一个重要原因,更是损伤骨髓的元凶。中医虽然没有明确血液病的病名,然而《医宗金鉴》在虚劳总述中指出"阴虚更生内热,则损从骨髓肾始",古人对内热损其骨髓肾的本质认识不得不令人叹服。

综上所述,各种原因引起的阴虚、邪火、伏邪可以是内热产生的因,也可以是内热导致的果。内热体质本质上是机体阴阳失衡的一种病理体质,经外因诱发极易损髓伤肾,引发血液病。故明确这样的体质特征,可以深化对血液病的认识,有助于疾病诊治过程中的"辨质论治",也便于对相关人群和疾病进行合理的早期干预,某种程度地减少血液病的发生发展。

(许毅)

黄振翘治疗过敏性紫癜经验

黄振翘教授是著名的中医血液病专家,临证五十载,精于医理,勤于临床,学有渊源,且师古不泥,推陈出新,精于辨证,知常达变,擅治奇难,临床擅长运用中医药为主治疗血液病及疑难杂病。黄教授认为过敏性紫癜主要病因病机为"风、热、湿、毒、瘀",反复发作者,以肾虚血瘀、脾虚内湿、肺脾(气阴)两虚为本虚;风湿、血热、瘀阻为标。采用精准的辨证论治、标本同治的方法治愈反复发作的过敏性紫癜。笔者多年来随师临证,获益匪浅,现将黄教授治疗过敏性紫癜的经验总结如下。

(一)病因病机

过敏性紫癜是一种血管变态反应性出血性疾病,主要是由于机体对某些物质过敏而发生变态反应,导致毛细血管壁的通透性和脆性增高,并伴小血管炎。引起血管变态反应的因素有多种,可能有感染、药物、食物、花粉吸入、虫咬、疫苗注射。临床以皮肤紫癜为常见症状,可伴有腹痛、黑便、关节疼痛,累及肾脏出现血尿、蛋白尿。中医学根据本病皮肤紫癜的表现,归为"血证"中"紫斑""肌衄""葡萄疫"等范畴。

1. 外邪侵袭,灼伤络脉 明代陈实功《外科正宗·葡萄疫》中"感受四时不正之气,郁于皮肤不散,结成大小青紫斑点,色若葡萄,发在遍体头面"所描述的

"葡萄疫",与过敏性紫癜的病况非常相似,是因感受四时"不正之气"而引起。《诸病源候论·伤寒阴阳毒候》指出外邪入侵后,经五六日或十余日"变成毒",引起发斑的情况。黄教授认为,过敏性紫癜的主要病因为外感六淫,由于风湿、风寒之邪侵袭,与气血相搏,郁而化热,热伤脉络,使血不循经,溢于脉外,渗于肌肤而成。如风热外袭,火伤血络,血热妄行,导致紫斑急性发作;风寒、风湿侵袭经络、关节,导致关节肿胀,气滞血瘀导致关节疼痛。而本病往往风热夹湿,或与内湿相合,胶着不去,反复发作,久治不愈。

2. 饮食不节,湿热蕴胃　历代医家对血证的病因、病机及治法作了较多的阐述,《内经》对外邪论述较多,其次为情志、饮食和劳倦。《灵枢·百病始生》曰:"阳络伤则血外溢,血外溢则衄血;阴络伤则血内溢,血内溢则后血。"对于引起发斑的病机,则强调由于热盛迫血妄行者为多。朱丹溪还提出了内伤发斑的概念,《丹溪手镜·斑疹》说:"内伤斑者胃气极虚,一身火游行于外所致。"黄教授认为过敏性紫癜的主要病因过食辛辣、海鲜类食品,一方面导致湿热蕴胃,胃火伤络,发为肌衄,伤及脉络,血从下泄;一方面生冷之品伤及脾胃,运化失司,致湿生痰,瘀阻血脉。反复发作,乃湿毒久蕴,脾胃伏火,火郁外发,伤及络脉。

3. 禀赋薄弱,瘀热阻络　过敏性紫癜的儿童患者,往往为禀赋薄弱之体,肾精亏虚,邪毒侵袭,化为热毒,结为瘀热,阻于经脉,导致血溢脉外;血脉受损,出血而成血瘀,里有瘀热,导致肾精受损,阴虚火旺,瘀热伤及下焦引起尿血;若后天失养,饮食不节,伤及脾土,脾失健运而生内湿,脾气亏虚,不能统摄,则可见便血、肌衄等。另外,过敏性紫癜反复发作者,既有正虚的一面,又有邪实的一面,肾虚血瘀、脾虚内湿、肺脾(气阴)两虚为本虚;风湿、血热、瘀阻为标,往往可见到标本互见之证。黄教授辨证根据病程长短、紫癜颜色外,还重视舌苔和脉象。他认为若患者舌苔黄腻,舌质不淡,紫癜颜色鲜红,证属热夹毒蕴积于胃,脉象弦滑为火盛,毒气熏发于肌肉;若舌淡胖,脉细缓,紫癜颜色淡红,则为脾虚湿蕴;苔黄舌质干表明有化热之势;若舌干红,脉细数,则为气阴亏虚;舌紫红、深红,紫癜颜色紫红且反复发作,主阴虚里热,或内有瘀血化热。

(二)治法方药

根据本病为标本互见之证,由于风湿伤络,热入血分,瘀血阻络,以风湿、血热、瘀阻为标,治宜祛风渗湿,凉血清热,活血通络;反复发作者以肾虚、脾虚、肺脾(气阴)两虚为本虚,宜用滋肾、健脾、益气养血等法。但治疗总不离治风、热、湿、毒、瘀,重视化瘀,采用滋肾凉血与化瘀消斑结合、健脾益气与活血化瘀结合、祛风渗湿通络兼以益气等。黄教授自拟经验方,药物组成:生黄芪、太子参、茯苓、生地黄、生薏苡仁、炒牡丹皮、炒赤芍、乌梅各 15 g,炒白术、防风、防己、炒黄芩各 10 g,陈皮 5 g,小蓟草、生槐花、蒲公英各 30 g,丹参 12 g,甘草 6 g。方中生黄芪、太子参、白术、甘草、陈皮益气健脾,防风、生薏苡仁、防己、茯苓祛风利湿,生地黄、炒牡丹皮、丹参、炒赤芍、小蓟草、生槐花、乌梅凉血滋阴、清热化瘀,炒黄芩、蒲公英清热解毒。在药物的选用上,黄教授选用防风、荆芥、生槐花、黄芩、连翘散风清热,蒲公英、生薏苡仁、茯苓利湿解毒,生地黄、赤芍、牡丹皮、丹参凉血化瘀。紫癜发作较密集,加水牛角、紫草,腹痛者,加木香、延胡索、白芍;见到关节肿痛,加防己、川牛膝祛风利湿、活血强筋;出现便血者,加地榆、白及;尿血者,加干白茅根、小蓟草;病久不愈,气血亏虚者,加黄芪、当归、川芎;肝肾亏损者,加墨旱莲、女贞子。反复发作,乃湿毒久蕴,脾胃伏火,宜利湿清热解毒以治脾胃伏火,与疏风凉血清热配合,选用苍术、土茯苓,可减少发作,并应注意过用寒凉伤及脾胃。久病紫癜反复发作,瘀阻脉络,正气受损,而成气虚血瘀之证,宜益气化瘀,兼顾养血。

（三）体会

黄教授治疗反复发作的过敏性紫癜获得良效,首先在于精准的辨证,从病程长短辨虚实,起病急,病程短者多实证;病程较长者,多见虚证,且为以虚为主、虚实夹杂之证。必须结合紫癜情况及伴随的脉证辨明,重视辨所属脏腑,外感者多见风热燥火之邪侵袭,伤于肺胃,入血动血;内伤出血者有血从下泄,以脾胃湿热或克伐脾胃,伤及脉络;虚火者多见阴精亏虚之证,与肾关联;儿童因禀赋薄弱,脾胃虚弱,易于受邪。其次采用标本同治的方法,治瘀贯穿治疗全程,所谓"治风先治血,血行风自灭",初期疏风清热,凉血散瘀,血行风自灭;脾胃积热,清热导滞,凉血活血;风湿痹阻经络,关节疼痛,阻于胃肠,出现腹痛,均有气滞血瘀,故应祛风利湿,化瘀解毒。邪毒损精,内有瘀热,宜滋阴凉血散瘀;久病紫癜反复发作,瘀阻脉络,正气受损,而成气虚血瘀之证,宜益气化瘀,兼顾养血。黄教授治疗过敏性紫癜,选方用药精当,祛邪不伤正,养阴清热,佐以健脾化湿,勿过于滋腻;活血化瘀,配合益气养血,以防耗散正气。此外,注意患者饮食禁忌,不能食用海鲜、辛辣、酒等发物,避免接触诱发紫癜的各种"不正之气",调畅情志,稳定期适当锻炼,增强体质,是预防过敏性紫癜复发的重要措施。

（周韶红）

试论"生病起于过用"的临床意义

"生病起于过用"的理论源于《内经》,《素问·经脉别论篇》指出:"故饮食饱甚,汗出于胃;惊而夺精,汗出于心;持重远行,汗出于肾;疾走恐惧,汗出于肝;摇体劳苦,汗出于脾。故春秋冬夏,四时阴阳,生病起于过用,此为常也。"认为人体疾病的产生,与外感六淫、内伤七情、饮食失节、起居失常、劳倦过度因素等密切相关,而产生疾病的关键在于"过用",此乃以整体观念为基础,以辨证法为指导思想的疾病观,对于中医病因分析、病机阐释、养生防病以及疾病论治各环节都具有重要的指导意义。

（一）揭示过度因素的致病特点

《灵枢·岁露》曰:"人与天地相参也,与日月相应也。"人与自然界关系密切,自然界的变化对人体健康及疾病产生有重要影响。《素问·宝命全形论篇》提出人体顺应天地阴阳变化的原理在于"不失四时"。《素问·生气通天论篇》认为人顺应自然界清净之气则阳气固密,虽有邪气外袭,也不能损害人体,其关键在于注重"因时之序"。《素问·脉要精微论篇》认为"四变之动,脉与之上下",因而有春应中规、夏应中矩、秋应中衡、冬应中权等变化规律。《素问·玉机真脏论篇》云:"四时之序,逆从之变异也。"阐述脉从四时之变,则谓之可治。《素问·至真要大论篇》指出"百病之生也,皆生于风寒暑湿燥火,以之化之变也",认为风寒暑湿燥火是自然界的六气,因其正常变化,万物得以化生不息,但其异常变化则成为致病之因,后世称谓"六淫","淫"就包含"过多""过甚"之意。《素问·阴阳应象大论篇》直言:"喜怒不节,寒暑过度,生乃不固。"《素问·气交变大论篇》记载,五运太过与不及皆可成为致病因素,强调"善言应者,同天地之化"。从上述正常条件的"不失四时""因时之序",生理状态的"四变之动,脉与之上下",到病理变化的"四时之序,逆从之变",乃至病机阐释的五运太过、不及,气候"寒温不和"等,强调了人体必须顺应四时阴阳变化,六淫致病就在于"过用",从而揭示了人体"过用"致病的发病特点。

《素问·阴阳应象大论篇》云:"人有五脏化五气,以生喜怒悲忧恐。"七情是人体对客观外界的反应,若七情太过,则易成为内伤致病因素。《灵枢·百病始生》告诫人们,忧思伤心,愤怒伤肝,"喜怒不节则伤脏",导致病从内生。《素问·

阴阳应象大论篇》云："暴怒伤阴,暴喜伤阳。"《素问·生气通天论篇》说,"大怒则形气竭。"认为大怒造成血郁于上,使人发生薄厥。《素问·举通论篇》将七情致病影响脏腑气机的规律归纳为,怒则气上,喜则气缓,悲则气消,恐则气下,惊则气乱,思则气结,感叹"百病生于气也"。不言而喻,从生理之"人有五脏化五气,以生喜怒悲忧恐",到病理之"喜怒不节",愁忧不解,喜乐无极,盛怒不止,揭示了"过用"乃情志致病与演变为致病因素的前提条件。

"天食人以五气,地食人以五味"(《素问·六节藏象论篇》),水谷饮食乃人类生存的必要条件,但《灵枢·五味》说:"五味各走其所喜。"即五味各与五脏有一定的亲和性。《灵枢·五味》也指出,五味入于口,"各有所走,各有所病"。《素问·生气通天论篇》曰:"阴之所生,本在五味,阴之五宫,伤在五味。"说明五味偏嗜,不仅可影响本脏,造成五脏之气偏盛偏衰,而且可涉及其他脏腑变生多病。文中还指出"高粱之变,足生大丁",认为食物过分精细油腻不利于健康,且易于滋生湿热,促成疔疮等病变。《素问·痹论篇》明言:"饮食自倍,肠胃乃伤。"《素问·热论篇》则进一步指出:"热病少愈,食肉则复,多食则遗。"认为热病患者饮食不当,可使疾病迁延不愈,示人注意疾病康复过程中的饮食宜忌。可见,"本在五味"说明人体依赖五味之滋养而生存,而"伤在五味""高粱之变""饮食自倍""饮食不节"等则表达了五味过用,又反过来对人体造成伤害,阐发了饮食五味过用的发病特点。

"形劳而不倦",即人体适当的活动是维持健康的必要保证。劳倦过度,则又是产生疾病的因素之一。如《灵枢·九针论》提出,久视伤血,久卧伤气,久坐伤肉,久立伤骨,久行伤筋。《素问·举痛论篇》则解释了劳倦致病的机制,劳则使人喘息汗出,外内皆越,故"劳则气耗"。《素问·生气通天论篇》说:"阳气者,烦劳则张。"因而会造成精绝,反复积累到夏天可滋生煎厥。《素问·腹中论篇》曰:"若醉入房中,气竭伤肝。"易导致妇女月事衰少不行。《灵枢·邪气脏腑病形》云:"若入房过度,汗出浴则伤肾。"可见劳倦过度致病,涉及形劳、神劳、房劳等方面。

现代实验研究复制中医脾虚模型的诸多方法,如苦寒泻下、耗气破气、饮食失节、饮食偏嗜、泻下加劳倦、过劳加饮食失节、劳倦加饥饱失节等,其着眼点在于,根据中医脾虚形成的有关发病机制,巧妙地采用相关中药、饮食、劳倦等"过用"之因素,复制了比较成功的模型。这既是"生病起于过用"的特殊应用实例,亦从另一角度说明了《内经》"生病起于过用"理论蕴涵的睿智与深远影响。

（二）倡导摄生防病的合理法则

《内经》摄生防病理论是建立在天人相思想基础之上的，因此，在摄生防病时必须顺应自然界的阴阳变化，遵循客观规律采取相应措施维护健康，积极主动地预防疾病发生，即要处处注意勿使"过用"。《素问·四气调神大论篇》强调，阴阳四时者，乃万物之终始，死生之本，故"逆之则灾害生，从之则苛疾不起"。倡导"春夏养阳，秋冬养阴"，阐释春夏秋冬分别养生、养长、养收、养藏之理论与方法，体现了顺应四时阴阳变化的养生特色。《素问·八正神明论篇》认为，四时者，所以分春秋冬夏之气所在，"以时调之，候八正之虚邪，而避之勿犯也"。既强调顺应四时以调养身体，又主张对外邪要及时避之。《素问·上古天真论篇》倡导"法于阴阳，和于术数，食饮有节，起居有常，不妄作劳"之养生法则，并抨击了诸如起居无节，以酒为浆，以妄为常，醉以入房，放纵以欲竭其精，以耗散其真，不知持满，不时御神，务快其心等错误生活方式。告诫人们在外对"虚邪贼风，避之有时"；在内宜保持"恬惔虚无，真气从之"，强调"精神内守，病安从来"，要求养生做到"志闲而少欲，心安而不惧，形劳而不倦"，崇尚内外结合的全面养生之道。

《灵枢·师传》提出"食饮衣服，亦适寒温"。力求寒无凄怆，暑无出汗，食饮热无灼灼，寒无沧沧。认为"寒温中适，故气将持"，使邪气不易侵袭。《素问·宣明五气篇》还指出"五味所禁"，如辛走气，气病勿多食辛；咸走血，血病勿多食咸；苦走骨，骨病勿多食苦；甘走肉，肉病勿多食甘；酸走筋，酸病勿多食酸。强调"是谓五禁，无令多食"。《素问·生气通天论篇》倡导"谨和五味"，可使骨正筋柔，气血以流，腠理以密，谨道如法，则有利于健康长寿。《灵枢·九针论》谆谆告诫，口嗜而欲食之，"不可多也，必自裁也"，均说明生活保健要注重适寒温，调五味，合理适度，切勿"过用"。

（三）提出遣方用药的适度施用

临床治疗，"中病即止"。"过用"也可导致脏腑气血阴阳偏盛偏衰、机体功能失其常度而造成疾病。因而，医者诊治的重要内容之一，在于针对"过用"之原因、部位、性质，有的放矢，适时纠正相关偏差，使之恢复正常。《素问·征四失论篇》提出，诊病时如果不问其始，忧患饮食之失节，起居之过度，或伤于毒，"不先言此，卒取寸口，何病能中"？《素问·至真要大论篇》云："审察病机，无失气宜。"说明临床诊治需密切关注气候与人体疾病变化的内在联系。《素问·八正神明论篇》又指出,使用针刺之法,必候日月星辰、四时八正之气,"是以因天时而调血气"。《素问·脉要精微论篇》则阐释"生之有度四时为宜,补泻勿失,与天地如一"之道理。《灵枢·百病始生》推崇医者宜详察其所病,以知其应,得知其有余不足,当补则补,当泻则泻,"毋逆天时,是谓至治"等,强调治疗合于四时阴阳的重要意义。

临证遣方用药、针刺等治疗的施用,亦应当适度,勿使之"过用"伤正,补偏救弊更宜刻刻不忘顾护脏腑阴阳气血的平衡。《素问·至真要大论篇》明确表述:"无问其数,以平为期。"盖五味各有所入,各走其所喜,故药食五味不可过之,治疗中补勿宜太偏,攻勿宜太过,否则灾祸接踵而至。《素问·脏气法时论篇》也认为,用毒药攻邪,五谷为养,五果为助,五畜为益,五菜为充,气味合而服之,以补精益气。究其原因在于"此五者,有辛酸甘苦咸,各有所利"。故"四时五脏,并随五味所宜也"。《素问·至真要大论篇》则进一步将药食对人体的作用综合分析,概括言之,五味入胃,各归所喜,因此"久而增气,物化之常也,气而增久,夭之由也"。将五味之有益功效,与过用之弊端作了深刻揭示,为临床药食遣用的重要格言而广为流传。《素问·六元正纪大论篇》倡导"用寒远寒,用凉远凉,用温远温,用热远热,食亦同法"。将药食的使用与天时结合,告诫"反是者病"。文中还强调在治疗中,即使是"大积大聚"可攻之邪,也宜"衰其大半而止",勿使过之而遗后患。《素问·五常政大论篇》指出,大毒治病,十去其六;常毒治病,十去其七;小毒治病,十去其八;无毒治病,十去其九;骨肉果菜,食养尽之。其原则在于"无使过之,伤其正也"。

综上所述,过度因素的致病特点、摄生防病的合理法则、遣方用药的适度施用,其理论渊源于《内经》的"生病起于过用"。临证中要注意各种因素"过用"的致病特点,把握摄生防病的合理法则,治疗中强调"以平为期",不可"过用",倡导"无使过之,伤其正"的指导思想,对于正确遣方用药,提高疗效,防止药物不良影响等均具有十分重要的临床意义。

(周永明)

名医及工作室成员发表论文、撰写著作、科研获奖、专利题录

（一）发表论文

［1］ 黄振翘.益气健脾补肾法治疗慢性型再生障碍性贫血 100 例疗效观察［J］.上海医学,1978(5)：65－67.

［2］ 黄振翘.急性白血病从虚劳与伏气温病论治［J］.上海中医药杂志,1986(2)：3－6.

［3］ 黄振翘.中医药治疗血液病的临床研究述评［J］.北京中医学院学报,1987,6(10)：1－5.

［4］ 黄振翘.骨髓增生性疾病血瘀证的肝木失条病机及其论治［J］.上海中医药杂志,1990(4)：1－4.

［5］ 黄振翘.健脾补肾泻火法治疗原发性血小板减少性紫癜的临床观察［J］.上海中医药杂志,1991(3)：21.

［6］ 黄振翘.原发性血小板减少性紫癜中医辨证分型与免疫学关系的研究［J］.中医杂志,1991,32(10)：31－33.

［7］ 黄振翘(通讯作者).免疫性血小板减少性紫癜辨证分型与血小板表面相关抗体及 T 淋巴细胞亚群的关系［J］.中国中西医结合杂志,1992,15(5)：283－284.

［8］ 黄振翘.原发性血小板减少性紫癜的临床研究［J］.中国医药学报,1993,8(2)：11－14.

［9］ 黄振翘.补肾泻肝方对再生障碍性贫血患者 Nka、IL－2 和 T 细胞亚群的影响［J］.中国中医药科技,1995,2(1)：11－13.

［10］ 黄振翘.生血灵治疗原发性血小板减少性紫癜的临床研究［J］.中国中医

药科技,1996,3(1):14-15.

[11] 黄振翘.中医药现代化的时代特点与发展优势[J].亚洲医药,1997,8(10):186-188.

[12] 黄振翘.生血灵治疗原发性血小板减少性紫癜的临床与实验研究[J].实用中西医结合杂志,1997,10(20):1-4.

[13] 黄振翘.补肾泻肝方治疗再生障碍性贫血的临床研究[J].上海中医药大学学报,2000,14(1):20-24.

[14] 黄振翘(通讯作者).再生障碍性贫血肾精亏虚、肝火伏热的病机探讨[J].上海中医药大学学报,2000,14(3):19-20.

[15] 黄振翘.补肾泻肝方药对再生障碍性贫血患者骨髓造血祖细胞的影响[J].上海中医药大学学报,2001,15(3):46-48.

[16] 黄振翘(通讯作者).健脾养阴泄毒法治疗慢性粒细胞白血病的临床研究[J].中国中医药科技,2001,8(3):139-140.

[17] 黄振翘.补肾泻肝方对再生障碍性贫血外周血 IFN-γ、IL-2 的影响[J].中国医药学报,2001,16(6):24-26.

[18] 丁敬元.黄振翘治疗再生障碍性贫血经验介绍[J].江苏中医,2001,7(22):35-36.

[19] 黄振翘.中医药治疗原发性血小板减少性紫癜的现代药效学设计与方法的研究[J].中医药通报,2002,1(4):34-38.

[20] 陈珮.黄振翘治疗骨髓增生异常综合征的经验[J].中医文献杂志,2004.

[21] 周韶虹.血液病血证从肝火与脾肾亏损论治——黄振翘治疗出血病症临床经验总结[J].上海中医药大学学报,2004,4(18):20-22.

[22] 陈珮.黄振翘治疗慢性淋巴细胞白细胞的经验[J].北京中医,2004.

[23] 许毅.同病异治——黄振翘治疗单纯红细胞再生障碍性贫血经验[J].上海中医药杂志,2004.

[24] 周永明.黄振翘治疗再生障碍性贫血经验[J].2005:38-39.

[25] 许毅.黄振翘教授治疗自身免疫性溶血性贫血验案举隅[J].上海中医药大学学报,2005,2(19):47-48.

[26] 周韶虹.黄振翘治疗急性白细胞生存 5 年以上病例总结[J].中医杂志,2005,46(2):96-97.

[27] 许毅.黄振翘调补泻火法治疗难治性特发性血小板减少性紫癜经验介绍[J].2005,37(9)：12-13.

[28] 许毅.黄振翘以冬令膏方调治血液病的经验[J].上海中医药杂志,2005,39(11)：53-54.

[29] 周韶虹.黄振翘治疗血小板减少性紫癜验案举隅[J].中医文献杂志,2007.

[30] 周韶虹.黄振翘教授治疗恶性淋巴细胞疾病经验介绍[J].新中医,2007,39(4)：94-95.

[31] 周韶虹.黄振翘从"泻肝清火,寓泻于补"论治再生障碍性贫血[J].上海中医药杂志,2007,47(6)：10-11.

[32] 许毅.黄振翘治疗急性再生障碍性贫血经验[J].中医杂志,2006,47(9)：655-656.

[33] 陈珮.黄振翘老中医治疗多发性骨髓瘤临床经验[J].黑龙江中医药,2008.

[34] 胡明辉,周韶红,许毅,等.黄振翘调肝化瘀法治疗骨髓增殖性疾病经验[J].中医杂志,2008,49(11)：980.

[35] 许毅.黄振翘调肝辨治血液病临床经验[J].上海中医药杂志,2008.

[36] 胡明辉.黄振翘治疗慢性再生障碍性贫血的经验[J].中医杂志,2010,52(2)：138-139.

[37] 周韶虹.黄振翘治疗过敏性紫癜经验[J].浙江中医杂志,2012(3)：165-166.

[38] 周韶虹.免疫性血小板减少症的中医辨治浅探[J].中医临床研究,2012,5(4)：114-115.

[39] 陈英坤,周韶虹.慢性再生障碍性贫血的中西医治疗进展[J].医学综述,2012,18(5)：758-760.

[40] 胡明辉,周永明.中药对慢性再生障碍性贫血中医证候疗效与生活质量的影响[J].中医药信息,2012,(6)：57-59.

[41] 胡令彦,胡明辉.中医药治疗再生障碍性贫血疗效机制的研究进展[J].中国中医药信息杂志,2012,(19)：10.

[42] 许毅.养正除积法辨治胃淋巴瘤临床体会[J].上海中医药杂志,2012,46

(10)：60 - 61.

[43] 李艳,周韶虹.宁血络片治疗阴虚血热证慢性特发性血小板减少性紫癜 30 例[J].环球中医药杂志,2012,10(5)：772 - 774.

[44] 李艳,周韶虹.NF - κB 与自身免疫系统血液病[J].中国卫生检验,2012 (10)：1.

[45] 屠仁枫,周韶虹.ITP 发病机制中 Th17 细胞的研究进展[C].中华医学会 第十二次全国血液学学术会议论文,2012.

[46] 扈冰,周永明.骨髓增生异常综合征中医证型与代谢组学的相关性研究 [J].浙江中医药大学学报,2012,36(11)：1173 - 1176.

[47] 申小惠,周永明.健脾补肾解毒方为主治疗骨髓增生异常综合征的临床研 究[J].上海中医药大学学报,2012,26(5)：34 - 37.

[48] 郭锦荣,鲍计章,朱文伟,等.生血灵对激素抵抗型免疫性血小板减少症患 者蛋白质表达的影响[J].山西中医,2013,29(3)：40 - 42.

[49] 郭锦荣,鲍计章,周永明.生血灵治疗激素抵抗型免疫性血小板减少症 53 例临床观察[J].辽宁中医药大学学报,2013,15(9)：176 - 178.

[50] 胡令彦,周永明,胡明辉.健脾补肾方对再生障碍性贫血患者外周血 IL - 6、IL - 17 和 TGF - β1 的影响[J].中医药信息,2013,30(5)：31 - 34.

[51] 胡令彦,周永明,胡明辉.非重型再生障碍性贫血患者 Th17/Treg 比例及 相关细胞因子 IL - 6、TGF - β1、IL - 17 水平的临床意义[J].临床内科杂 志,2013,30(9)：636 - 638.

[52] 胡令彦,周永明,胡明辉.健脾补肾方对再生障碍性贫血患者外周血 Th17 及相关细胞因子水平的影响[J].云南中医学院学报,2013,36(3)：4 - 7.

[53] 陈海琳,周永明,孙伟玲.健脾补肾活血法联合小剂量雄激素治疗慢性再 生障碍性贫血的临床观察[J].中医药信息,2013,30(4)：113 - 117.

[54] 李艳,周韶虹,陆嘉惠.中药联合亚砷酸治疗老年急性髓系白血病 26 例疗 效分析[J].潍坊医学院学报,2013,35(4)：320 - 321.

[55] 陈海琳,周韶虹,曾雪萍.形成性评价方式在中医内科临床能力考核中的 应用[J].中国中医药现代远程教育,2012,10(22)：64 - 66.

[56] 浦月红,陆嘉惠.浅谈瘀证与血液病的关系[J].新中医,2013,45(11)： 147 - 148.

[57] 陈珮.黄振翘治疗再生障碍性贫血的经验[C].中华中医药学会血液病分会第一届学术会议论文,2014.

[58] 陈珮.黄振翘教授对血液病中治风的论述[C].中华中医药学会血液病分会第一届学术会议论文,2014.

[59] 姜一陵,陆嘉惠."扶正气"及"祛毒邪"治疗骨髓增生异常综合征之"虚"与"毒"的探讨[J].中医学报,2013,8(183):1146-1148.

[60] 郑丹丹,孙伟玲,周永明.中医药治疗急性白血病的研究进展[J].医学综述,2014,1(10):120-123.

[61] 岳睿,陆嘉惠.试从脾肾亏虚、瘀毒内蕴论治骨髓增生异常综合征[J].新中医,2014,2(46):15-17.

[62] 朱文伟,王海琳,周永明等.生血灵联合小剂量激素治疗激素抵抗型免疫性血小板减少症临床观察[J].上海中医药杂志,2014,11(48):55-57.

[63] 巩路,张广社,周永明.从肾论治原发免疫性血小板减少症研究进展[J].吉林中医药,2014,6(34):640-642.

[64] 胡明辉,胡令彦,周永明,等.FOXP3 及 ROR-γt 转录因子在非重型再生障碍性贫血的意义与中医肾虚证相关性研究[J].福建中医药,2015(3):1-2.

[65] 孙伟玲,陈海琳,周永明,等.生血合剂联合小剂量雄激素治疗慢性再生障碍性贫血的临床研究[J].西部中医药,2015,V.28(11):109-112.

[66] 郑雪倩,周韶虹(通讯),屠仁枫,等.Treg/Th17 与免疫性血小板减少症中医证型相关性研究[J].第二军医大学学报,2015,36(11):1254-1258.

[67] 周韶虹.黄振翘教授治疗恶性淋巴瘤验案二则[J].中西医结合研究,2015,1(7):42-44.

（二）撰写著作

[1] 黄振翘.实用中医血液病学[M].上海:上海科学技术出版社,2005.

[2] 夏翔,王庆其.上海市名中医经验集:第2集[M].北京:人民卫生出版社,2012.（周韶虹、陆嘉惠、陈佩参编）

[3] 上海市中医文献馆.跟名师做临床（九）[M].北京:中国中医药出版社,2012.（周韶虹主编,许毅、朱文伟、胡明辉参编）

[4] 周韶虹.黄振翘查房实录[M].上海:上海科学技术出版社,2015.（胡明

辉、李艳、许毅、朱文伟副主编)

[5] 周韶虹.常见血液疾病的中医预防和养护[M].上海：复旦大学出版社，
2015.(黄振翘主审)

（三）科研获奖

[1] "慢性再生障碍性贫血虚瘀机制及中医药策略性应用"(2013年)，获上海
市科技进步奖三等奖。

[2] "生血灵脾肾气火相关治疗免疫性血小板减少症疗效评价和作用机理"
(2012年)，获中国中西医结合学会科学技术奖三等奖。

[3] "生血合剂治疗再生障碍性贫血的临床疗效及机理研究"(2012年)，获中
华中医药学会科学技术奖三等奖。

[4] "健脾补肾活血解毒法治疗骨髓增生异常综合征的临床应用与作用机制"
(2011年)，上海市中医药学会，上海市中医药科技奖二等奖。

[5] "健脾补肾活血解毒法治疗骨髓增生异常综合征的临床应用与作用机
制"，获中华中医药学会科学技术奖。

[6] "健脾补肾活血方治疗再生障碍性贫血的临床和实验研究"(1994—1997
年)，获上海市科技进步三等奖、国家中医药管理局中医药科学技术进步
三等奖。

[7] "生血灵治疗原发性血小板减少性紫癜的临床观察和免疫调控机理研究"
(1990—1993年)，获上海市科学技术进步奖三等奖。

[8] "原发性血小板减少性紫癜脾肾气火失调病机与健脾补肾泻火方药的免
疫学研究"(1989—1992年)，获上海市第二届科技博览会银杯奖。

（四）专利

[1] 专利号：ZL 2008 10040834.X;证书号，第722762号，治疗特发性血小板
减少性紫癜的药物组合物及其制备方法。

[2] 专利号2013106045694，一种治疗髓细胞白血病的健脾泄毒的中药组
合物。

[3] 专利号2013106047473，一种治疗慢性白血病的解毒抗瘤的中药组合物。

[4] 专利号2013106047971，一种治疗骨髓增生异常综合征的中药组合物。

[5] 专利号201410415960.4，一种治疗再生障碍性贫血的中药组合物。

[6] 专利号201410415963.8，一种治疗免疫性血小板减少症的中药组合物。

主要参考文献

［1］ 沈静涵,周韶虹.基于数据挖掘的黄振翘治疗原发免疫性血小板减少症用药规律研究[J].上海中医药杂志,2017,51(11)：11-15,22.

［2］ 郑雪倩,赵辉,王婕.参芪益气生血合剂调节免疫性血小板减少症患者microRNA-146a表达的研究[J].世界临床药物,2016,37(7)：457-460.

［3］ 郑丹丹,孙伟玲,周永明.定清片对人白血病HL-60细胞增殖及凋亡的影响[J].世界中西医结合杂志,2017,12(8)：1037-1040.

［4］ 孙伟玲,郑丹丹,周永明.定清片对人急性髓系白血病HL-60细胞侵袭力的影响[J].西部中医药,2018,31(6)：10-12.

［5］ 黄振翘,梁冰,陈信义,等.实用中医血液病学[M].上海：上海科学技术出版社,2005.

［6］ 胥庆华.中药药对大全[M].北京：中国中医药出版社,1996.